디지털 의료영상학

Digital Medical Imaging

디지털 의료영상학

Digital Medical Imaging

Digital Medical Imaging

디지털 의료영상학

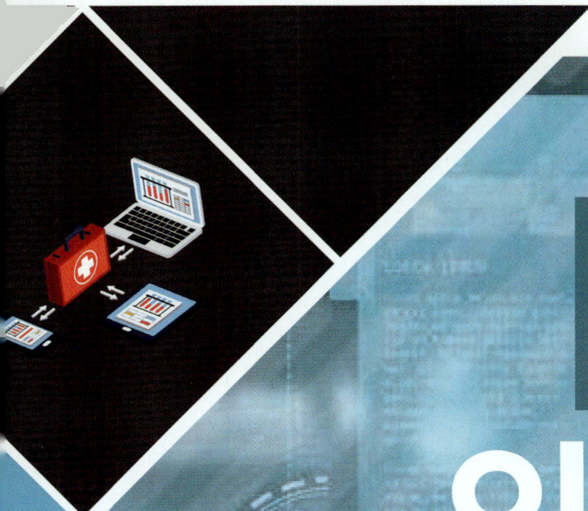

디지털
의료영상학

2019년 7월 24일 초판 인쇄
2019년 7월 31일 초판 발행

저 자 김선칠·김창규·배석환·유세종·한만석 외 공저
발 행 처 메디컬사이언스
발 행 인 하재용 외 1명
등 록 제 2016-000295 호
주 소 서울시 마포구 성암로 28 (성산동 134-2) 상가 201호
이 메 일 mspub@mspub.co.kr
홈페이지 http://www.mspub.co.kr/
전 화 Tel. 02-6748-3300 Fax. 02-6003-1977

I S B N 979-11-89487-98-0 93510
정 가 35,000원

저자

편집위원

김선칠 계명대학교 의용공학과

김창규 김천대학교 방사선학과

배석환 건양대학교 방사선학과

유세종 대전보건대학교 방사선과

한만석 강원대학교 방사선학과

공저자

(가나다순)

강성진 안산대학교 방사선과

강은보 동의과학대학교 방사선과

구재흥 마산대학교 방사선과

김민태 제주한라대학교 방사선과

김선칠 계명대학교 의용공학과

김원태 가야대학교 방사선학과

김창규 김천대학교 방사선학과

박병래 백석문화대학교 방사선과

배석환 건양대학교 방사선학과

신정섭 선린대학교 방사선과

유세종 대전보건대학교 방사선과

이행기 수성대학교 방사선과

임인철 동의대학교 방사선학과

임재동 대원대학교 방사선과

전병규 대구보건대학교 방사선과

정영진 동서대학교 방사선학과

최준구 극동대학교 방사선학과

한만석 강원대학교 방사선학과

머리말

의료데이터의 활용은 의료서비스 영역에서 많은 변화를 가지고 왔으며, 특히 의료영상 분야의 인공지능 의료서비스는 지속적인 성장을 하고 있다. 딥러닝과 같은 학습 알고리즘을 이용하여 영상판독부분은 진료 분야에서 큰 역할을 수행하고 있으며, 영상을 통한 정밀 의료분야는 로봇수술 가이드라인 까지 제공하고 있다. 일반적으로 의료정보란 보건의료와 관련된 지시 또는 부호·숫자·문자·음성·음향·영상 등으로 표현된 일련의 자료를 말하는데, 이 분야에서도 가장 큰 부분이 영상과 문자이다. 수술용 내비게이션 기술 융합의료기기는 CT, MRI, US 등의 의료영상분야와 AI기술, 가상현실 기술을 접목하여 질병의 진단과 치료까지 자동화하는 연구로 가장 기본적인 영상획득과 전송에 많은 중요 기술을 가지고 있다. 따라서 방사선사가 병원에서 수행하는 영상획득, 영상저장, 영상전송, 영상조회의 단계가 향후 매우 중요한 역할이 될 것이다. 디지털 의료영상학은 방사선사가 영상처리의 일련과정에서 필요한 기본 지식을 준비하는 과정에 필요한 내용을 정리하였으며, 의료서비스 기술의 변화에 적용할 수 있는 내용으로 지속적으로 성장할 예정입니다. 일부 공개되지 않은 자료와 제품의 내용을 준비한다고 고생하신 집필진 교수님과 편집진 출판사 선생님께 감사드립니다.

저자일동

차례

CHAPTER 01 영상처리

CHAPTER 02 영상형성

차례

CHAPTER 03 영상개선

CHAPTER 04 영상변환

차례

CHAPTER 05 영상인식

CHAPTER 06 영상압축

CHAPTER 07 의료정보

차례

차례

차례

CHAPTER 12 영상전송

차례

CHAPTER 13 영상조회

CHAPTER 14 영상관리

CHAPTER 1

영상처리

디지털 의료영상

의료영상 기술의 발달로 기존의 아날로그 방식의 영상은 정량적 디지털 의료영상으로 대체되었다. 디지털 의료영상은 새로운 정보를 보여주는 단순한 기능이외에 최근 예측과 판단에 이르기까지 많은 영역으로 범위를 넓히고 있다.

일반적으로 디지털 영상이란, 피사체에서 얻은 전기적 신호를 디지털 데이터로 바로 획득하거나, 아날로그 형태로 획득한 신호에 디지털 변환기술을 적용하여 2차원 혹은 3차원 형태의 데이터로 나타내는 것을 말한다. 의료영상 조회는 의료장비 영상획득과정과 프로그램의 영상처리 과정을 통해 다이콤 파일(DICOM File)로 표현된다. 이러한 디지털 의료영상의 장점은 고화질로 표현할 수 있고 노이즈를 최소화하며, 다양한 기능과 처리의 접목이 가능하기 때문이다. 특히 디지털 의료영상은 영상의 재현성과 영상처리를 통한 정보의 다양성 등으로 진단적 가치를 높일 수 있다. 디지털의료영상의 영상처리 기술은 공간적 해석능력을 확대하여 다차원적인 정보를 제공하며 정량적 디지털 데이터로 인해 진단과 치료계획의 영역까지 확대되고 있다.

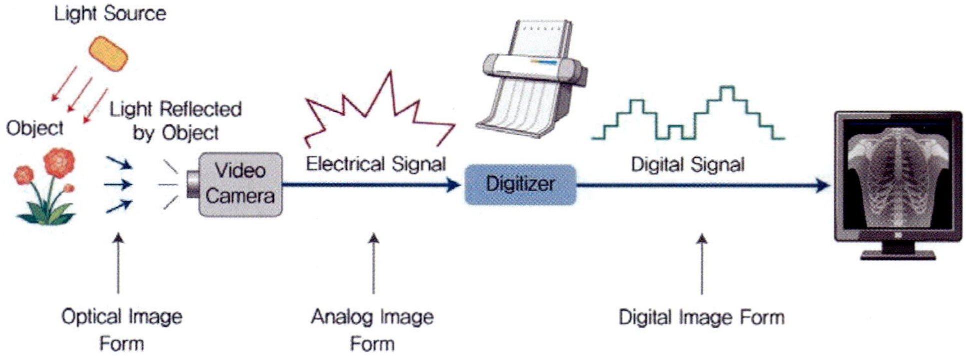

그림 1-1. **디지털 영상형성과정**

디지털 영상처리

디지털 영상을 구현하기 위해서는 아날로그 신호를 디지털화 과정으로 변환하여야 한다. 디지털화 과정이란 표본화(Sampling), 양자화(Quantization), 부호화(Coding)의 3단계로 이루어지는데, 표본화 과정을 거쳐서 화소가 결정되고, 양자화 과정에 의해서 화소값이 결정된다. 디지털 영상은 화소와 화소값(화소의 농도를 결정하는 값)으로 구성된다. 디지털 영상의 형태는 행렬과 유사하며 행렬은 행과 열에 따라 어떤 값을 배열한 것이다. 따라서, 그러므로 디지털영상은 행과 열을 따라 화소가 결정되고, 그 화소의 농도값을 배열한 것이다. 그러므로 행이 M 이고 열이 N 인 행렬은 MXN으로 표시되므로, 디지털 영상 또한 표본화 수에 따라 화소 수가 M×N으로 나타낸다. 이때 화소 수가 많을수록, 양자화 레벨이 높을수록 양질의 영상을 얻을 수 있다.

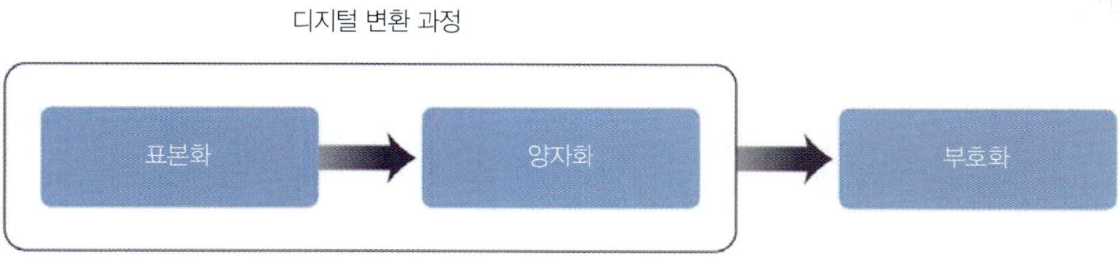

그림 1-2. **디지털 변환 과정**

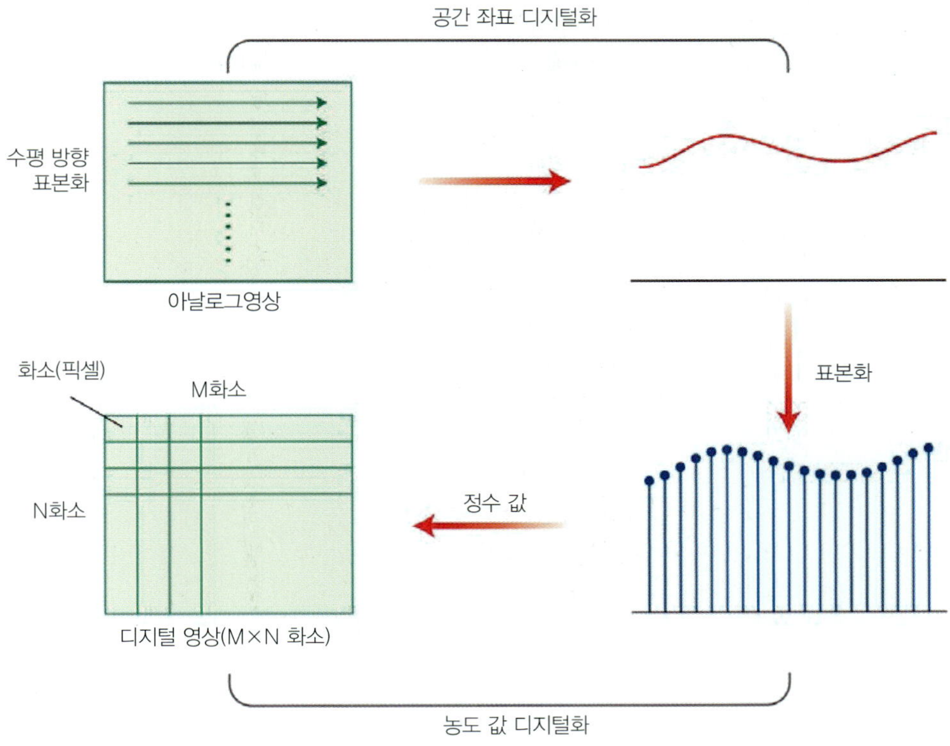

그림 1-3. **디지털 영상의 생성**

디지털 영상신호

영상신호는 크게 아날로그(Analog)신호와 디지털(Digital) 신호로 분류할 수 있다. 자연계에서 일어나는 물리량은 시간에 따라 연속적으로 변화한다. 이는 아날로그 신호이다. 예를 들면, 온도, 소리, 빛, 전화의 음성신호 같이 시간에 따라 연속적인 값을 가지는 것을 의미한다. 즉, 아날로그 신호는 연속적인 정보를 입력받아 처리해서 연속적인 형태의 정보를 출력하는 것이다. 의료영상에서 아날로그 영상은 대표적으로 화학적 반응을 통해 얻을 수 있는 일반 X-선 필름이 해당된다. 반면, 디지털 신호는 불연속적인 신호 값을 갖는다. 즉, 불연속적인 정보를 가공하고 처리해서 최종 목적의 정보를 출력하는 형태를 말한다. 병원은 의료영상저장전송시스템(PACS)의 도입으로 의료영상의 디지털이 일반화되었으며, 정보통신기술과 하드웨어의 발달로 진단범위의 확장, 신속성, 정확성으로 인해 진료 및 치료기술이 더욱 더 발전하고 있다.

MEMO

디지털 신호의 장점

- 디지털 시스템의 소형화 및 경량화
- 동작속도의 고속화
- 데이터의 신뢰도 향상
- 하드웨어 설계 용이
- 정보 저장 및 가공 용이
- 정보처리의 정확성과 정밀도의 향상

MEMO

의료영상저장전송시스템

(Picture Archiving and Communication System; PACS)

병원에서 여러 의료용 진단 장비를 통해 얻어진 의료영상, 특히 방사선학적 영상을 디지털 형태로 획득하여 컴퓨터를 통해 저장 및 관리하고 의료진을 포함한 사용자의 요구에 의해 고속 통신망을 이용하여 전송할 의료영상을 모니터를 통해 조회, 검색하고 전송하는 시스템을 의미한다.

표본화

디지털 영상에서 표본화는 연속적인 영상정보 중 일부를 선별하여 화소를 결정하는 과정이다. 제한적인 용량으로는 무한히 많은 아날로그 정보를 모두 표현할 수 없기 때문에 표본화를 통하여 원래의 아날로그 정보를 표현할 수 있는 불연속적인 데이터로 변환하여 획득하게 되는데 이 과정을 표본화라고 한다. 따라서 표본화된 데이터는 샘플링 이전으로 비가역적이며, 이때 획득된 디지털 정보가 아날로그 정보를 충분히 표현하기 위해서는 표본화 정리에 만족하는 샘플링이 이루어져야 한다.

표본화 정리란 '샘플링 주파수가 입력된 아날로그 신호 주파수에 비해 최소한 2배 이상이어야만 원래의 정보를 충분히 표현할 수 있다.'는 것으로 이때 최소 표본화 주파수를 나이퀴스트(Nyquist) 주파수라 한다.

나이퀴스트 주파수 이하일 때는 입력된 아날로그 신호와 샘플링된 디지털 신호사이의 관계를 알 수없게 된다. 즉 샘플링 수가 적으면 충분한 데이터를 얻지 못하기 때문에 디지털화된 신호는 의미가 없게 된다.

따라서 최소한 나이퀴스트 주파수 이상의 샘플링이 필요하며, 샘플링 수가 많을수록 원본 데이터 또는 영상에 충실한 디지털 신호 또는 영상을 얻을 수 있다. 그러나 샘플링의 수가 많아지면 데이터 양 또한 증가하므로 필요에 따라 적절한 샘플링을 하여야 한다.

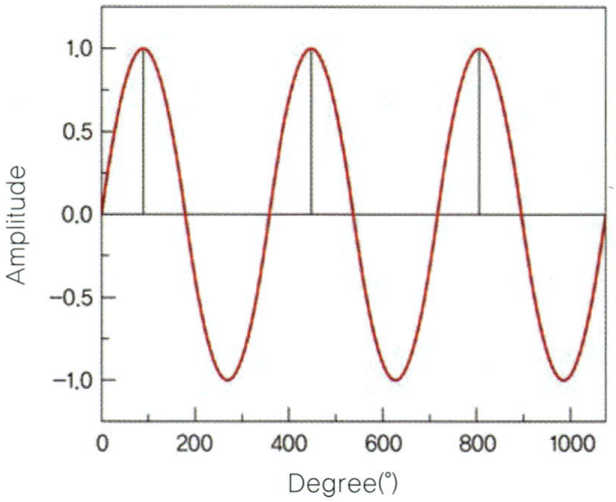

그림 1-4. 샘플링 주파수 < 나이퀴스트 주파수

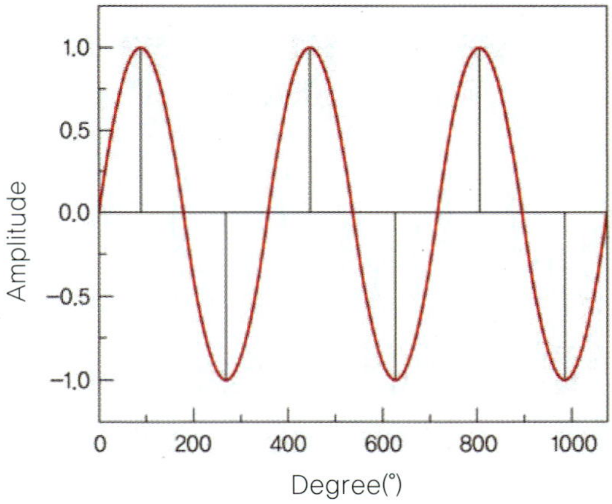

그림 1-5. 샘플링 주파수 = 나이퀴스트 주파수

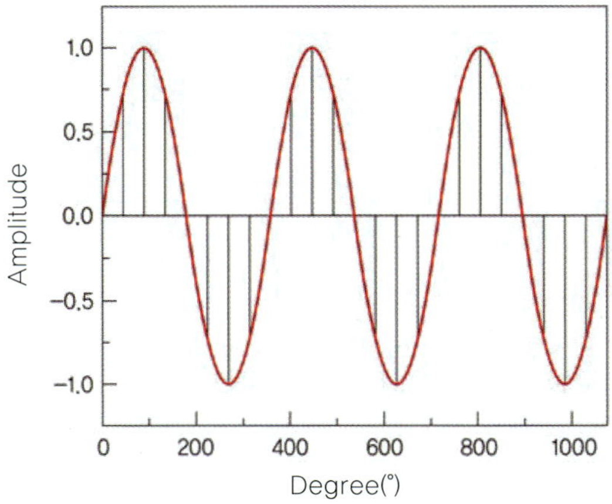

그림 1-6. 샘플링 주파수 > 나이퀴스트 주파수

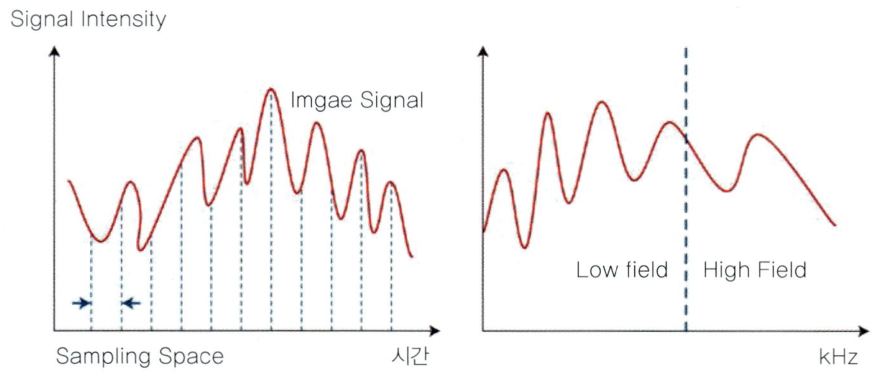

그림 1-7. **영상신호의 샘플링과 앨리어싱 아티팩트(Aliasing Artifact)를 일으키는 고주파 제거**

나이퀴스트 주파수

표본화주파수 fs ≥ 2fm (fm: 아날로그 신호의 최고주파수) - 주파수영역에서 표현

표본화 간격 T ≤ 1/2fm 시간영역에서의 표현

주파수 영역의 표현으로 설명하면, 초당 추출해야 할 표본의 수는 아날로그 신호의 최고주파수인 fm의 2배 이상의 표본을 추출해야 한다는 것이다.

이때 2fm을 나이퀴스트 주파수이라고 한다.

양자화

표본화에 의해 샘플링된 데이터의 값은 아날로그 값으로 연속적인 값을 가지지만, 디지털 영상에서는 화소의 농도가 불연속적인 값을 가진다. 데이터의 연속적인 아날로그값을 불연속적인 정수화가 된 값으로 바꾸는 것을 양자화(Quantization)라고 한다.

이때 양자화할 수 있는 값의 범위를 계조도라고 하며, 실제값과 양자화된 값의 차이를 양자화 오차라고 한다. 샘플링과 마찬가지로 양자화된 값은 원래 값으로 변환할 수 없으며, 계조도가 높을수록 양질의 디지털 영상을 얻을 수 있다. 마치 그림을 그릴 때 몇 가지 색만으로 그림을 그리는 것보다 여러 가지 색으로 표현할 때 더 좋은 그림을 얻을 수 있는 것과 마찬가지이다. 그러나

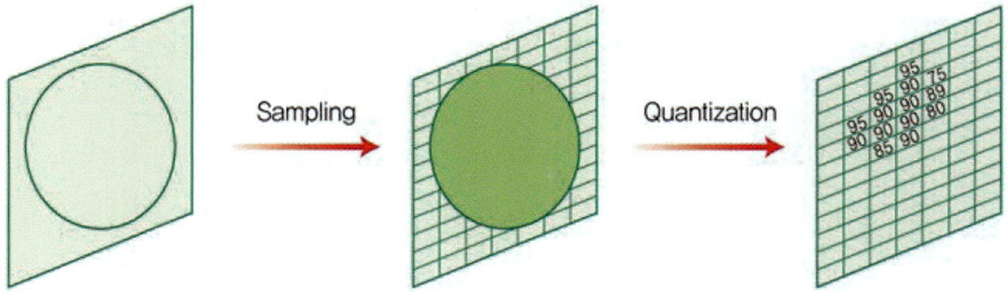

그림 1-8. 양자화

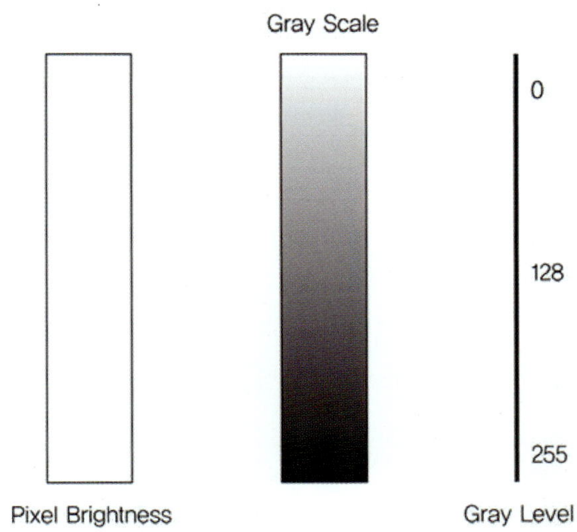

그림 1-9. 그레이 스케일로 변환하는 양자화 과정

계조도가 높아질수록 그림의 크기는 증가하게 된다.

양자화는 목적에 따라 몇 가지로 나눌 수 있다. 등간격 양자화는 표본값의 농도범위를 등간격으로 분할하여 입력신호에 비례하게 양자화하는 방법으로 양자화 오차가 최소가 된다. log 양자화를 실시하게 되면 적은 농도값 부분의 대조도가 향상되며, 큰 농도값 부분의 대조도는 감소한다. 증감적 양자화를 하게 되면 빈번한 부분의 대조도는 향상되면서 나머지 부분의 대조도는 감소한다. 이렇게 양자화 과정은 인위적으로 특정 농도 부분을 조정할 수 있으며, 측정장비의 고유의 특성에 따라 결정되기도 한다. 또한 영상이 획득된 후 특성곡선 등을 조절하여 영상의 후처리를 실시하기도 한다.

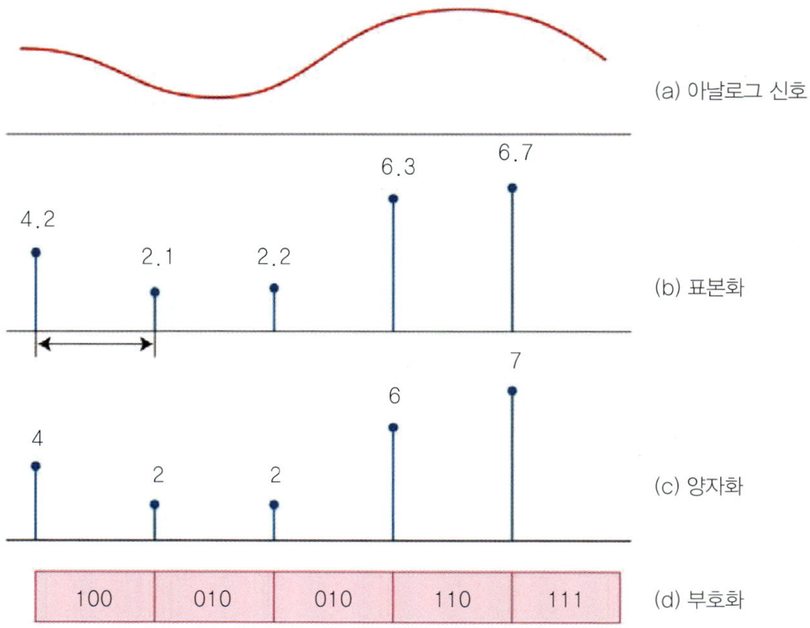

그림 1-10. 디지털화 변환 3단계

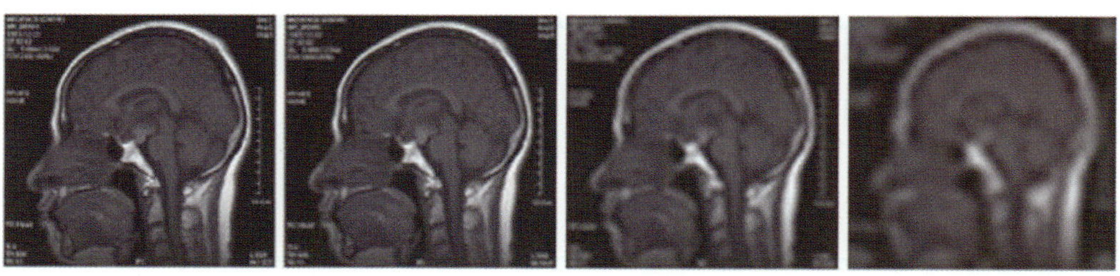

512×512(8bit) 128×128(8bit) 64×64(8bit) 8×8(8bit)

그림 1-11. 화소 수에 따른 디지털 영상

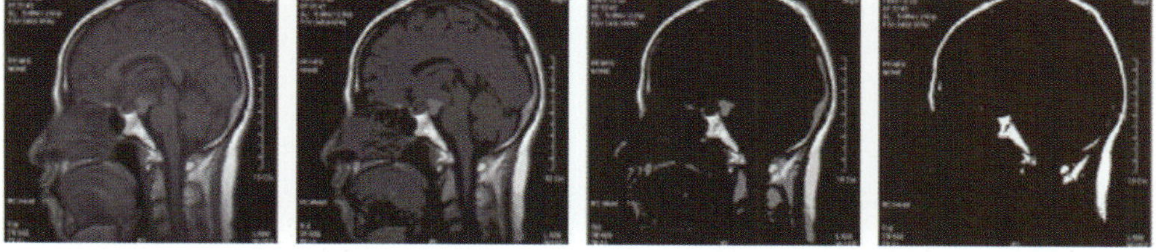

512×512(8bit) 512×512(3bit) 512×512(2bit) 512×512(1bit)

그림 1-12. 비트수에 따른 디지털 영상

그림 1-11은 계조도를 8bit로 고정하고 샘플링 수, 즉 화소 수에 따른 영상을 비교한 그림이며, 그림 1-12은 화소 수를 512×512으로 고정하고 계조도를 조절하였을 때의 영상 차이를 보여준다. 그림에서 보듯이 같이 화소 수가 많을수록, 계조도가 높을수록 동일한 영상이라도 화질이 우수하다. 이처럼 디지털 영상의 특징을 결정하는 가장 중요한 요소는 화소 수와 계조도이다.

MEMO

부호화

부호화는 디지털화의 최종 단계로 양자화된 표본값을 디지털 정보로 표현하는 과정이다. 즉, 컴퓨터가 인식하도록 이진수의 값으로 표현하는 것이다. 디지털 영상은 데이터 양이 매우 크므로, 십진수를 바로 이진수로 변환하는 방법은 비효율적이다. 따라서 압축 수행 후 십진수를 이진수로 변환한다.

분해능

분해능(Resolution)은 공간분해능(Spatial Resolution), 대조도분해능(Contrast Resolution) 및 시간분해능(Temporal Resolution)으로 나눌 수 있으며, 좁은 의미에서의 분해능은 공간분해능만을 의미하기도 한다.

공간분해능은 인접한 두 물체를 구별해 낼 수 있는 능력으로 흔히 영상에서 분해 가능한 선의 개수는 lp(line pair)/mm로 나타낸다. 흔히 디지털 영상에서는 화소의 개수를 분해능으로 사용하

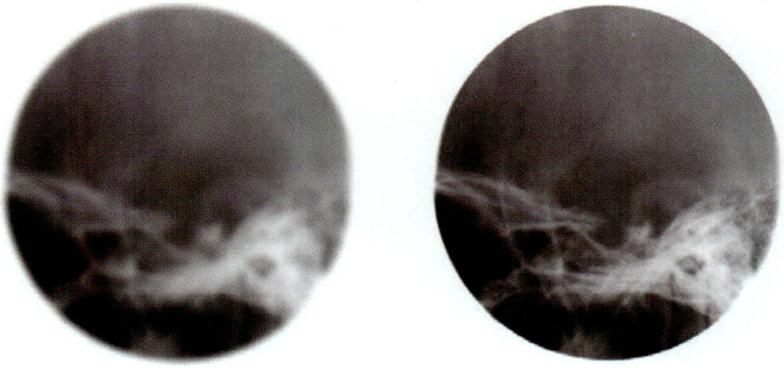

그림 1-13. 공간분해능

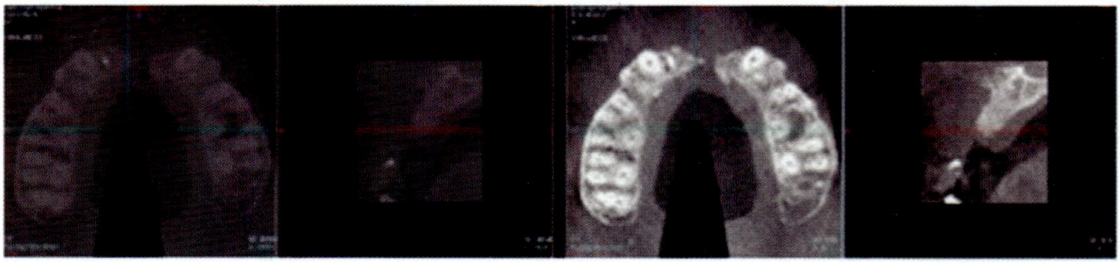

그림 1-14. 대조도분해능

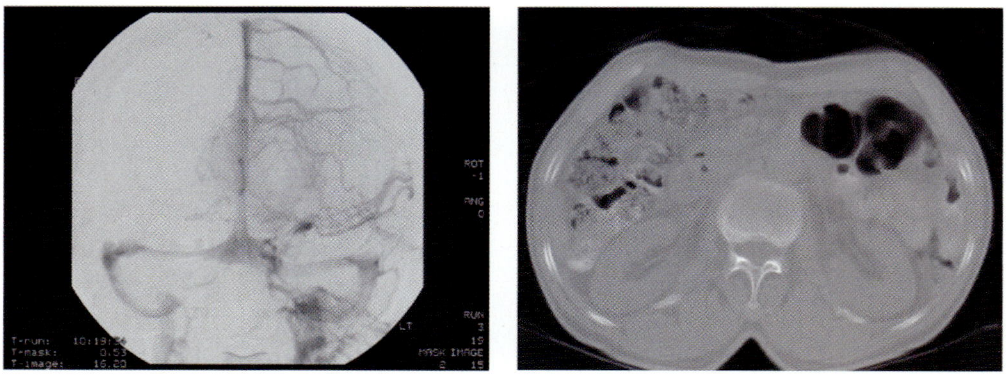

그림 1-15. 시간분해능

기도 한다. 하지만 실제 영상 시스템의 분해능은 화소의 크기에 의해 제한받으며, 화소의 크기가 분해능을 의미하는 것은 아니다. 화소의 크기가 작을수록 공간분해능은 증가하며, 화소의 크기가 클수록 공간분해능은 감소한다. 따라서 동일한 면적의 영상을 얻을 경우 화소의 개수가 많을수록 화소의 크기가 줄어들게 되므로 공간분해능은 증가한다.

대조도분해능은 영상의 계조도와 관련이 있다. 영상의 계조도는 영상의 밝기에 대한 분해능을 결정하고, 이는 각 화소값의 비트(bit) 수로 결정된다. 사람은 시각 특성상 64계조(6bit)이면 연속적인 농도의 변화로 인식한다. 의료 영상은 일반적으로 256계조~65536계조(8~16bit)를 사용하며 계조도가 높을수록 대조도분해능이 증가하여 화질이 개선된다.

시간분해능은 영상을 획득하는 데 걸리는 시간으로 정의할 수 있다. 빨리 움직이는 물체는 시간분해능이 우수한 시스템으로 영상을 획득하여야 정확한 영상을 얻을 수 있다. 인체의 경우 심장이나 심장의 판막 등은 움직임이 빠른 장기이므로 시간분해능이 낮은 CT나 MRI 등으로는 양질의 영상을 얻기가 어렵다. 하지만 최근에 128채널 이상의 MDCT(Multi-Detect Computed Tomography)의 보급화로 인해 시간분해능을 높일 수 있다. 빨리 움직이는 장기일수록 노출시간이 짧아야 정확한 영상을 얻을 수 있으므로 촬영장비의 노출시간을 줄이는 것이 바로 시간분해능을 높이는 것이다. 따라서 단위는 시간주파수(Temporal Frequency)인 Hz(헤르쯔)로 나타낼 수 있고 시간축방향의 해상도를 말한다. 초당 30프레임이라면 시간해상도는 최고 15Hz가 될 것이며, 초당 프레임 수가 많을수록 높은 시간해상도를 구현할 수 있다.

디지털 영상처리의 종류

디지털 영상처리는 2차원 시각영상을 조작하거나 재해석하게 도와주는 방향으로 이해하고 있으나, 실제로는 시각적으로 받아들이는 영상정보를 향상시키고 보정하며 해석, 변환시켜 영상정보량을 바르게 인식하는 데 도움을 주는 방법론의 일환이다. 이런 과정을 적용하기까지는 여러 방법과 단계가 필요하며, 각 처리단계는 시각으로 인지하는 영상정보가 좋은 방향이지만 잘못된 처리로 인해 더 좋지 못한 방향으로 영상정보가 왜곡될 수도 있다.

디지털 영상처리는 영상 내의 특징들을 추출하여 사용하거나 영상의 일부분을 새로운 영상으로 재형성하거나 변질된 영상의 문제점을 해결하여 보다 질 높은 영상정보를 제공하는 방법으로 정의할 수 있다. 의료영상도 마찬가지로 몸속에 숨어있는 질병을 보고자 하는 영상으로 표현하는 것

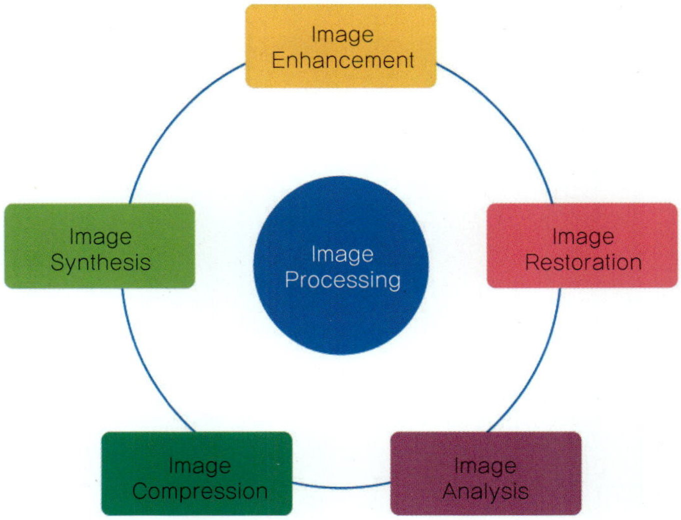

그림 1-16. 디지털 영상처리의 종류

은 관찰자의 습관이나 주위 환경 영향에 의해서 정보량의 차이가 나타나므로 디지털 의료영상에 있어서 보고자 하는 정보에 맞추어 영상처리가 필요하다.

디지털 의료영상을 획득하여 목적하고자 하는 정보를 얻기 위해서는 영상처리기술이 필요하다. 디지털 영상처리는 영상데이터의 단순한 연산의 조합이 아니라 보다 쉽게 인식할 수 있도록 영상 데이터 배열의 각 픽셀 또는 각 데이터 요소를 이용하여 그레이 스케일의 값, 위치 정보를 변환시키는 등 다양한 조작을 통해 원래의 영상을 목적에 맞게 가공하는 것을 의미한다.

디지털 영상처리의 종류에는 디지털 영상개선, 강조 및 증강(Image Enhancement), 영상복원 및 복구(Image Restoration), 영상분석 및 해석(Image Analysis), 영상압축(Image Compression), 영상합성 및 재구성(Image Synthesis)등이 있다.

영상증강

디지털 영상개선, 강조 및 증강(Image Enhancement)은 관찰자의 입장에서 행하는 행위이므로 영상의 전처리 또는 후처리를 통해 원래 보고자 하는 목적에 맞게 영상을 개선하는 기술이다. 가장 흔한 영상처리 목적 중의 하나로 영상을 평활화(Equalization) 시키거나 대조도(Contrast), 공간적 특성(Spatial Characteristics), 영상의 노이즈(Noise) 등의 영상특성을 개선하거나 수정한다. 디지

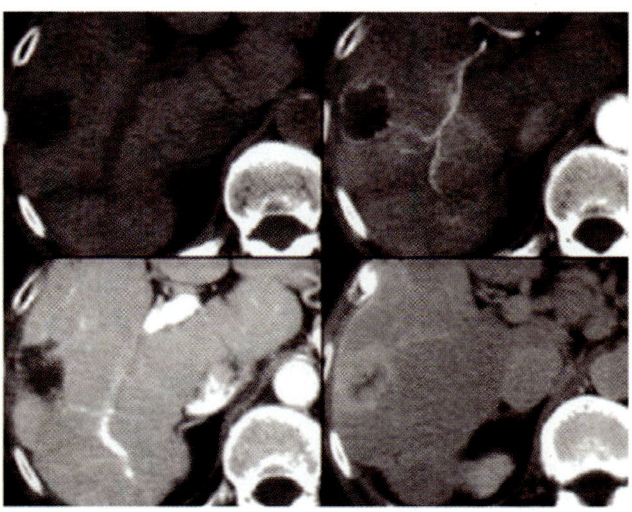

그림 1-17. 영상강조(Liver CT)

철 영상 강조부분에서 주로 많이 사용하고 있다.

기본적인 영상개선은 영상의 대조도와 공간적 특성을 개선하고, 의료장비의 영상노이즈를 제거하여 영상의 특성을 개선, 수정하는 것을 말한다. 또한 관찰자의 주관적인 해석이 많이 포함되기 때문에 영상의 균형이 일정하지는 않다. 특히 의료영상에 있어서는 선예도(Sharpness)로 표현되기도 하나, 사실 이러한 것은 관찰자의 주관적인 해석이 강하게 적용된다.

영상의 개선은 이러한 고대비와 저대비 영역을 시각적으로 자연스럽게 표현하는 정도를 말하며, 대비가 개선된 영상은 보다 자연스러운 그레이 스케일로 표현된다. 이러한 영상개선에 문제가 되는 것은 노이즈이다.

의료 X-선영상에서는 산란선으로 인한 영상의 질 저하와도 같은 개념으로 생각할 수 있다. 노이즈는 발생부터 조절할 수 있는 요소이지만, 영상개선 과정의 후처리에서도 발생될 수 있어 또 다른 주의가 필요하다. 따라서 영상개선이 항상 좋은 방향으로 진행되는 것은 아니다. 앞에서도 언급했지만, 주관적인 판단가치와 해석에 맞는 조절이 필요하다.

밝기와 대조도

의료영상은 픽셀의 밝기(Brightness)와 대조도(Contrast)로 쉽게 표현할 수 있다. 이는 PACS 프로그램에서 윈도우 레벨(Window Level)과 윈도우폭(Window Width)으로 조절이 가능하며, 의료영상의 판독에 가장 큰 영향을 미친다.

윈도우레벨은 영상의 전체적인 휘도를 조절하는 것으로 X-선영상일 경우 조직의 피사체 대조도와 관계된 영상을 표현할 때 유용하게 이용된다. 영상을 초기에 획득할 때 휘도의 범위를 넘어서 조절하게 되면 영상의 해석에 큰 어려움이 있으므로 보통 윈도우레벨을 중앙값으로 설정해 사용한다. PACS의 경우 의료장비에서 영상을 획득할 때 영상픽셀의 윈도우레벨과 윈도우폭의 최소, 최대값이 정해져서 전송되나, 이러한 범위의 값이 없을 경우는 화소의 최대, 최소값을 구한 뒤, 윈도우폭은 최대값에서 최소값의 차이로 구하며 윈도우 레벨는 최소값에 윈도우폭값의 0.5를 더해서 연산하여 적용시킨다.

따라서, 윈도우 레벨과 윈도우폭은 모니터에 표현되는 그레이 스케일을 표현하는 방법이다. 이는 가장 기본적이고, 일반적인 영상개선 방법이다.

PACS가 갖추어진 영상의학과에서는 이른바 품질관리(Quality Control; QC) 작업을 통하여 영상을 판독실로 전송하는데, 이는 보고자 하는 의료영상부위와 촬영하여 제공하는 정보의 최적화

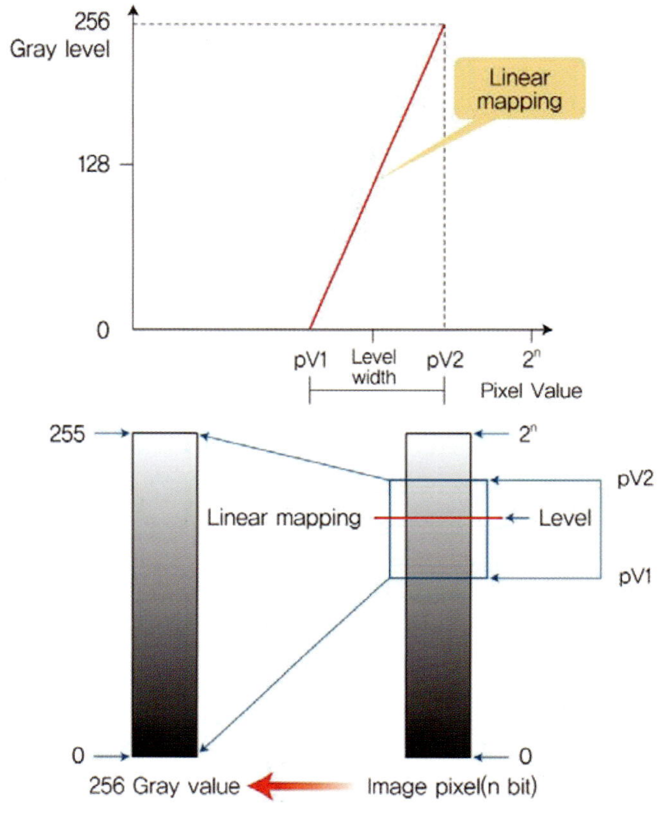

그림 1-18. 윈도우폭과 윈도우 레벨 값 표시

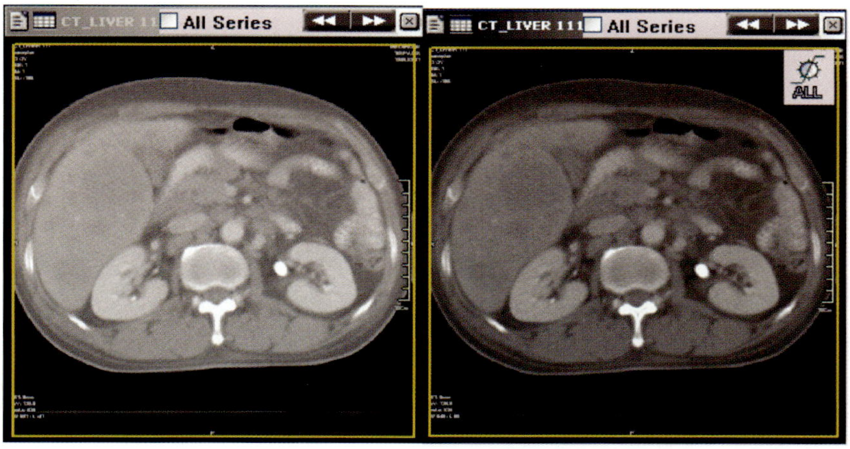

Window W/L apply process

그림 1-19. 윈도우 레벨과 윈도우폭의 적용원리

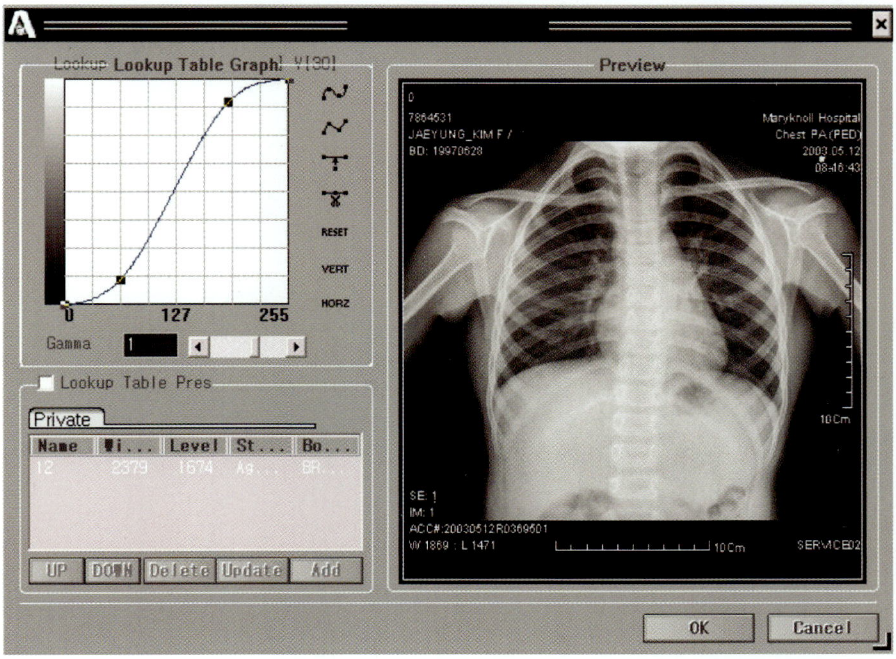

그림 1-20. Look Up-Table 적용과정

로써 현재 각 촬영부위의 윈도우값을 자동으로 맞추어 전송해 주는 방법이 개발되어 사용되고 있다. 이는 디지털 의료영상의 활용범위와 진단범위를 넓혀주는 데 효과적이다. 이것을 룩업 테이블(Look Up Table; LUT)이라고 한다. 이는 영상의 변환값을 미리 예측하여 영상을 부르는 신호의 위치를 판단하여 최적의 영상을 전송하는 방법이다. 환경이 변화될 때마다 최적의 카메라 조건을 센서를 통해 찾는 것과 같은 원리이다. 그레이 스케일의 변화값도 아날로그의 특징인 특성곡선을 이용하여 질병의 발생확률이 높은 저대조영역의 대조비를 최대로 늘여서 표현할 수 있다는 것이 장점이다. 이로 인해 석회화(Calcification), 뼈괴사(Bone Necrosis) 등을 효과적으로 찾을 수 있다.

영상반전처리

영상처리 중 입력영상에서 흑색은 백색으로, 백색은 흑색으로 상응하는 그레이 스케일(Gray Scale)로 변환되는 처리를 영상반전처리(Complement Image Operation, Inverse)라 한다.

관찰자의 시야는 밝은 곳보다 어두운 곳에서 밝기 변화에 더욱 민감하다. 의료영상에서도 일정

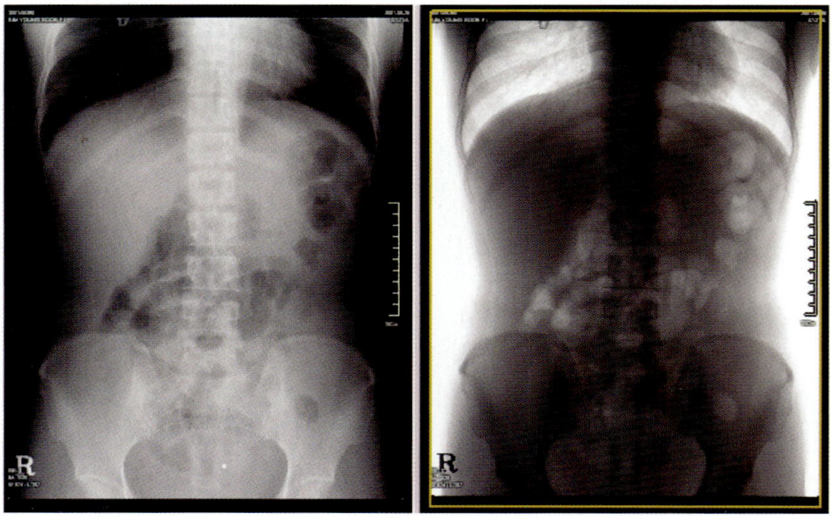

그림 1-21. **영상반전처리(Inverse)를 적용시킨 영상**

지역에서 병변을 찾을 경우에 어두운 곳에서 밝기를 조절하면 때로는 더욱 효과적인 도움을 줄 수 있어 PACS에서 영상처리로 많이 사용된다.

공간주파수필터링

영상에 픽셀의 집단처리를 행하여 영상을 개선시키는 것을 공간주파수필터링(Spatial Frequency Filtering)이라 한다. 영상은 대체로 높은 주파수부터 낮은 주파수 성분이 분포되어 있는 주파수의 조합인데, 밝기 변화가 급격한 곳에는 높은 주파수 성분이 있고, 밝기 변화가 서서히 일어나는 곳은 낮은 주파수 성분의 영역이다. 이와 같이 공간주파수를 필터링하여 영상의 선예도를 향상시키고, 영상의 각종 노이즈를 제거하고 계조도를 높여 영상을 개선시킨다.

공간주파수필터링 처리에는 고역, 저역 통과 혹은 에지(Edge) 강조 필터링이 있다. 고역 통과 필터는 영상 내의 고주파 성분은 통과 시키고 저주파 성분은 제거된다. 저역 통과필터는 그 반대로 시행된다.

저역 통과필터(Low Pass Filter)는 영상의 저주파 성분을 그대로 통과시키는 효과를 나타내므로 고주파 성분은 출력에서 제외되어 시각적으로 영상 흐림화(Blurring)가 나타난다. 이것은 에지

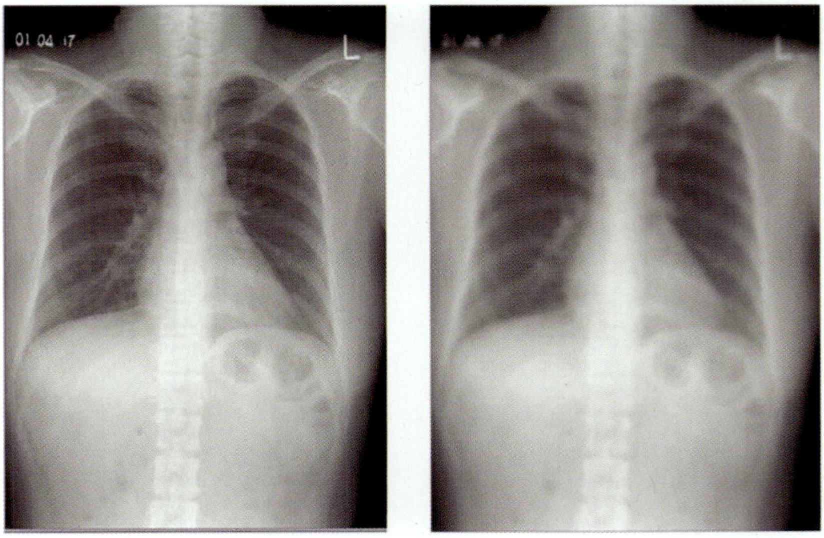

그림 1-22. 저역 통과필터를 사용한 영상처리

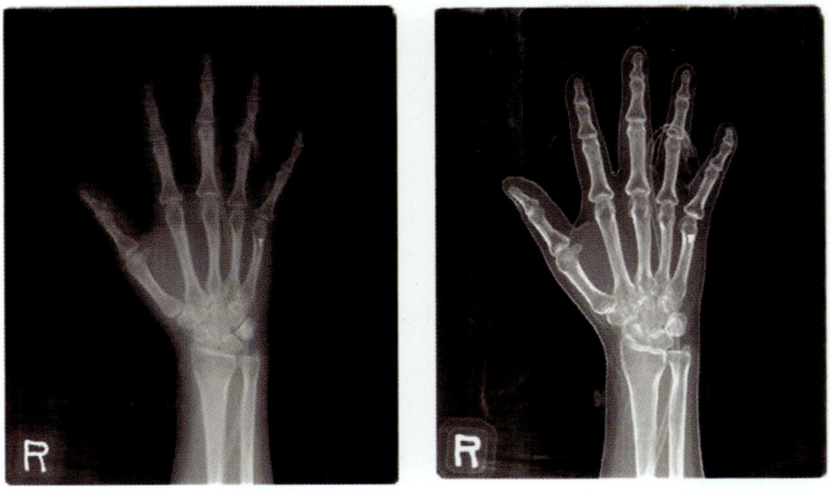

그림 1-23. 고역 통과필터를 사용한 영상처리

와 같이 급격한 밝기 변화가 완만한 변화로 감쇄되기 때문이다. 완만한 밝기 전이는 상쇄하지 않고 흐리거나, 애매하게 보인다. 이러한 처리는 일반 X-선으로 단면영상(Tomography)을 얻을 때와 같은데 실제 영상처리과정에서는 특정 미세구조의 해상력을 저하시켜 사용된다.

고역 통과필터(High Pass Filter)는 저역 통과필터와 반대의 효과를 낸다. 저주파 성분은 버리는 반면에 고주파 성분을 강조한다. 고역 통과필터는 영상의 고주파 성분을 강조하기 때문에 영상에

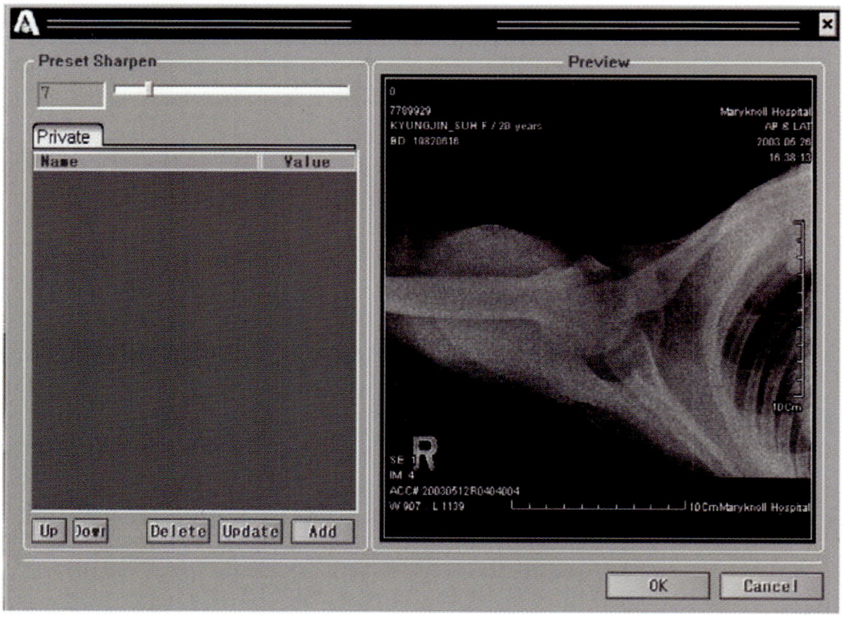

그림 1-24. **선예화처리 영상**

서 효과는 에지(Edge) 강조와 비슷하며, 주로 마스크 영상으로 이용되며, 뼈를 볼 때 사용된다. 또한 이러한 처리를 주파수 영역 강조(Frequency Domain Enhancement)라고 한다. 다만, 이 필터를 강조 할 경우에는 저주파영역에서 노이즈가 증가한다.

에지 강조(Edge Enhancement)는 일반적으로 평활화(Smoothing), 선예화(Sharpening)와 함께 컨볼루션(Convolution)으로 이해되며 공간주파수처리라고 한다. 방사선 영상에서 가장 보편적으로 많이 사용하는 디지털 영상처리방법이다. 대부분 진단영역에서 병변의 짙은 농도영역은 저 대조도 영역에서 잘 관찰되고 있다. 가시능을 증가시키는 방법으로 CR 시스템 중 초기 영상처리과정에서 이용되고 있다.

비선예 마스크 처리(Unsharp Mask Filtering)라고도 하며, 주로 저 대조도 영역의 검출능력을 향상시킨다. 경계면의 정보량을 늘이는 역할을 수행하는데 이러한 영상처리는 노이즈를 증가시키는 부정적인 면이 있어 때로는 신호 강도가 약한 곳이 무시되어 버리는 경우가 있어 부위별, 병변별로 신중한 처리가 필요하다. 판독에서는 상세한 부분을 더욱 강조하고자 할 때 많이 적용시키는 경향이 있다.

영상복원

영상복원 및 복구(Image Restoration)는 영상처리 과정에서 발생되는 노이즈, 장비의 특성 등으로 인해 훼손되거나 오류 때문에 원 영상이 왜곡될 수 있다. 이렇게 왜곡된 디지털 영상을 원래의 영상과 가장 가까운 형태로 복원하는 과정을 말한다.

흐림화 처리(Blurring Processing)는 필터링을 통해 노이즈를 제거함으로써 원래의 영상에 가깝게 재현시키는 영상처리이다. 때로는 영상시스템의 기하학적 구조로 인해 발생되는 경우도 있다. 그러나 이러한 과정은 디지털장비 획득과정에서 이루어지므로 이 과정에서 제거할 수 있다. 일반적인 영상복원은 이미 선행된 영상개선과 같다. 다만, 영상처리의 목적을 어디에 두고 하느냐 하는 목적론에 의해 개선과 복원은 분리된다. 방사선 의료영상에서의 복원은 여러 의미를 부여하는데 환자에게 얻을 수 있는 정보의 질과 관련된다. 초기 영상획득 시에 얻을 수 있는 영상과 처리과정에서 얻을 수 있는 정보의 손실을 잘 계산해야 한다. 주로 영상의 시각적인 차이를 많이 극복하고자 노력하고 있다. 의료영상에서 반드시 중요한 것은 영상의 실제크기 정보를 가지고 있다는 것이다. 이는 영상복원에서 가장 중요하며, 크기 정보의 변경에도 영상정보의 손실을 줄일 수 있는 장점이 있다.

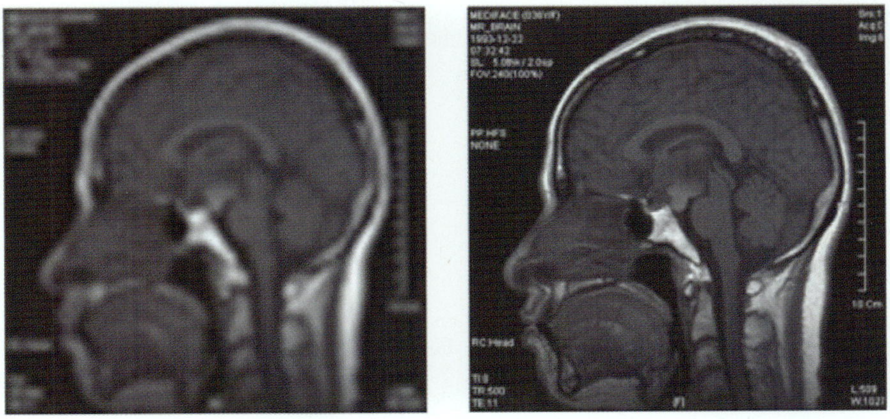

그림 1-25. **필터링을 통한 영상복원**

영상회전

방사선 영상은 관찰자의 입장에서 영상이 생성, 전송된다. 대부분의 의료영상도 마찬가지이다. 기본적인 픽셀의 기하학적인 위치정보를 자유롭게 외부에서 조절할 수 있는 것이 디지털 영상의 장점이다. 획득한 영상을 상하좌우로 자유롭게 변경할 수 있는 기능은 PACS 뷰어에서 기본적으로 사용하고 있다.

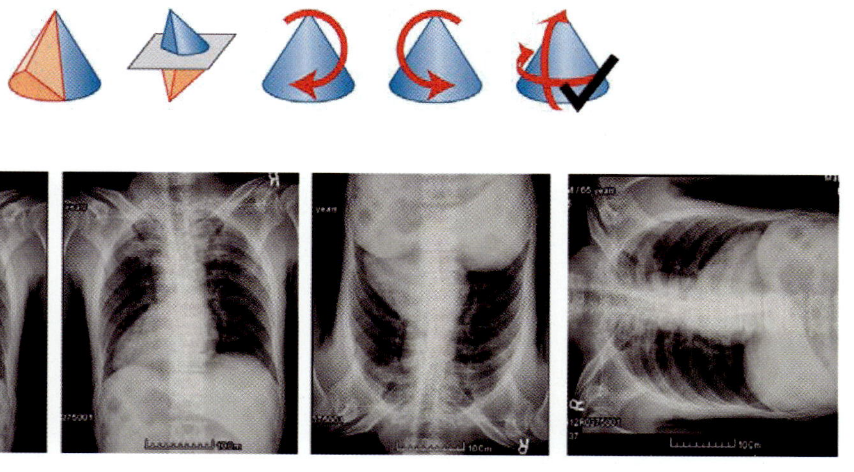

그림 1-26. 영상회전

영상확대

PACS 뷰어에서는 획득된 영상의 표현 크기를 자유롭게 조절할 수 있다. 픽셀의 위치 정보를 수정하여 확대 혹은 축소시키는 도구(Zoom in/out)로써 1~3,000%까지 자유롭게 확대하여 관심영역을 비교 관찰할 수 있다.

영상의 질과는 관계없고 다만 에지처리(Edge Processing)의 일부분으로 픽셀의 에지부분은 보간법(Interpolation)기능을 이용하여 선예도를 경감시키기도 한다. 이러한 경우 디스플레이(Display)의 종류에 따라 영상 디스플레이의 속도차가 있을 수 있고, 영상 축소의 경우는 앨리어싱 아트팩트(Aliasing Artifact)를 줄이기 위해 저역 필터 다운샘플링기법을 반드시 사용해야 한다. 확대경

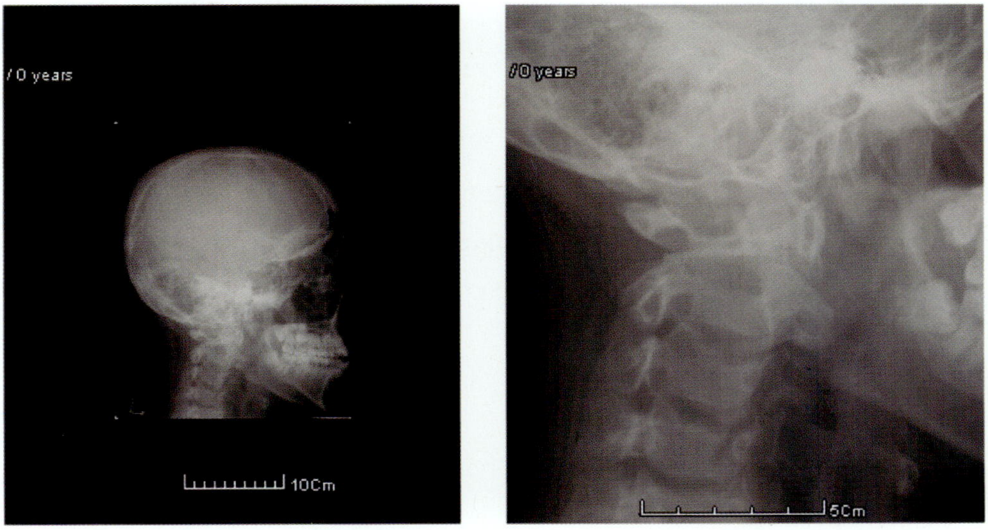

그림 1-27. 확대기능을 이용한 영상 조회

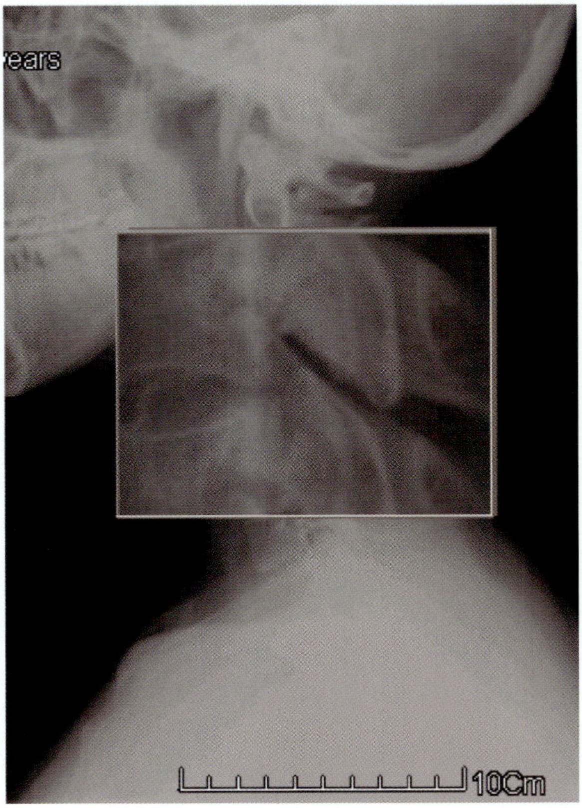

그림 1-28. 확대경 기능을 이용한 영상 조회

(Magnify Glass)에서도 동일하게 이용된다. 영상이동팬(Pan)은 확대된 픽셀의 위치정보를 이동시키는 역할을 수행한다.

영상에 있어서 특정 부분의 픽셀만 확대하여 비교 분석하는 기능을 확대경이라고 하는데, 주로 혈관 촬영이나, 미세 골절, 미세 석회화 등을 분석할 때 이용되는 기능이다. 이는 픽셀의 크기 정보를 조절하여 처리하는 기법으로 일반적으로 많이 이용되고 있다. 관측자의 편리성을 고려하여 픽셀의 범위와 픽셀의 밝기 정보를 동시에 수정할 수 있도록 윈도우 레벨과 윈도우폭의 그레이 스케일 정보를 조절할 수 있도록 영상처리가 이루어진다.

영상분석

영상분석 및 해석(Image Analysis)의 결과는 그림의 형태로 만들어지지 않고 원 영상의 특징에 기반한 수치나 도형의 정보로 이루어진다. 영상의 매개변수를 측정하는 것은 영상해석의 연산이다. 기본적인 매개변수의 측정은 물체 모양, 크기, 상대적 위치, 명암도, 색상 등을 한다. 보고자 하는 사물의 특성을 잘 인식할 수 있도록 매개변수 값을 조합하여 나타낸다. 또한 영상의 통계분석도 가능하다. 가장 흔히 접할 수 있는 히스토그램 영상은 명암분포이다. 이 분포는 도식적으로 표형태로 주어진다.

히스토그램(Histogram)은 획득한 영상에 대해 픽셀값에 일정한 상수를 더하거나 빼거나, 곱하거나, 나누어 영상의 대비를 강조하는 단위처리 연산방식을 의미한다. 이는 시각적으로 특별한 영역을 자세히 보는 방법으로 매우 익숙한 영상처리방법 중 하나이며, 질병을 판독할 때 중요한 기능중의 하나이다. 즉, 영상의 밝기를 재배치하여 영상의 대비를 개선시키는 역할을 한다.

히스토그램은 영상에 있어서 농도값의 변화를 표현하는 것이므로 픽셀의 위치 정보와는 무관하다. 모니터에 표현되는 그레이 스케일 범위 내에 시각적으로 고르게 분포시켜 영상을 해석하게 도와주는 형태이다. 일반적으로 영상에서 히스토그램의 범위가 넓으면 높은 대조비를 나타내고, 반대로 좁으면 낮은 대조비를 나타낸다. 전체적으로 영상이 어두울 경우는 왼쪽으로 치우친 히스토그램을 나타내고 반대로 밝은 영상인 경우는 오른쪽으로 치우친 히스토그램을 나타낸다.

원래 영상의 모든 휘도값에 일정한 상수를 더하거나, 빼는 처리를 통해 영상 전체의 휘도를 조절하는 방법을 히스토그램 슬라이딩(Sliding)이라고 한다. 또한, 대조도 변환처리라고 하는 히스토그램 스트레칭(Stretching)은 일정한 상수를 곱하거나, 나누는 처리를 말한다. 곱하는 연산인 경우 영상에 대조비를 증가시키고, 나눗셈 연산을 시행하면 대조비가 감쇠한다. 이 방법은 의료영상에

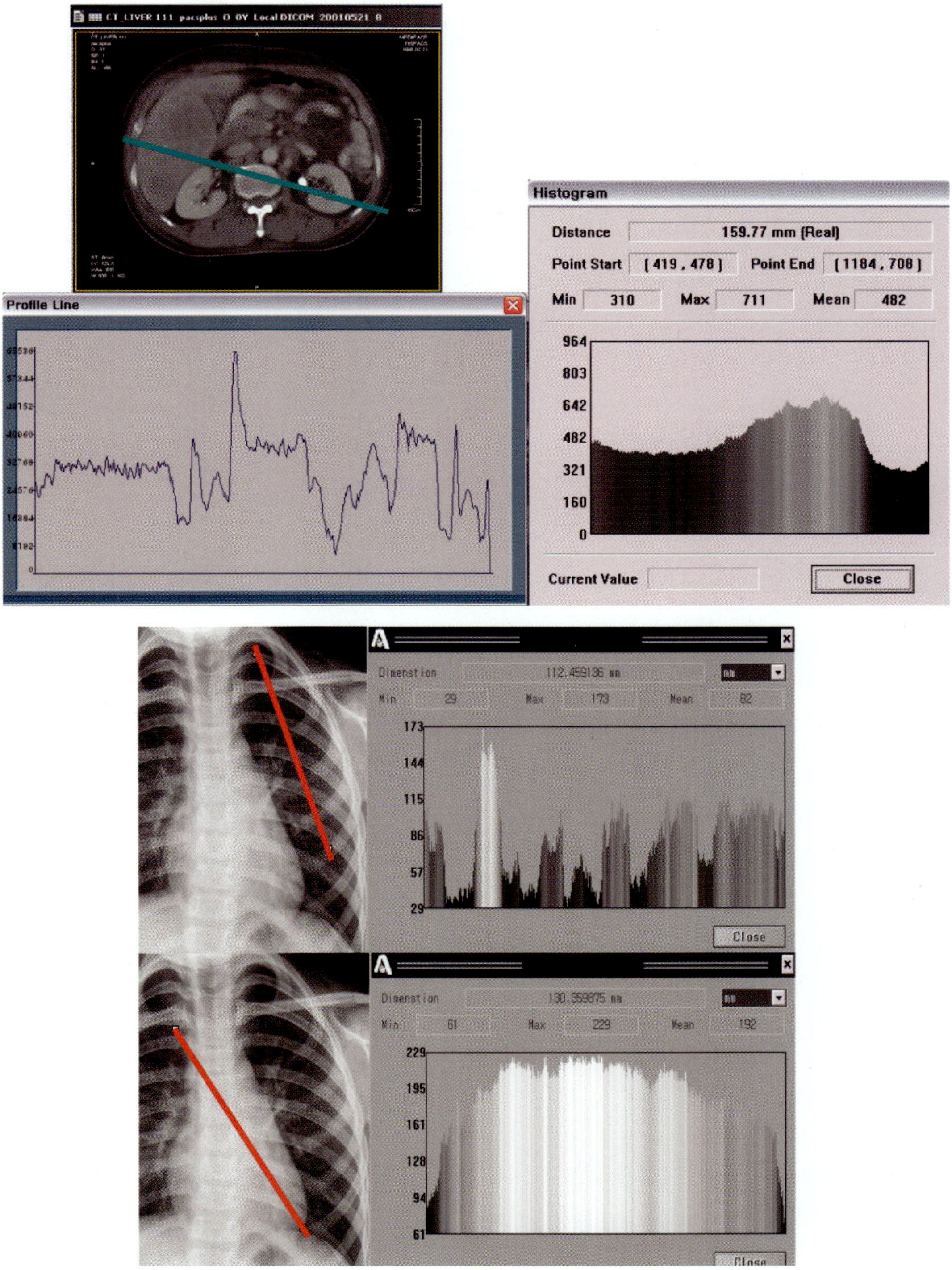

그림 1-29. 의료영상의 대조도에 따른 히스토그램 분포도

서 가장 중요하게 쓰이는 처리방법이다. 어떤 위치에 존재하는 영상의 대조도와 시각적인 면에서 관찰자의 가시능을 향상시키는 역할을 수행하지만, 정해진 범위 이외의 대상에 대해서는 가시능이 거의 불가능하게 된다. 이는 최대, 최소의 농도값으로 연산처리를 행한 결과이다. 또한 영상의 농도값 분포가 균일하게 되도록 변환하는 처리를 히스토그램 평활화(Equalization)라 하며, 이 영상처리는 영상의 대조도 비가 어느 한쪽으로 너무 치우쳐 있어서 영상 전체의 농도 균일화의 목적으로 대조도를 개선시키는 역할을 한다. CT, MRI에서는 선택적 히스토그램 평활화 방법(Adaptive Histogram Equalization; AHE)을 적용하여 사용하고 있다. 이것은 어느 특정 부위에만 적용시켜 시행할 수도 있는데 결국 히스토그램의 이동처리는 영상의 밝기를 조절하고 펼침처리법은 영상의 대비개선의 효과를 가져온다.

영상해석에 있어서 실제 거리를 측정(Caliper Tool)하는 기능은 영상획득 시에 픽셀 간격을 미리 정하여 영상의 실제 크기를 입력하여 처리하는 방법이다. 의료영상에서 반드시 필요한 기능으로 PACS 뷰어에서는 중요한 기능 중의 하나이다. 현재 표준 다이콤 파일에서는 쉽게 적용하여 사용되고 있으나, Non-DICOM인 경우에는 문제가 발생할 수 있다. 획득한 영상이 장비에서 보내온 영상신호를 복사(Capture)한 경우에는 픽셀의 값이 정해지지 않으므로 실제거리 측정은 무의미하다. 주로 투시영상과 초음파 영상이 이런 경우가 있는데 이는 아날로그장비를 디지털화할 때 정확한 영상정보를 출력하지 않았기 때문이다. 그래서 장비를 선택할 경우 표준방식의 다이콤을 강조하는 것이다. 원하는 부위를 지정하여 선을 이으면 선에 포함된 픽셀의 거리가 계산되어 나온다. 필요시 동일한 기준점에서 길이를 동시에 측정할 수도 있다.

영상이 픽셀로 구성되어 있다는 것은 해석하고 분석하는 데 큰 도움이 된다. 영상의 위치정보를 기준으로 해서 픽셀간의 거리를 측정할 수 있고, 픽셀 그룹을 이용하여 각도도 측정할 수 있다. 이

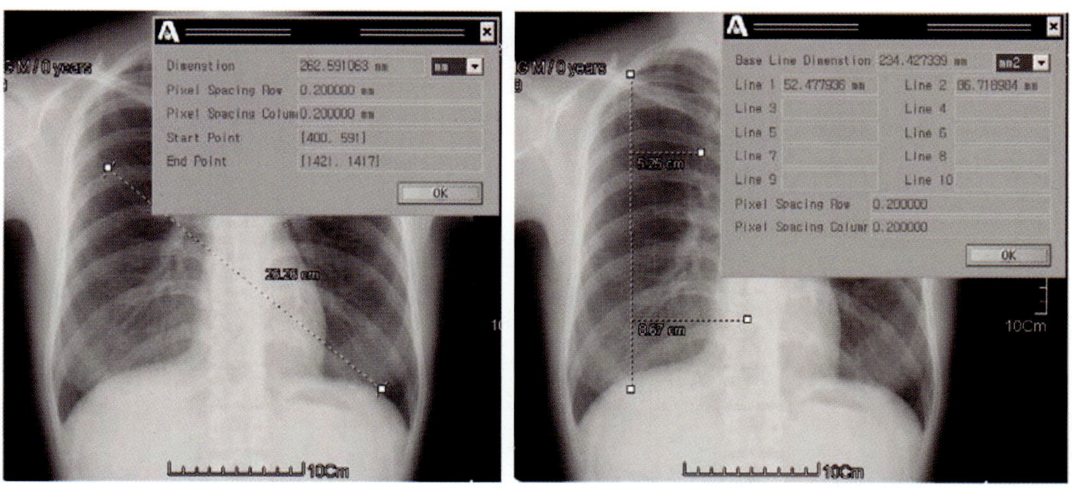

그림 1-30. 실제 거리를 측정(Caliper Tool)

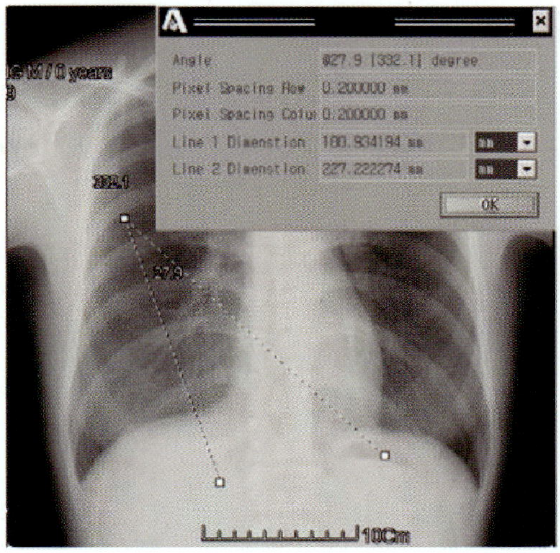

그림 1-31. 각도 측정

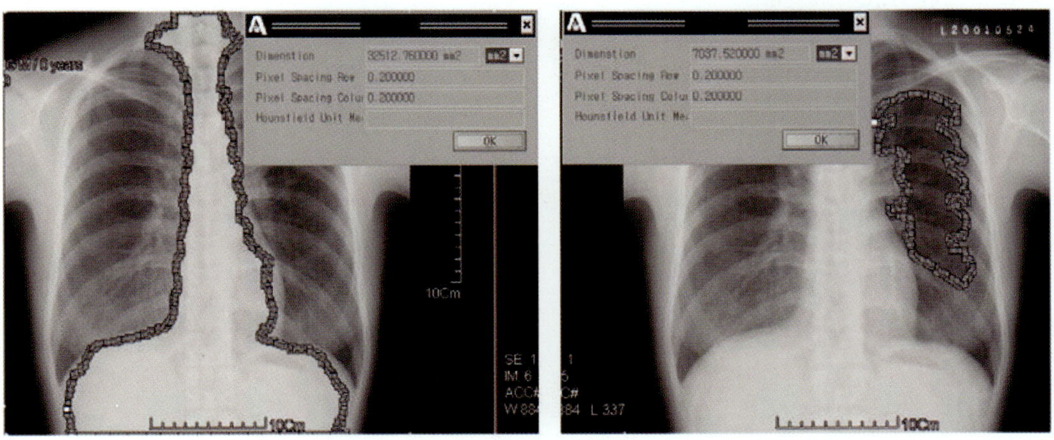

그림 1-32. 자동 면적 측정

는 반드시 입력된 영상 안에서만 이루어지는 것이 아니라, 원하는 두 선이 만나지 않더라도 연장선을 예측하여 길이를 측정할 수 있다.

의료영상의 해석에서는 주로 계산적, 수치적 결과를 많이 요구한다. 자동 면적 측정(Auto Contour)은 어느 특정부위나 관찰자가 요구하는 부위의 면적을 자동으로 계산하는 기능이다. 의료영상에서 면적과 부피계산은 반드시 필요한 기능으로 PACS 뷰어에서는 많은 역할을 담당하고 있다. 자동 면적 측정은 획득한 의료영상에서 픽셀의 밝기값이 일정한 부분을 자동으로 연결하여 면적을 계산하는 방식으로 장기나 병변조직의 크기를 해석하는 데 도움을 주고 있다.

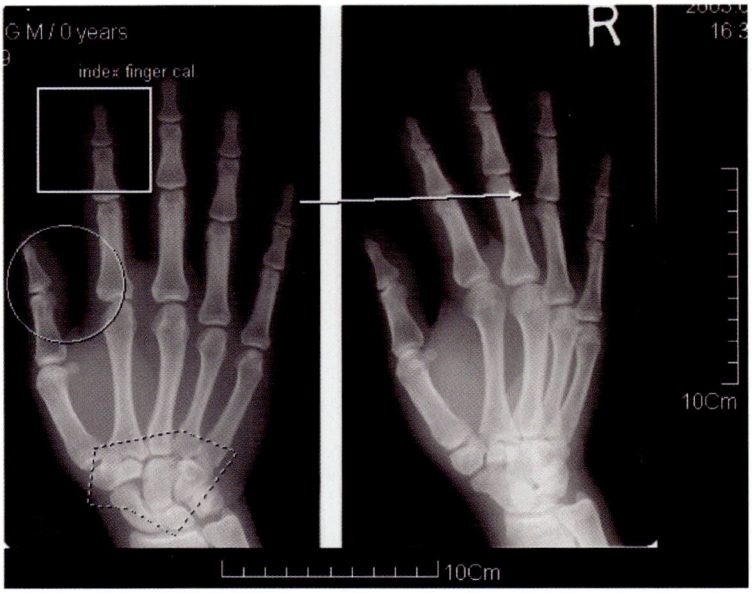

그림 1-33. **관심영역(Region of Interest; ROI), 주석(Annotation)**

의료영상에서 중요한 부위를 표시하거나, 글자(Text)를 기입할 때가 있다. 이것은 영상의 개선과는 무관하며, 단지 영상해석에 도움을 주고자 획득한 영상 위에 임의적으로 특정 픽셀의 값을 추가하는 경우이다. 장기나 부위의 범위를 설정하는 것을 관심영역(Region of Interest; ROI)이라 하고 도움되는 글자를 기입하는 경우를 주석(Annotation)이라 한다. 의료영상을 해석할 때 반드시 필요한 것으로 영상 위에 또 하나의 가상영상을 덮어서 생성한다.

MEMO

가상 색 매핑 기능(Pseudo Color Mapping Tool)

2차원의 픽셀값으로 획득한 영상은 그레이 스케일 값에 칼라매핑(Color Mapping)을 실행할 수가 있다. 이는 동일한 그레이 스케일 값에는 동일한 칼라가 표현되므로 미세골절부위를 관찰하는 데 도움이 될 수 있다. 다만, 영상을 표현하는 경우 칼라 모니터로 제한되고, 동일한 그레이 스케일 값이 인접한 경우 번짐현상을 유발할 수 있다. 이는 표현으로 대칭되는 칼라의 그레이 스케일 값이 부족한 경우에 발생된다.

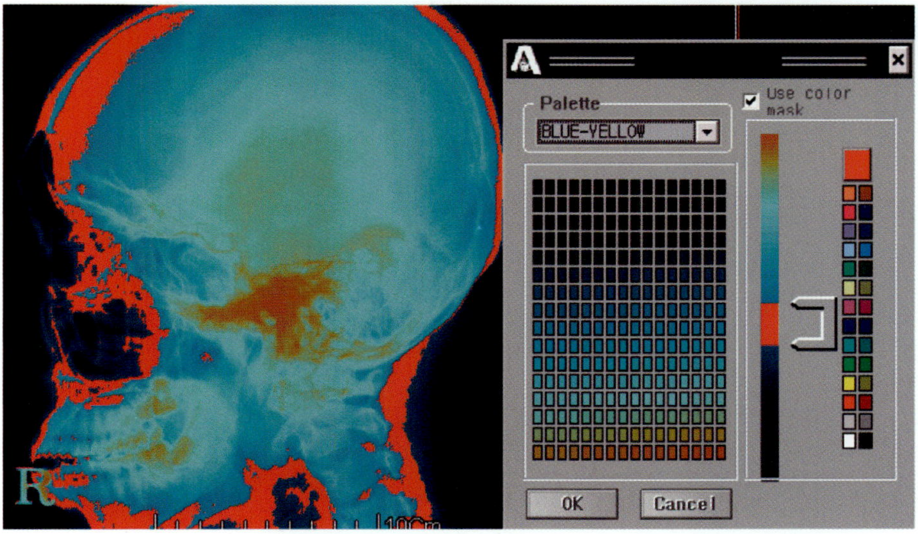

그림 1-34. 가상 색 맵핑 기능

영상압축

영상압축(Image Compression)의 처리과정은 영상을 효율적으로 저장, 전송하기 위해 불필요하거나 중복된 부분을 제거하는 작업으로 데이터 양을 감소시키는 데 큰 역할을 한다. 대부분의 영상은 본래 많은 양의 중복된 정보를 가지고 있어, 이러한 중복된 영상정보를 제거하는 데 목적이 있다. 영상의 압축은 영상을 관리하고 전송하는데 대단히 중요한 역할을 한다.

1	1	1	1	1
1	0	0	0	1
1	0	0	0	1
1	0	0	0	1
1	1	1	1	1

→

1	1	1
1	0	1
1	1	1

그림 1-35. 영상압축의 기본적인 원리

영상합성 및 재구성

영상합성처리(Image Synthesis)는 다른 영상이나, 영상이 아닌 데이터로 영상을 형성하는 것을 말한다. 이것은 목적하는 영상을 초기에 획득하기 어려운 환경일 경우에 많이 사용하는 기법이다. 의료영상에서는 CT, MRI, PET 등에서 3D 영상으로 많이 이용되고 있으며, 많은 픽셀값을 이용하여 영상을 재구성한다.

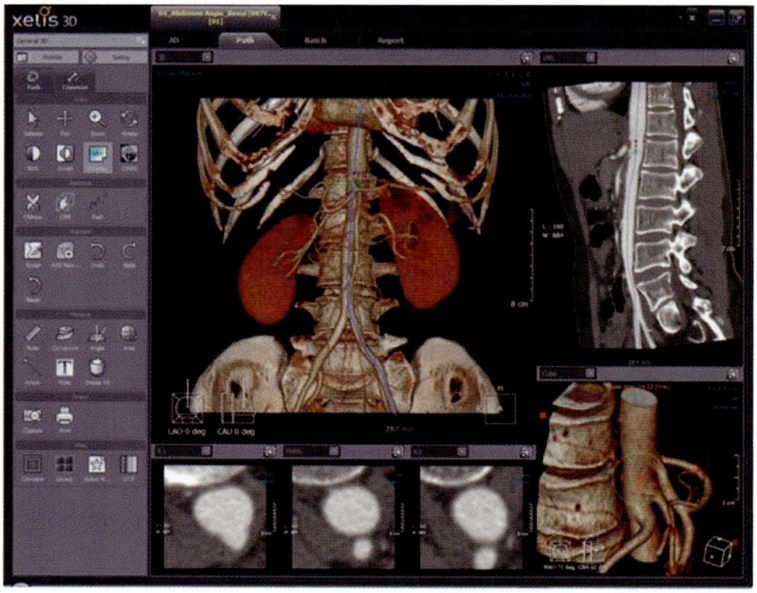

그림 1-36. 영상의 합성 및 재구성

CHAPTER 2

영상형성

수의 체계

우리가 사용하고 있는 수는 1~10까지 10개의 수로 이루어진 10진법이지만, 컴퓨터는 on, off 만을 인식 하므로 0, 1의 이진법을 사용하고 있다. 따라서 모든 컴퓨터는 10진수를 입력하여 2진수로 변환한 후 2진수 체계에 의한 연산을 수행한다.

디지털 영상은 컴퓨터에 의한 영상형성으로 기본적으로 이진법에 의해 모든 연산이 이루어진다. 흔히, 2진법, 8진법, 10진법, 16진법이 많이 사용되고 있다. 다음 표는 각 진법과 사용되는 수를 적은 것이다. 8진법은 0~7까지 8개의 숫자를 사용하여 수를 표현하는 것으로, 8진법을 사용하여 표현한 수를 8진수라고 한다. 16진법은 0부터 15까지 16개의 숫자를 사용하여 표현하는 것으로, 16진법을 사용하여 표현한 수를 16진수라고 한다. 16진수는 16개의 숫자 중에서 10개는 10진수의 0부터 9는 그대로 사용하고, 나머지 6개인 10~15까지는 다른 진법의 수와 혼동을 피하기 위하여 10은 A, 11은 B, 12는 C, 13은 D, 14는 E, 15는 F로 각각 표현한다.

표 2-1. 각진법에 사용되는 수

2진법	10진법	16진법
0,1	0,1, 2, 3, 4 5, 6, 7, 8, 9	0,1, 2, 3, 4, 5, 6, 7, 8, 9, A, B, C, D, E, F

표 2-2. 0~15까지 각 진법간의 비교

10진법	2진법	16진법
0	0000 0000	00
1	0000 0001	01
2	0000 0010	02
3	0000 0011	03
4	0000 0100	04
5	0000 0101	05
6	0000 0110	06
7	0000 0111	07
8	0000 1000	08
9	0000 1001	09
10	0000 1010	0A
11	0000 1011	0B
12	0000 1100	0C
13	0000 1101	0D
14	0000 1110	0E
15	0000 1111	0F

화소단위

컴퓨터에서는 영상자료 뿐만 아니라 모든 데이터를 일정한 형식에 맞추어 저장하게 되는데, 컴퓨터가 이진법에 의해 연산이 이루어지므로 데이터양에 대한 단위도 새로운 정의가 필요하다. 컴퓨터에서 사용하는 기본적인 단위는 bit, byte, word가 있다.

bit(Binary Digit)는 2진수의 한 자리로 0이나 1을 기억하는 단위이며 컴퓨터 기억의 최소단위이다. byte는 8개의 bit로 조합을 이루어 표현되는 데이터로 1byte는 8bit이다. 1byte는 1 character

라고도 불린다. 이것은 1byte로 ascii code 1개 문자를 표현할 수 있기 때문이다. word는 문자표현의 최소단위로 1 word는 컴퓨터 시스템에 따라서 16bit 32bit 64bit 등 컴퓨터 시스템에 따라서 달리 적용된다.

byte가 데이터양을 표현하는데 가장 많이 사용되고 있지만, 그 크기가 매우 작아서 실제로는 Kilo (k), Mega (m), Giga (g), Tera (t) 등 접두사를 붙여서 사용하고 있다. 일반적으로 k가 1,000을 의미하지만 컴퓨터의 경우 k는 2의 10승으로 1,024를 나타낸다. 그러므로 1kbyte는 1,024byte이다. 또한 M는 1k×1k로 1,024 × 1,024 = 1,048,576을 나타낸다.

디지털 영상을 M×N의 픽셀로 분해하고 각 픽셀에 대해서 n-byte 로 코딩을 했을 경우에는 데이터량은 M×N×n×Byte 로 계산된다. 기본적인 좌표에 대한 픽셀값은 대체로 정해져 있으나, 영상의 질은 코딩처리과정에서 대부분 결정된다. 하지만 최종적인 결정은 관찰자의 주관적인 인식이 많이 관계하므로 최적의 구성조건은 없다. 다만, 영상의 미세구조를 어떻게 표현하고 처리하느냐에 따른 결정은 양자화 수와 픽셀 수로 결정된다.

의료영상 데이터량의 결정은 분해능과 영상압축에서 큰 역할을 하고 있다. 이러한 구성의 척도로 엔트로피(Entropy), 혹은 평균 정보량이라 표현하며 실제 영상에서 필요한 데이터량을 d로 표현할 때 엔트로피 E = d/(M×N)로 표현한다.

표 2-3. 영상크기의 단위

0A		

화소처리

디지털 영상은 화소와 화소값, 즉 화소의 농도를 결정하는 정수값으로 구성된다. 따라서 화소 농도값을 직접적인 사칙 연산으로 영상을 변환할 수 있다.

화소값에 정수값을 더하면 명도가 증가하며, 정수값을 화소값에서 빼면 명도가 감소한다. 또한 화소값에 일정한 값을 곱하면 대조도가 증가하며, 반대로 화소값을 정수값으로 나눠주며 대조도는 감소한다.

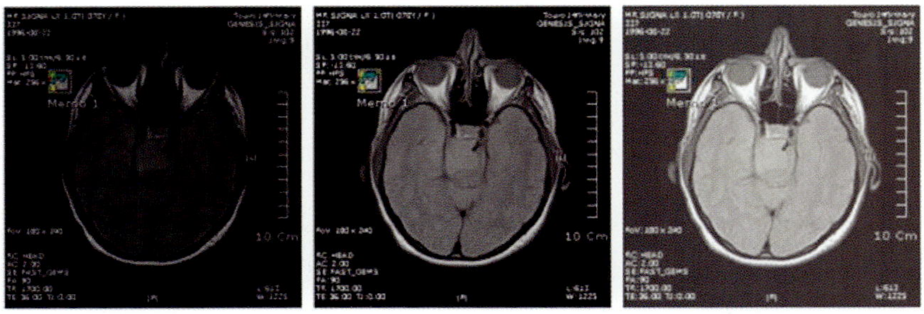

원 영상 +75　　원 영상　　원 영상 −75

그림 2-1. 덧셈 및 뺄셈 연산에 따른 영상의 변화

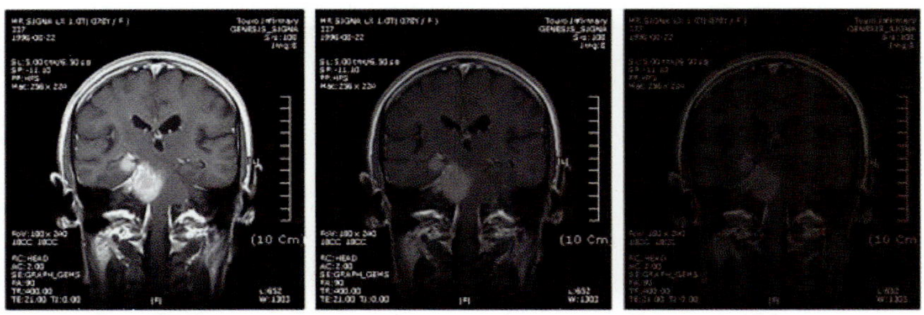

원 영상 ×2　　원 영상　　원 영상 /2

그림 2-2. 곱셈 및 나눗셈 연산에 따른 영상의 변화

명도와 대조도

명도(Brightness)는 영상의 전체적인 밝기 정도를 의미하고, 대조도는 영상의 가장 밝은 정도와 가장 어두운 정도의 비를 의미한다. 영상의 대조도는 영상획득방법에 따른 대상의 물리적 특성이 반영된 것이다. 즉, X-선의 경우 감쇄가 적은 조직은 필름상에 어둡게 나타나고, 감쇄가 큰 뼈조직 등은 밝게 나타난다. MRI 영상의 밝기 차이는 체내 수소(H) 밀도의 차이 및 분자구조의 결합방식에 따라서 결정 되게 된다. 이때 영상에서 최대밝기와 최소밝기의 차가 클수록 대조도가 높게 되어 화질이 개선된다.

밝기를 너무 높이면 영상의 밝은 부분이 표시 한계를 벗어나 포화되고, 너무 낮추면 영상의 어두운 부분이 표시한계를 벗어나 대조도가 줄어든다. 따라서 영상시스템의 특성에 맞추어 밝기와 대조도를 적절히 조정하여야 한다.

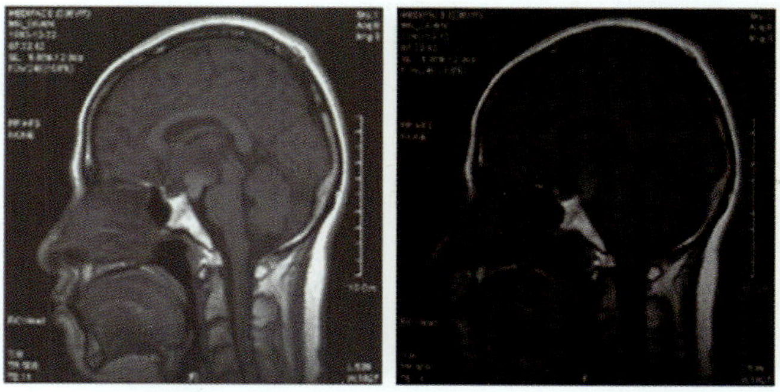

그림 2-3. 명도를 조절한 영상

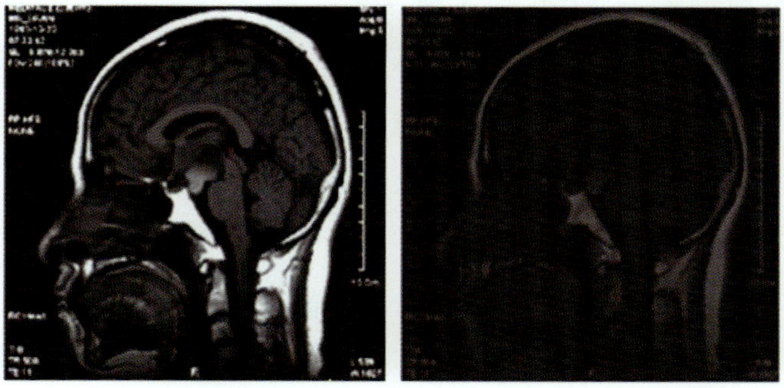

그림 2-4. 대조도를 조절한 영상

신호 대 잡음비

신호 대 잡음비(Signal to Noise Ratio; SNR)는 영상에 고르게 분포하는 불규칙패턴(Random Noise)과 영상 에너지의 비로 정의한다. 영상에 나타나는 불규칙적인 원하지 않는 잡음은 시스템의 특성 또는 결함으로부터 발생하며 이런 경우에는 시스템의 보완 등을 통해 감소시킬 수 있다. 그러나 이러한 잡음을 완전히 없애는 것은 불가능하며, 어느 정도의 잡음은 항상 존재한다. 신호 대 잡음비는 영상의 신호대 잡음비를 대표할 수 있는 관심영역 (ROI)을 선택하고, 이 구역 내 영상신호(화소값)로부터 계산한 평균값을 표준편차로 나누어 구한다. 영상의 밝기에 따라 값이 달라지므로 시스템의 정확한 평가를 하려면 표준 팬텀을 사용하여 계산을 해야 한다.

그림 a는 노이즈를 증가시킬 때 SNR에 따른 영상의 차이를 보여주고 있다. 원 영상은 그대로 두고, 잡음을 증가시키면서 획득한 영상이다. 잡음이 증가하면 SNR은 감소하므로 그림 a에서 보는 바와 같이 화질이 악화된다.

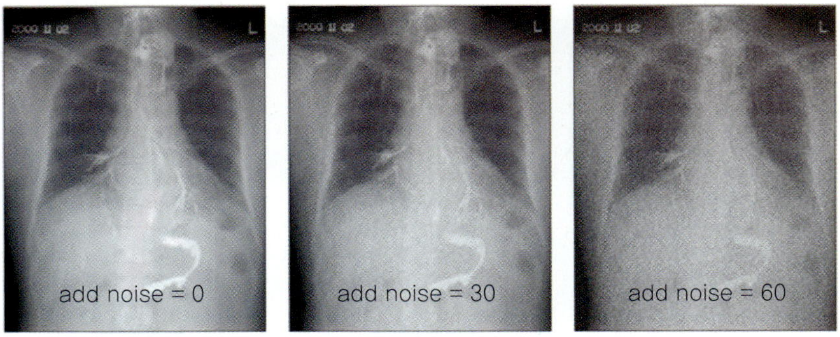

그림 2-5. 신호 대 잡음비(SNR)에 따른 영상

선형성

영상획득장치에 의해 얻어지는 영상은 시스템의 고유의 특성에 따라 다르게 되므로 얻어진 영상과 실제 촬영 대상은 반드시 동일하지 않다. 많은 영상처리도구들은 이러한 특성들을 보정하는 기능을 가지고 있으며, 적절한 도구와 과정을 통하여 양질의 영상으로 변환할 수 있다. 영상의 선형성(Linearity)은 공간 선형성과 밝기 선형성이 있다.

공간 선형성은 대상의 기하학적 구조가 획득한 영상에 얼마나 정확하게 왜곡이 없이 묘사되었는지를 나타내는 것이다. 이는 일반 X-선 영상에서는 공간왜곡이 없지만 복잡한 광학계를 사용

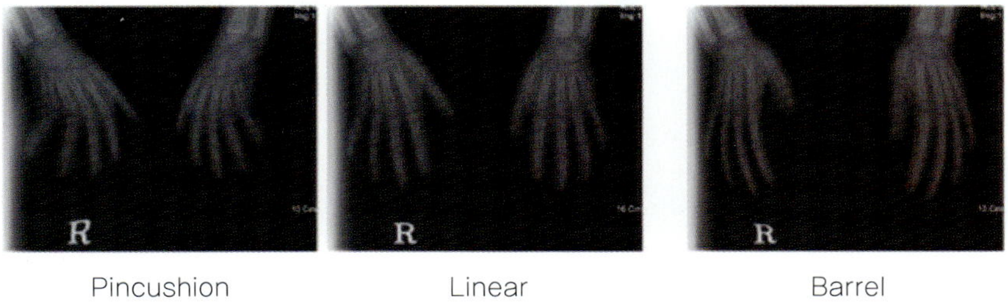

그림 2-5. 신호 대 잡음비(SNR)에 따른 영상

하거나 영상획득구조가 복잡할수록 공간왜곡이 일어나기 쉽다. 광학계에서 발생하는 왜곡은 바늘겨레왜곡(Pincushion Distortion)과 원통형 왜곡(Barrel Distortion)이 대표적이다. MRI에서는 주자계의 불균일이나 경사자계의 비직선성 등이 영상의 공간왜곡으로 주로 나타나지만(그림 b), CT, PET 등에서 시스템의 기계적 오차나 검출기의 불균일은 공간왜곡보다 영상에 인공물로 주로 나타난다. 그림 a는 대표적인 공간 선형성 왜곡현상인 바늘겨레왜곡과 원통형 왜곡을 보여주고 있다.

밝기 선형성은 대상의 물리적 특성과 영상의 밝기 사이의 선형성이다. 영상을 필름에 프린트할 경우와 광센서를 사용하여 영상을 획득할 경우 모두 비직선성이 있으며, 이 비직선성 정도를 감마(γ)로 나타낸다. γ=1이 이상적인 경우지만, γ<1.0이면 영상의 어두운 부분이 강한 대조도를 갖고, γ>1.0이면 밝은 부분의 대조도가 강조된다. 그림 c는 값에 따른 영상의 차이를 보여주고 있으며, 그림(c-2)에 비하여 값이 0보다 작은 그림(c-1)는 밝은 부분이, 값이 0보다 큰 그림(c-3)는 어두운 부분의 대조도가 증가한 것을 확인할 수 있다.

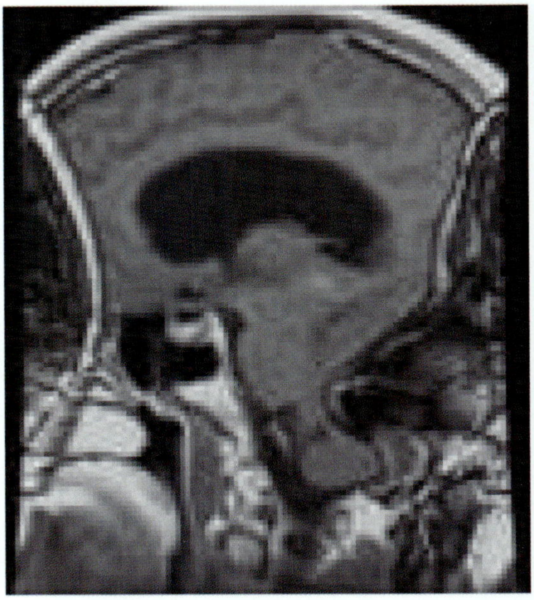

그림 2-6. MRI에서의 대표적인 공간왜곡

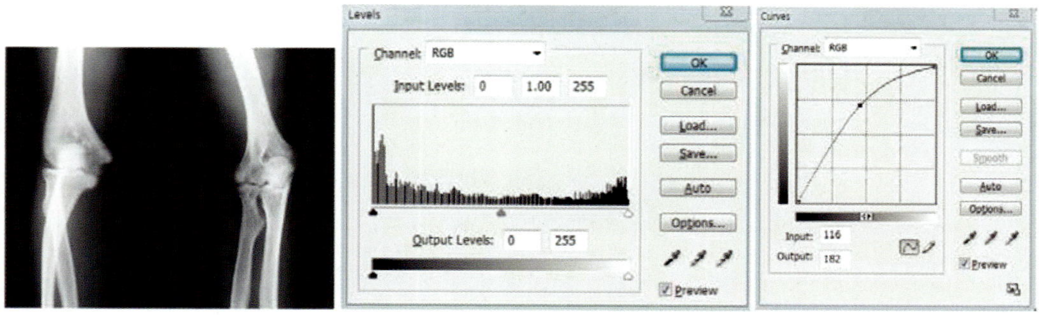

γ<1.0

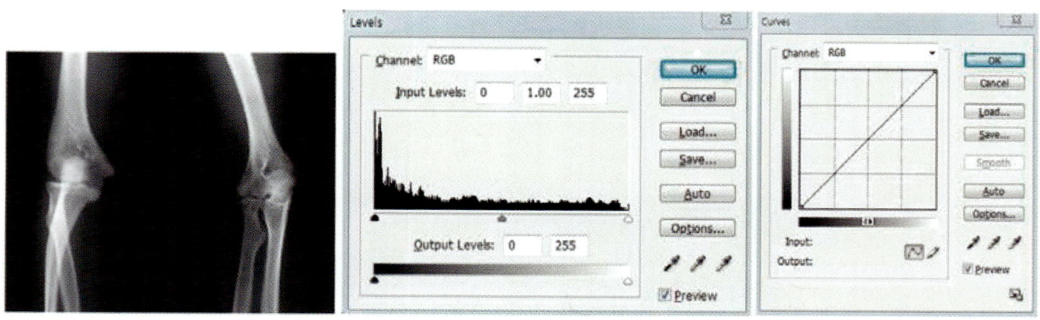

γ=1

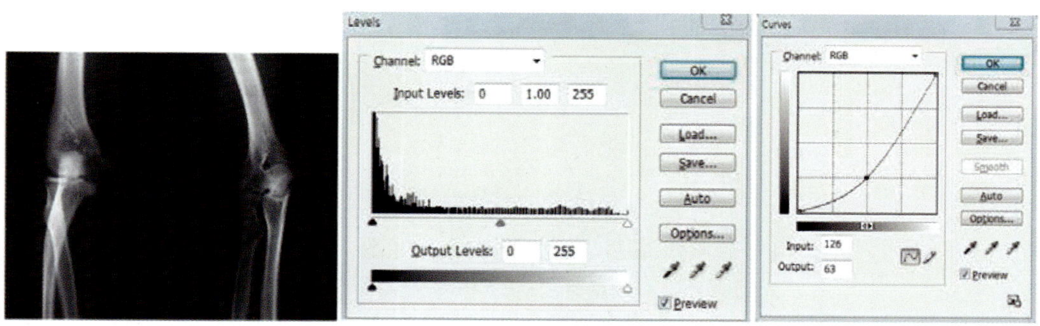

γ>1.0

그림 2-7. γ값에 따른 영상의 대조도 변화

CHAPTER 3

영상개선

히스토그램 정의

영상에서 설명하는 히스토그램은 관찰한 데이터의 특징을 한 눈에 알아볼 수 있도록 막대 기둥 모양으로 나타낸 것으로 X축은 각 분포를, Y축은 빈도수를 표현한 막대그래프이다. 예를 들어, 한 학급의 키를 히스토그램으로 표현한다면, X축에는 170, 175, 180cm 등과 같이 일정한 간격으로 키를 표시해 주고, Y축에는 그 키를 가진 인원수를 표시한다.

디지털 영상에서 히스토그램은 X축에서는 화소농도를 일정한 간격으로 표시하고, Y축에서는 그 화소농도를 가지는 화소의 수, 즉 분포 수를 막대 기둥 모양으로 나타낸 것이다. 따라서 히스토그램은 영상의 명암대비(대조도)와 명암값 분포에 관한 정보를 제공한다. X축은 명암을 표시해주므로 히스토그램이 왼쪽으로 치우쳐 있다면, 전체적으로 화면이 너무 어둡다는 것을 나타내고 반대로 히스토그램이 오른쪽으로 치우친 경우에는 화면이 너무 밝은 것이라고 판단할 수 있다. 일반적으로 히스토그램에는 많은 정보가 포함되어 있으며, 비교적 손쉽게 변환할 수 있으므로 디지털 영상의 특징을 나타내며 영상처리를 하는 데 중요한 도구이다.

또한 Y축을 화소 분포수의 누적치로 표현할 수 있는데 이 히스토그램을 축적히스토그램이라고 한다.

a								b
	10	80	80	80	80	40	30	10
	10	80	10	30	40	80	30	20
	20	80	30	60	40	80	30	20
	20	80	30	50	40	80	30	20
	20	80	80	80	80	50	50	20
	20	80	30	40	80	50	50	10
	30	80	30	60	40	80	50	10
	30	80	30	50	40	80	50	10

농도값	픽셀 수	누적픽셀 수
10	7	7
20	8	15
30	12	27
40	7	34
50	8	42
60	2	44
70	0	44
80	20	64

그림 3-1. 디지털 영상의 픽셀농도분포 예

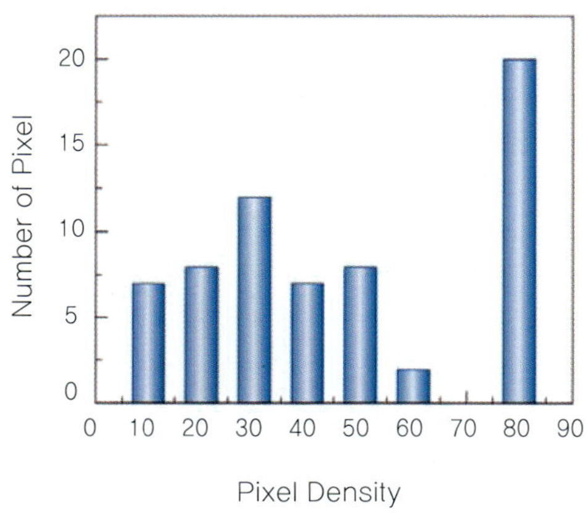

히스토그램

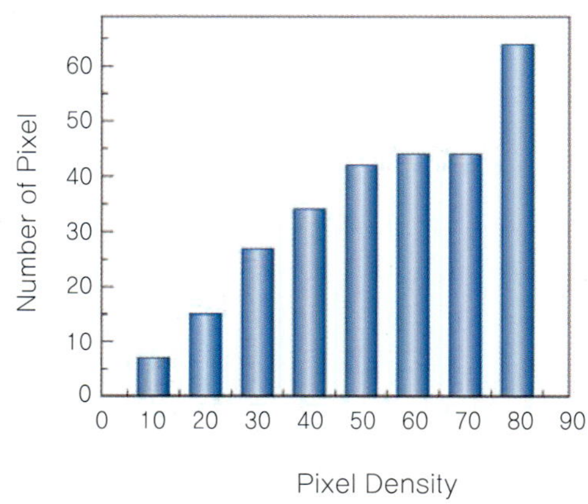

축적히스토그램

그림 3-2. 히스토그램과 축적히스토그램의 작성

현재 임상에서 사용되고 있는 일부 PACS 프로그램에서는 프로파일(Profile)을 히스토그램이라고 표현하기도 한다. 프로파일은 주어진 방향을 따라 화소농도를 그래프로 나타낸 것으로 히스토그램과는 차이가 있다. 그러나 프로파일을 그렸을 때 농도차이가 그래프로 나타나므로 손쉽게 시각적으로 농도차이를 보고 물체의 경계 등을 확인할 수 있으므로 임상에서 많이 활용되고 있다.

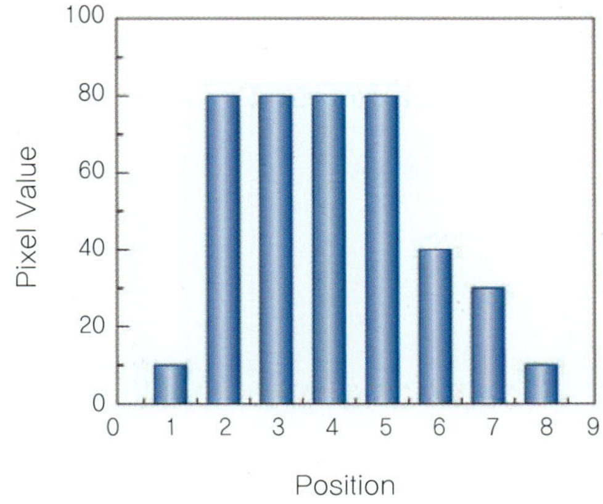

그림 3-3. 직선 ab 구간의 프로파일

히스토그램산술연산

영상처리 과정에서 히스토그램의 산술연산이 가능한데, 일반적으로 덧셈연산은 명도값을 증가시켜 밝게, 히스토그램의 기둥은 오른쪽으로 이동하고 뺄셈연산은 명도값을 감소시켜 어둡게, 히스

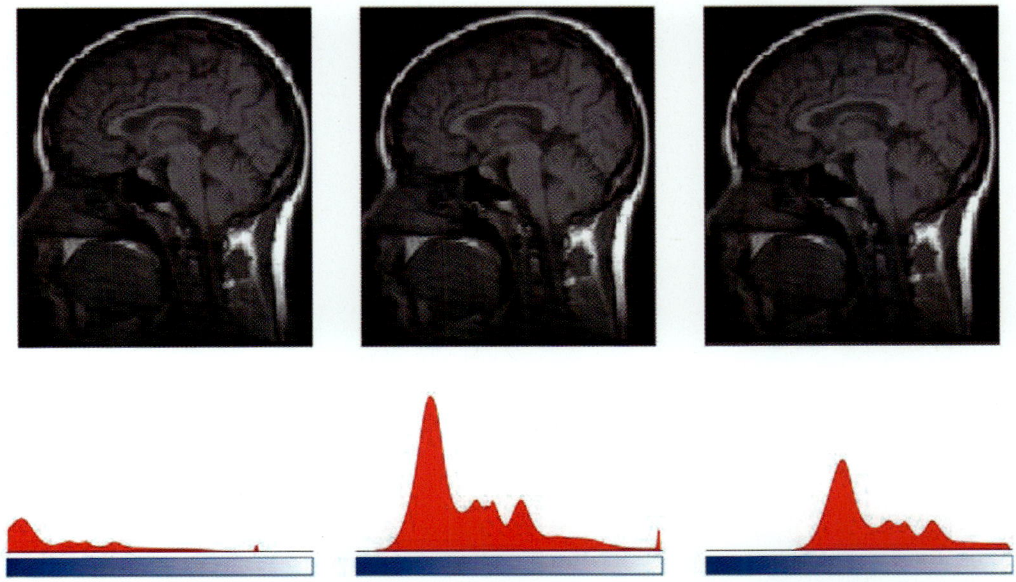

(a) 50을 뺄셈한 영상 (b) 원본 영상 (c) 50을 덧셈한 영상

그림 3-4. 히스토그램의 산술연산(덧셈과 뺄셈)

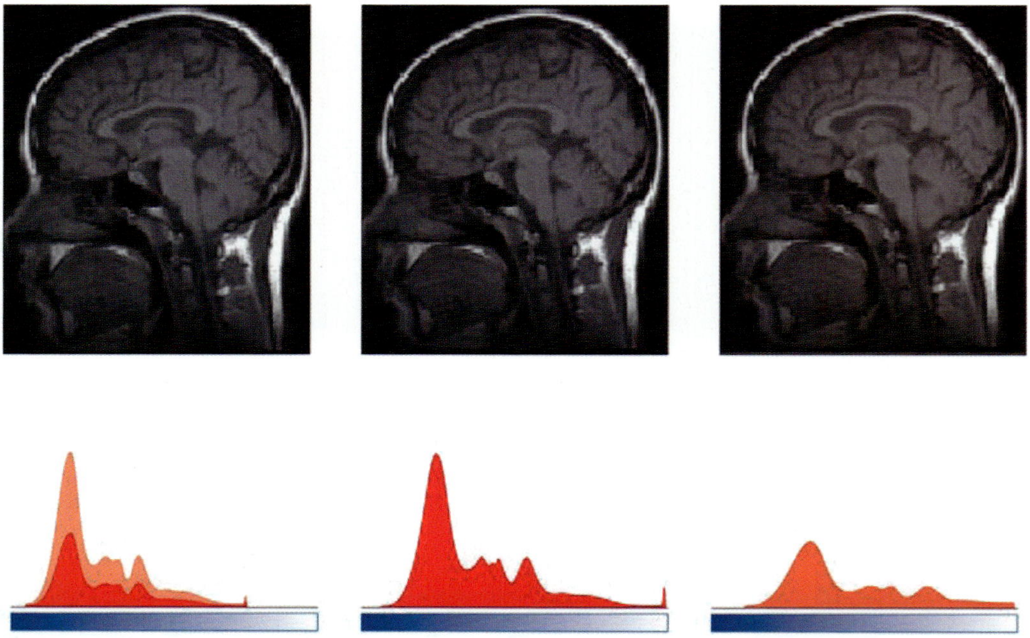

그림 3-5. **히스토그램의 산술연산(곱셈과 나눗셈)**

토그램의 기둥을 왼쪽으로 이동시켜 준다. 곱셈은 대조도를 증가시켜 히스토그램의 분포범위가 넓고 나눗셈 연산은 대조도를 감소하여 히스토그램의 분포범위가 좁다.

히스토그램 특징

히스토그램은 몇 가지 특징을 가지는데 첫 번째, 히스토그램에는 위치정보가 없어지고 영상을 구성하는 화소의 농도분포 정보만 남게 되기 때문에 디지털 영상으로부터 히스토그램은 구할 수 있으나, 히스토그램으로부터 원 영상은 복구하지 못한다.

두 번째, 서로 다른 영상이라도 동일한 히스토그램을 가질 수 있지만 히스토그램이 동일하다고 해서 반드시 두 영상이 동일하지는 않다.

마지막으로, 한 영상을 여러 개의 구역으로 나누었을 때 각 구역의 히스토그램을 구하고 이들의 합과 원 영상의 전체 히스토그램은 동일하다.

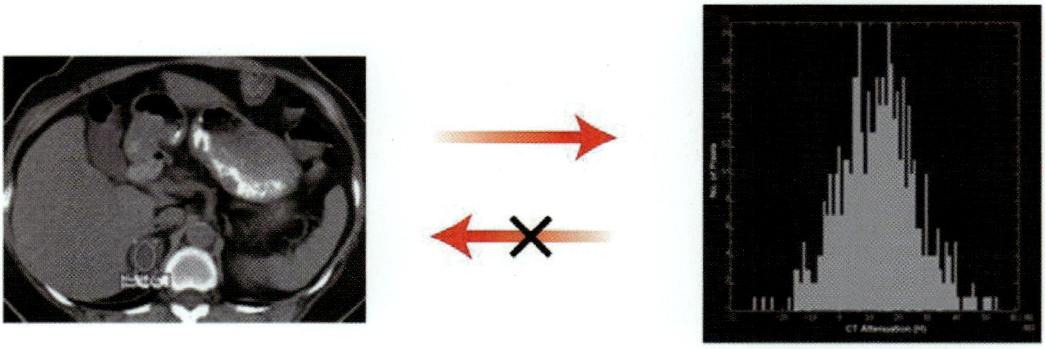

그림 3-6. **히스토그램의 특징**

의료영상의 경우, 영상을 촬영한 부위에 따라 히스토그램의 밝기분포가 달라져 히스토그램의 모양이 특징적으로 결정된다. 예를 들어, X-선 영상의 경우 두개골과 같이 뼈가 많이 있는 부분과 복부처럼 연부조직이 많이 있는 부위를 촬영하거나 또는 조영제를 사용하였을 때 히스토그램이 특징적으로 다르게 나타난다. 촬영부위에 따라 적절한 히스토그램의 모양을 설정하는 과정을 통하여 적절한 영상으로 변환되는데, 이 원리를 이용하여 CR(Computed Radiography)의 EDR mode에서 디지털 영상의 전처리에 활용하고 있다.

히스토그램 응용

히스토그램은 가장 간단한 영상처리방법 중 하나이다. 히스토그램이 왼쪽으로 치우쳐 있다면, 전체적으로 화면이 너무 어둡다는 것을 나타내고, 반대일 경우에는 화면이 너무 밝은 것이라고 판단할 수 있다. 가장 이상적인 영상은 히스토그램의 균일하게 분포하며, 화소농도 범위의 전체에 대하여 적절하게 분포하여야 한다.

필요 없는 영역의 대조가 포함되면, 영상의 대조도가 감소하는 반면에 일정 영역내에 분포하면 대조도가 증가한다. 따라서 적정한 히스토그램의 범위를 선택함으로써 원하는 농도 범위의 영상을 강조하는 영상처리가 이루어질 수 있다.

이와 같이 가장 기본적인 명암처리를 히스토그램을 통해 정리할 수 있다.

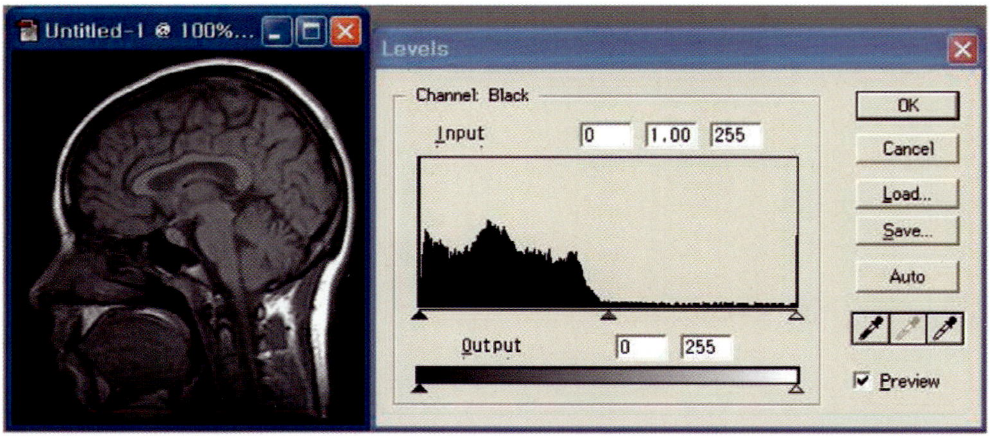

그림 3-7. 동적범위(Dynamic Range)가 유효하지 않은 상태

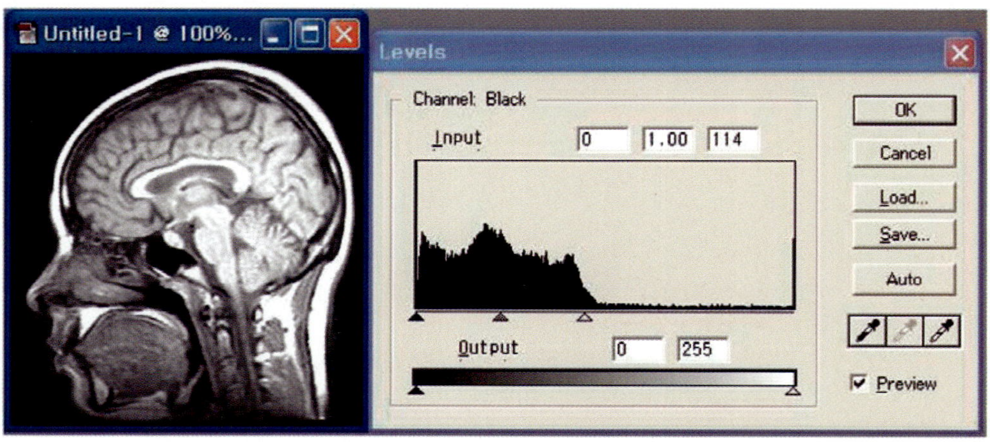

그림 3-8. 동적범위(Dynamic Range)를 넘은 상태

히스토그램균일화

디지털 영상의 히스토그램을 구하였을 때 영상의 농도분포가 특정 농도에 치우쳐져 전체적으로 지나치게 밝거나 또는 지나치게 어두운 경우, 즉 대조도가 낮은 영상의 히스토그램 농도분포는 히스토그램이 한쪽으로 치우치게 된다. 가장 이상적인 히스토그램은 모든 화소농도가 균일한 분포를 가질 때이다. 그러나 일반적인 디지털 영상은 화소값의 분포가 균일하지 않다. 이렇게 균일하지 않은 디지털 영상의 농도분포를 균일하게 처리하는 과정을 히스토그램 균일화(Equalization)라고 한다.

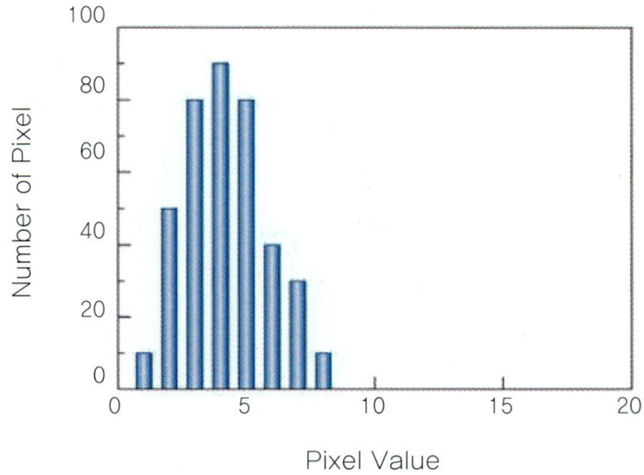

그림 3-9. **원 영상**

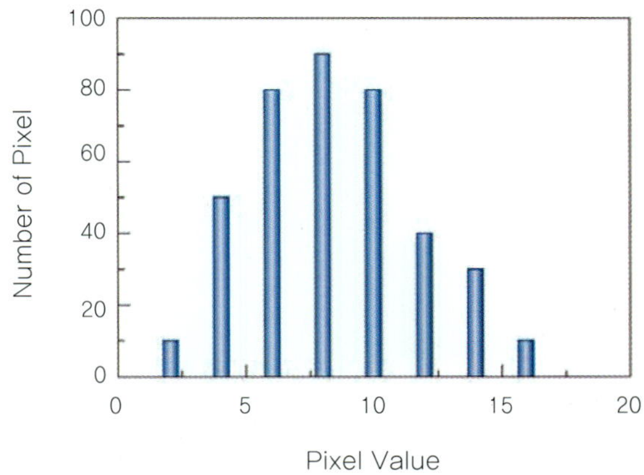

그림 3-10. **히스토그램 최적화 영상의 히스토그램**

이는 평활화 기법으로 처리되며, 주로 어둡게 촬영된 영상의 히스토그램을 조절하여 명암분포가 빈약한 영상을 균일하게 만들어 주는 역할을 수행한다. 따라서 영상의 밝기분포를 재분배하여 명암대비를 최대화하는 효과를 지닌다.

가장 이상적으로 균일화된 영상의 히스토그램은 각 농도별로 균일한 화소 수를 가지며, 모든 농도가 균일하게 사용된다. 이상적인 균일화 이후의 축적히스토그램은 y=x이기 때문에 직선 형태로 나타난다.

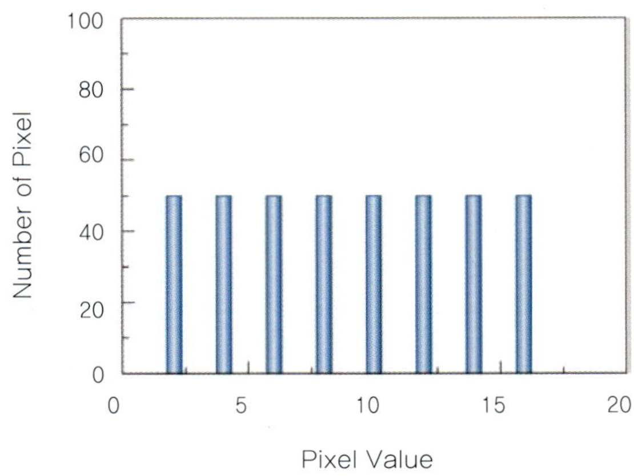

그림 3-11. **이상적인 히스토그램 균일화 영상의 히스토그램**

균일화 과정은 먼저, 디지털 영상의 축적히스토그램을 구하고, 이 축적히스토그램을 정규화 한 후, 정규화된 축적히스토그램을 균일화된 레벨값에 매핑한다. 이때 영상의 총 화소 수를 N, 농도의 최대값을 Gmax라고 했을 때, 화소농도가 i인 화소의 축적히스토그램값이 H(i)라 하면 균일화 농도 j는 다음과 같다.

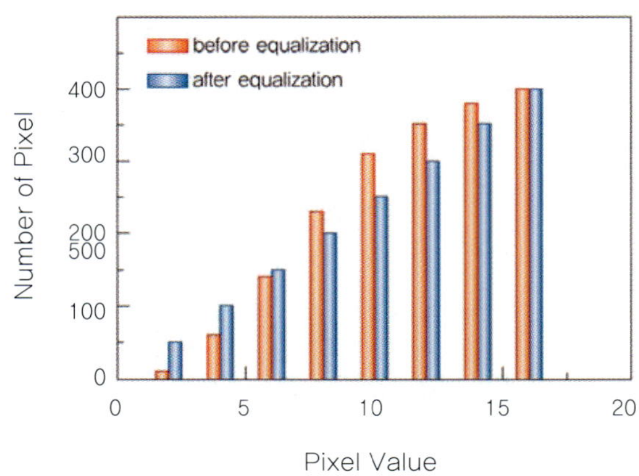

그림 3-12. **균일화 전후의 축적히스토그램**

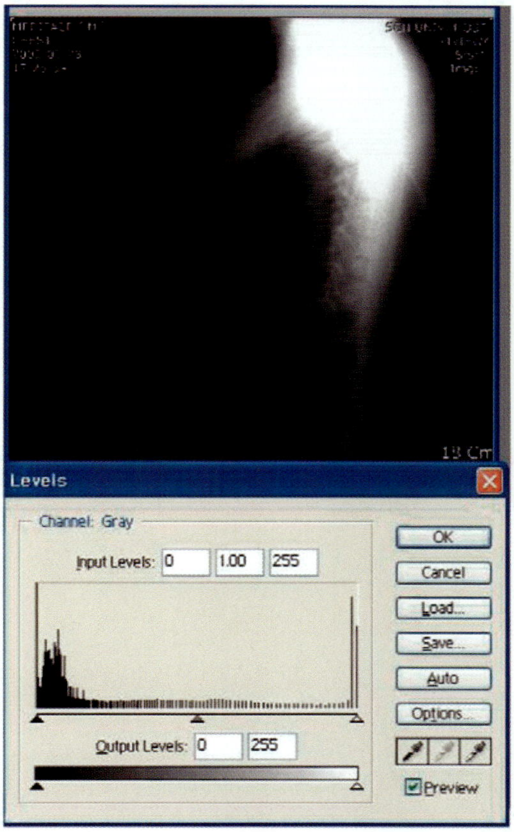

그림 3-13. 균일화 전 영상

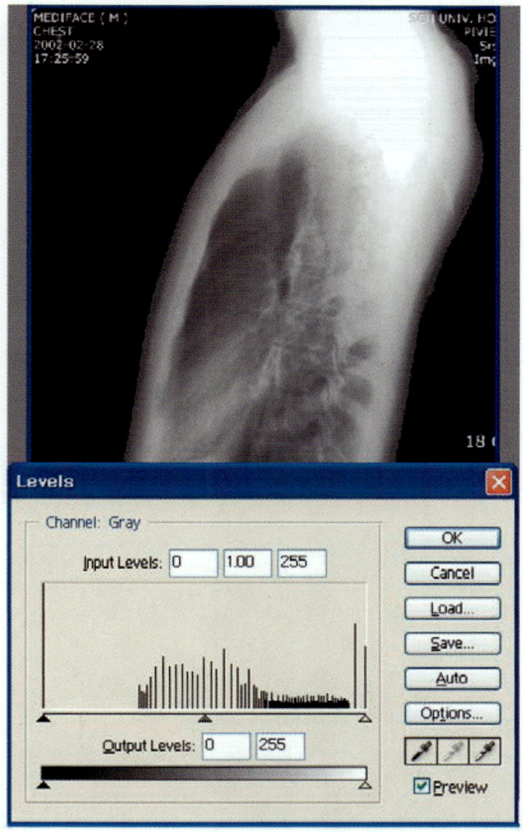

그림 3-14. 균일화 후 영상

이진영상

디지털 영상에서 화소의 값이 0 또는 1인 화소를 이진 화소라고 하고, 이진 화소로 구성되는 영상을 이진영상(Binary Image)이라 한다. 디지털 영상을 이진영상으로 변화하는 것을 디지털 영상의 이진화라 하는데, 이때 역치값(임계값, Threshold)을 기준으로 화소값이 역치값 이상인 화소는 1, 화소값이 역치값 이하인 화소는 0으로 변환한다. 따라서 역치값을 어떻게 결정하느냐에 따라 이진영상이 차이가 나게 되며, 일반적으로 역치값은 히스토그램에서 결정하게 된다.

의료영상에서는 보간적 경계값을 잘 설정하면 매우 유용한 정보들을 얻을 수 있지만, 정확한 경계가 없는 영상에서는 정보의 손실이 커질 수 있다. 영상에서는 이진화에 의해 두 색으로 변환되므로 히스토그램 상에서도 두 색으로만 나타난다. 이진영상은 물체와 배경을 구분하는 영상에서 매우 효과적으로 사용된다.

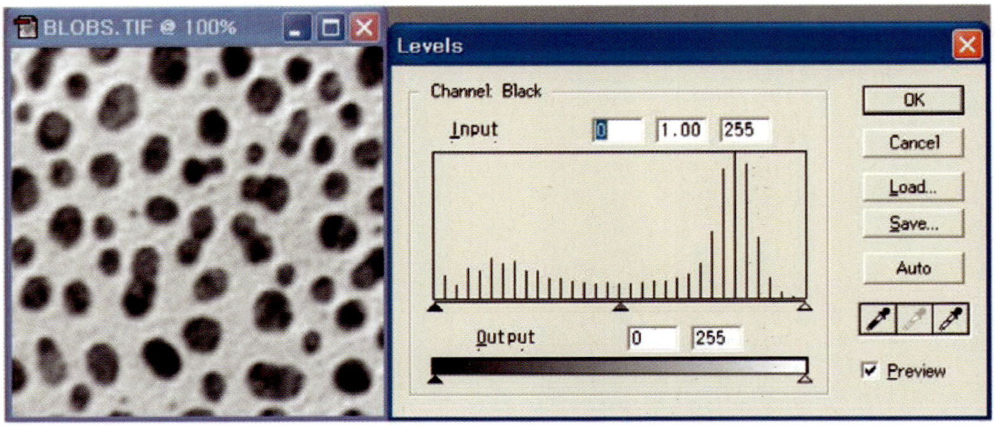

그림 3-15. 이진화 전의 영상과 히스토그램

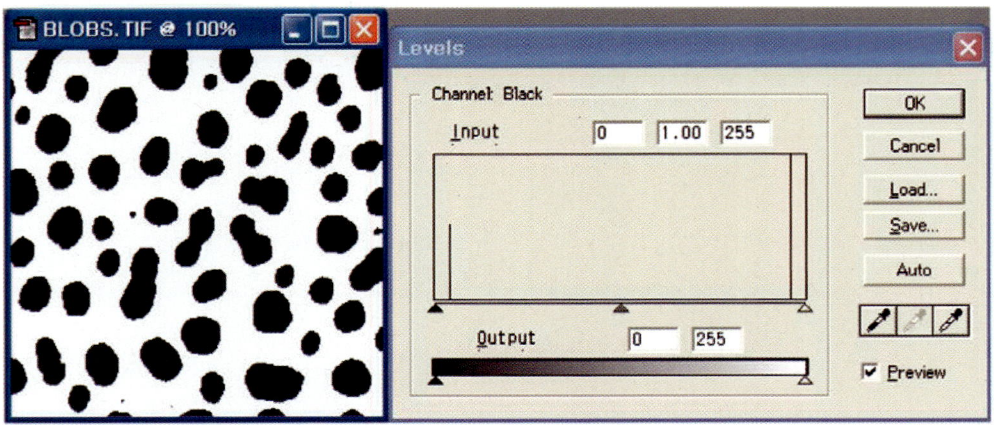

그림 3-16. 이진화 후의 영상과 히스토그램

히스토그램 명도범위 이동

히스토그램에서는 범위 설정으로 명도조절이 가능하다. 디지털 영상에서 명도는 화소값과 관계가 있으므로 명도를 높이면 전체 화소농도가 증가하고, 명도를 낮추면 전체 화소농도가 감소한다. 따라서 명도를 높이는 경우 높은 화소값으로, 명도를 낮추면 낮은 화소값으로 이동하는 것으로 보이며, 이때 히스토그램 상에서 전체 히스토그램의 모양은 변하지 않고 평행이동만 한다. 단지 최대 농도값 이상 혹은 최소 농도값 이하로 화소값이 변환된 경우 다시 명도를 높이거나 낮추어도 원래 데이터는 손실되어 원본 영상과 다른 영상이 얻어지며 히스토그램의 모양도 변한다.

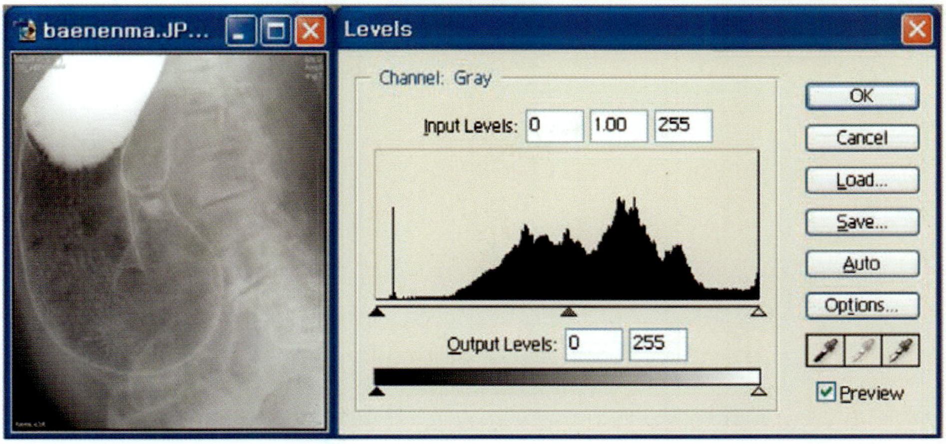

그림 3-17. 원 영상과 히스토그램

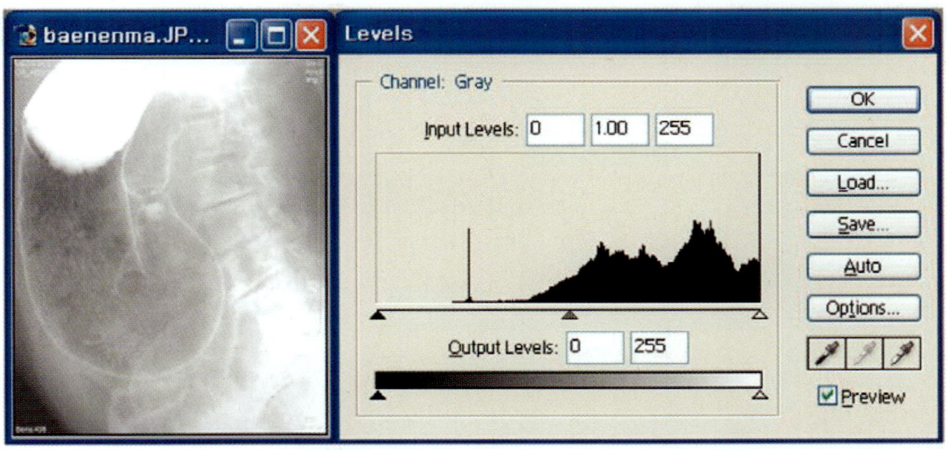

그림 3-18. 명도를 증가시켰을 때 영상과 히스토그램

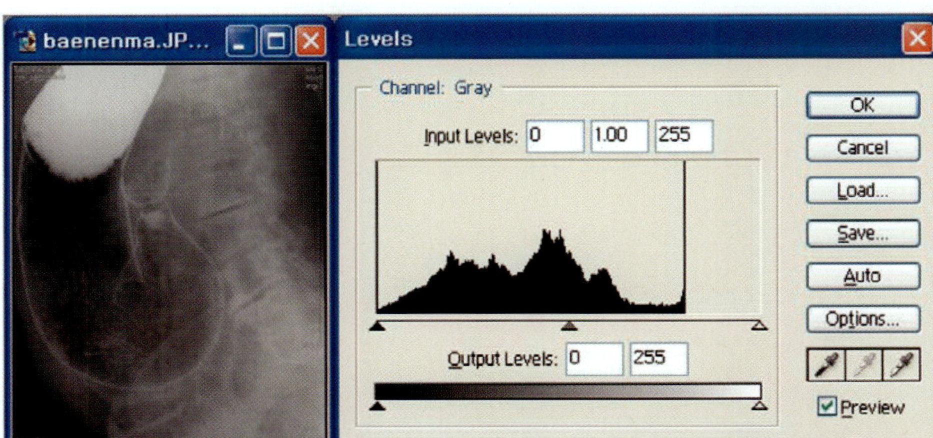

그림 3-19. 명도를 감소시켰을 때 영상과 히스토그램

히스토그램 스트레칭

히스토그램 스트레칭(Stretching)은 낮은 명암대비를 보이는 영상의 화질을 향상시키는 방법으로 모든 범위의 화소값을 포함하도록 범위를 넓히는 것을 말한다.

영상에서는 주로 대조도가 증가된 영상으로 표현된다. 대조도는 두 색상의 차이로 정의할 수 있으며, 디지털 영상에서 색상의 차이는 화소값의 차이로 나타난다. 따라서 대조도를 높이면 밝은 부분의 화소값은 증가하고 어두운 부분의 화소값은 감소하므로 히스토그램은 넓게 퍼지며, 대조도를 낮추면 밝은 부분의 화소값은 감소하고 어두운 부분의 화소값은 증가하므로 히스토그램은 좁게 변하게 된다.

이처럼 영상의 변환에 따라 히스토그램의 모양이 특징적으로 변한다. 이것은 다시 말하면 히스토그램의 모양을 적절히 바꿈으로써 우리가 필요로 하는 적절한 영상을 획득할 수 있다는 것을 의미한다.

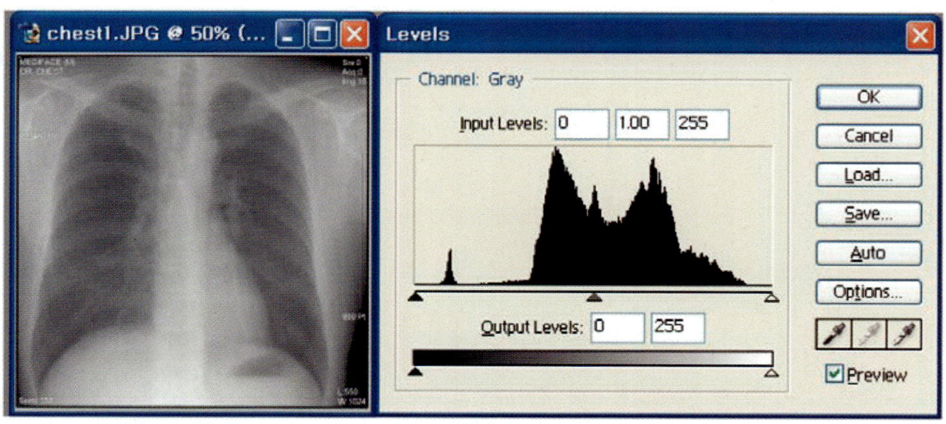

그림 3-20. **원 영상과 히스토그램**

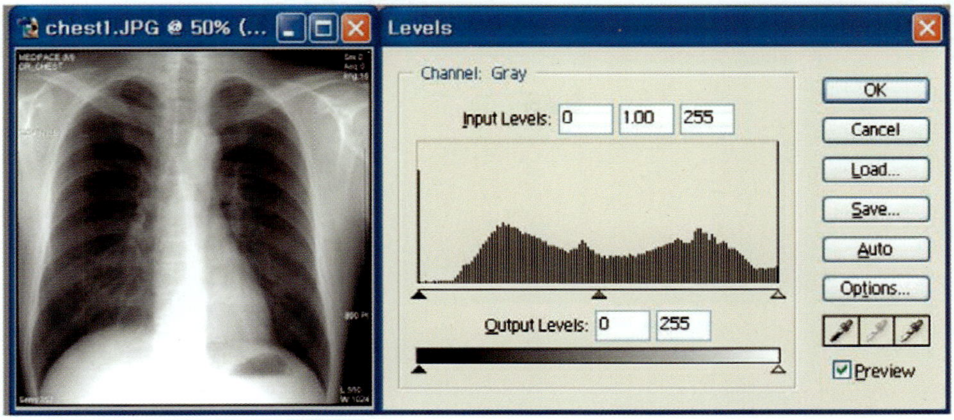

그림 3-21. 스트레칭 했을 때의 영상과 히스토그램

CHAPTER 4 영상변환

특성곡선

일반적으로 디지털 영상을 구현할 때 입력신호에 대한 출력신호의 크기가 반드시 선형성을 가지는 것은 아니다. 이는 영상장치의 특성에 따라 고유의 특성곡선을 나타내므로 입력신호와 샘플링한 후 양자화된 화소값의 상관관계에 영향을 받는다.

따라서 획득된 영상은 실제 영상과 다소 차이가 있을 수 있으며, 이를 보정하기 위하여 영상장치의 특성곡선을 조정하여 영상을 보정하기도 한다. 아울러 특정 목적으로 영상을 변환시키기 위하여 특성곡선의 모양을 임의로 변경하여 화소값과 화소밝기와의 관계를 변환함으로써 영상을 보정하기도 한다.

그림 4-1은 대표적인 특성곡선들을 보여주고 있다. 만약 특성곡선의 모양이 선형적이라면 입력된 화소값과 화소농도가 선형적으로 비례한다는 의미한다. 즉 화소값이 증가하는 비율에 따라 동일하게 화소의 밝기도 증가할 것이다.

d는 반전특성곡선의 기울기로 a와 기울기가 반대로 바뀐 모양이다. a와는 달리 화소값이 가장 작을 때 화소농도가 가장 크며, 화소값이 가장 클 때 화소농도가 가장 작다. 따라서 a의 반전영상이 된다. 한편 c는 로그 함수모양으로 화소값이 작은 어두운 부분의 대조도가 증가하며, b는 이와

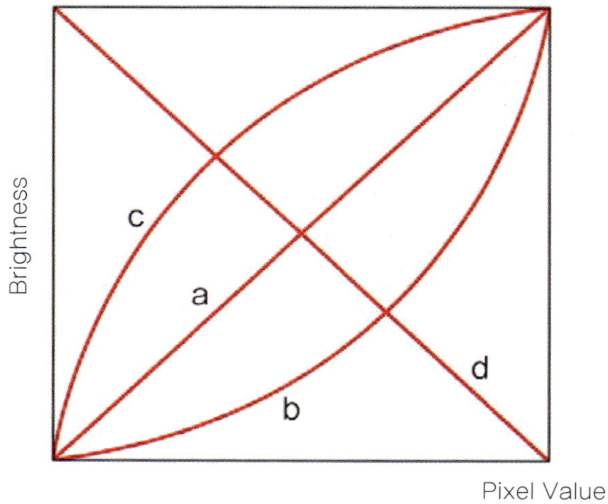

그림 4-1. 특성곡선의 종류. a:Linear, b:Square, c:Log, d:Inverse

반대인 스퀘어(Square) 함수로 밝은 부분의 대조도가 증가한다.

다음의 그림 4-2~5는 특성곡선의 모양에 따른 흉부 X-선영상의 차이를 보여주고 있다. 선형특성은 원 영상을 나타내며, 화소값이 밝기에 비례하는 관계를 나타낸다. 반전영상에서는 원 영상과 비교할 때 밝기 값이 반전된 것을 확인할 수 있다. 어두운 부분은 밝게, 밝은 부분은 어둡게 변환되었으며, 히스토그램 또한 모양이 반전되어 나타난다. 로그(Log) 특성곡선으로 처리한 영상은 어두운 부분이 밝게 나타나면서 어두운 부분의 대조도가 증가하지만, 밝은 부분의 대조도는 상대적으로 감소하게 된다. 원 영상의 히스토그램과 비교하였을 때 밝은 농도값을 가진 화소의 범위가 줄어들고, 어두운 농도를 가진 화소의 범위가 증가함을 확인할 수 있다.

스퀘어(Square) 특성곡선으로 처리한 영상은 밝은 부분이 어두워지면서 밝은 부분의 대조도가 증가하지만, 어두운 부분의 대조도는 상대적으로 감소하게 된다. 원 영상의 히스토그램과 비교하였을 때 밝은 농도값을 가진 화소의 범위가 늘어나고, 어두운 농도를 가진 화소의 범위가 감소함을 확인할 수 있다.

히스토그램에서 설명한 바와 같이 일반적인 디지털 영상과 달리 히스토그램 상에서 밝은 부분은 대부분 조영제나 뼈 등과 같이 X선의 흡수가 많은 음영이며, 어두운 부분은 X선의 흡수가 적은 연부조직이나 공기의 음영이다. 따라서 히스토그램은 촬영한 부위에 따라 특징적인 형태를 갖게 되고, 이를 바탕으로 영상의 화질 요소를 조정하기 위해서 목적에 맞는 특성곡선을 적용할 필요가 있다.

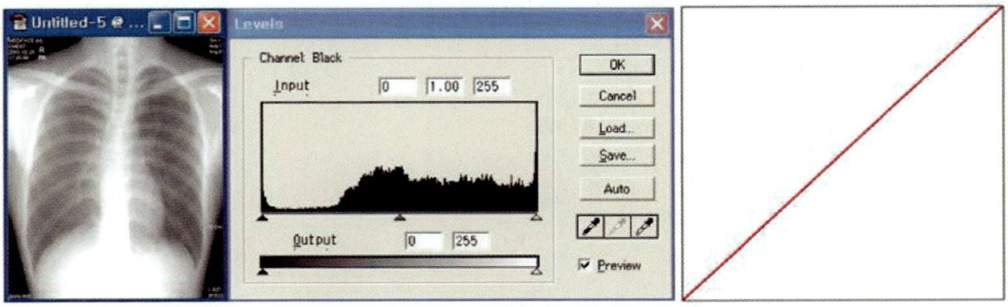

그림 4-2. 선형(Linear) 특성곡선

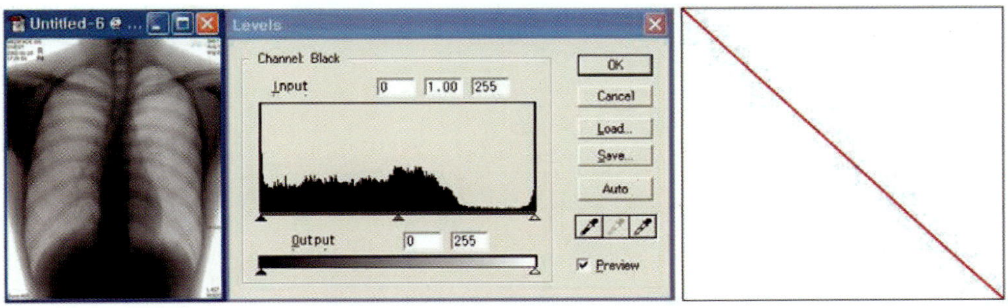

그림 4-3. 반전(Inverse) 특성곡선

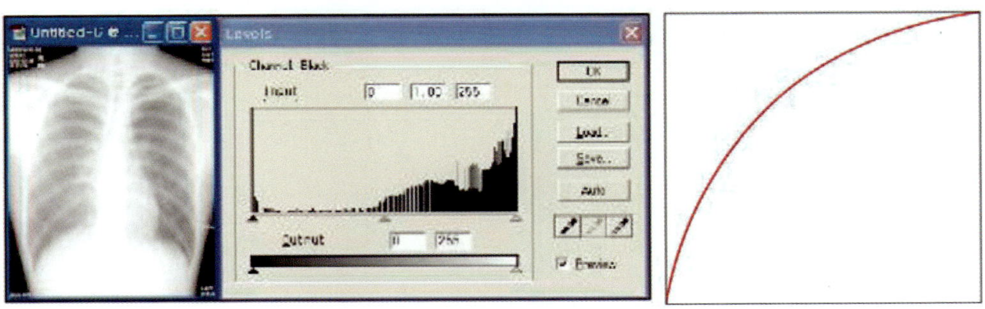

그림 4-4. 로그(Log) 특성곡선

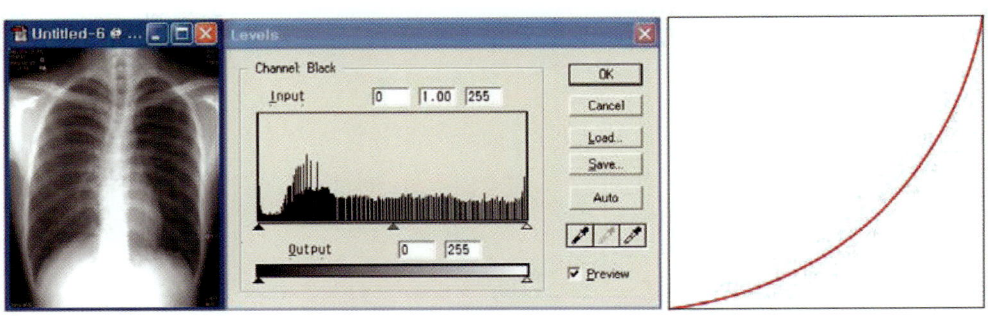

그림 4-5. 스퀘어(Square) 특성곡선

공간필터링

디지털 영상에서는 임의의 화소에 대한 상하좌우에 있는 4개의 화소와 마주보는 대각선에 있는 4개의 화소를 최인접 화소라고 하며, 중심에 있는 화소와 인접 화소 간에는 밝기나 공간주파수에 연관성이 있을수 있다. 이 연관성은 중심 화소와 인접 화소 간의 거리가 증가할수록 적어지고, 거리가 가까울수록 크게 나타난다. 이러한 관점에서 중심화소 및 인접화소를 이용하여 새로운 화소값(출력화소)을 연산하는것을 지역처리(Area Processing)라고 한다.

지역처리시에는 인접화소와 대응하는 형태의 공간필터를 이용하여 출력화소를 만들게 되는데, 이 때 사용되는 이 행렬을 커널(Kernel) 또는 마스크(Mask)라고 하며, 적절한 형태의 커널을 디자인하여 공간필터링에 사용함으로써 목적하는 바에 적합한 영상처리를 할 수 있다. 대표적인 공간필터링 커널로는 저주파 통과필터, 고주파 통과필터, 평균값 필터, 중간값 필터 등이 있으며, 이들을 이용하여 영상의 선예도 강조나 잡음의 제거 등의 영상처리 를 하거나 영역분할을 이용한 영상분석 등에 널리 사용되고 있다.

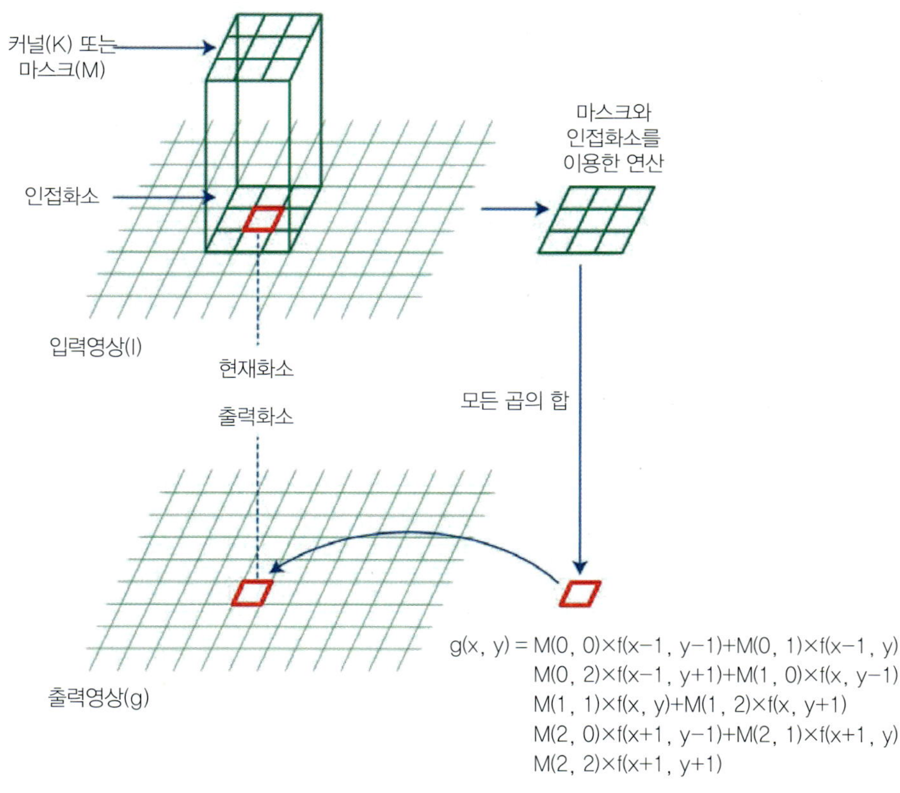

그림 4-6. **공간필터링을 통한 영상처리과정**

저주파 통과필터

일반적으로 영상에서 고주파 성분은 노이즈나 경계선과 같이 밝기의 변화가 큰 부분에 해당하며, 저주파 성분은 배경과 같이 밝기의 변화가 적은 부분에 해당된다. 저주파 통과필터(Low-Pass Filter)는 영상 내에서 높은 주파수 성분을 감소시키는 필터이다. 따라서 저주파 통과필터(평균값

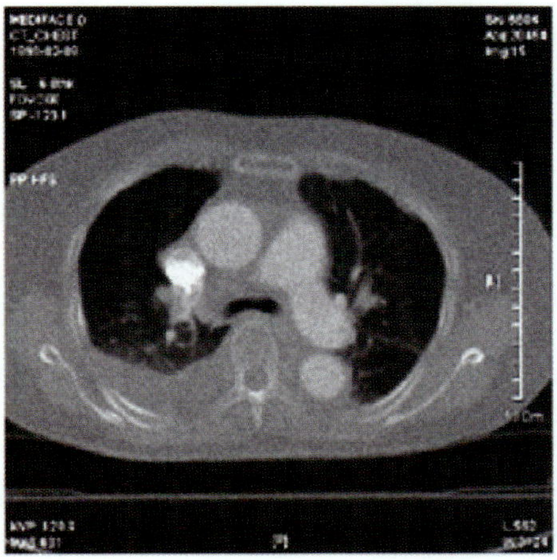

그림 4-7. **원 영상**

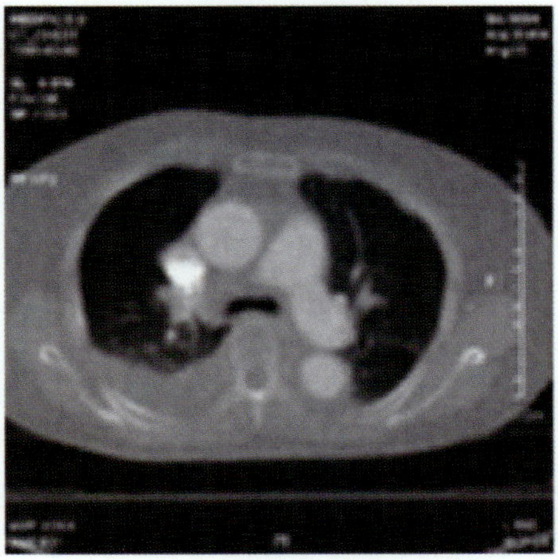

그림 4-8. **저주파 통과 필터 영상**

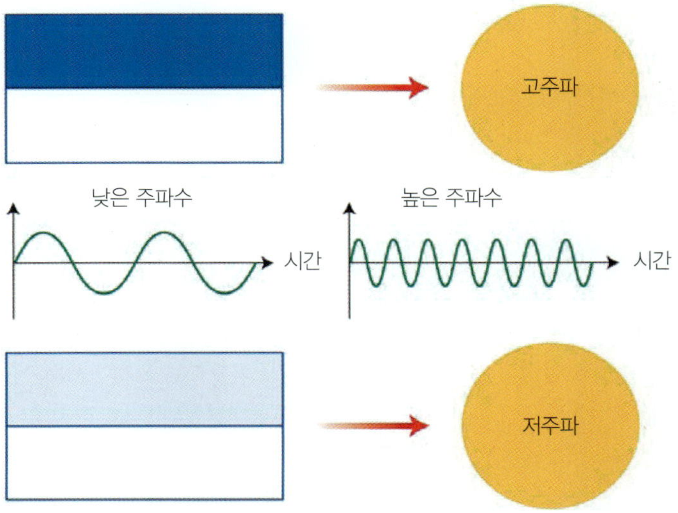

그림 4-9. **영상에 있어서의 주파수 성분에 따른 밝기(농도)의 변화**

필터링, Low-Pass Filter)를 사용하면 영상의 잡음 성분이 제거되나 경계부분이 흐려지게 된다.

즉, 저주파 통과필터는 입력되는 신호중에서 높은 주파수 성분인 잡음과 경계부분을 제거하여 부드러운 영상을 구현할 때 사용된다.

이 필터를 적용하면 인접한 화소 8개와 중심 화소 1개, 총 9개 화소의 평균값이 새로운 화소값으로 나타나는 형식을 취하기 때문에 평균값 필터라고도 한다. 평균값을 취하기 때문에 영상에서 고주파 성분인 노이즈가 감소하게 되는 효과와 더불어 물체의 경계부분도 흐려지게 되어(Blurring) 결과적으로 선예도가 감소하게 된다. 이를 영상의 평활화(Smoothing)라고 한다.

중간값 필터

중간값 필터는 평균값 필터처럼 영상의 평활화에 많이 사용하고 있는 필터로서 평균값 필터에 비하여 어느 정도는 물체의 경계부분에 대한 손실 없이 영상을 평활화 할 수 있는 특징이 있다. 즉 선예도의 차이가 크게 없으면서 잡음을 제거할 수 있다.

새로운 출력화소값을 결정하기 위하여 인접한 8개 화소를 포함한 총 9개의 화소값을 크기 순서대로 정렬한 후 중간에 해당하는 값을 출력화소값으로 나타내기 때문에 중간값필터(Median Filter)라고 부른다. 예를 들어 인접한 화소를 크기순으로 배열하였을 때 1, 2, 3, 4, 5, 6, 7, 8, 9 순으로 되므로 그 중에서 가운데 값 5가 중간값 필터링의 출력화소값이 된다. 원 영상에 비하여 잡음성분이 많이 감소하였으며, 저주파 통과필터와 비교하였을 때 선예도가 더 우수하다.

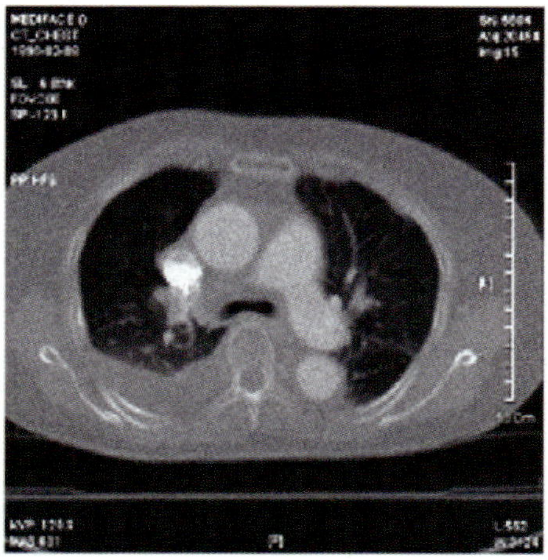

그림 4-10. 원 영상

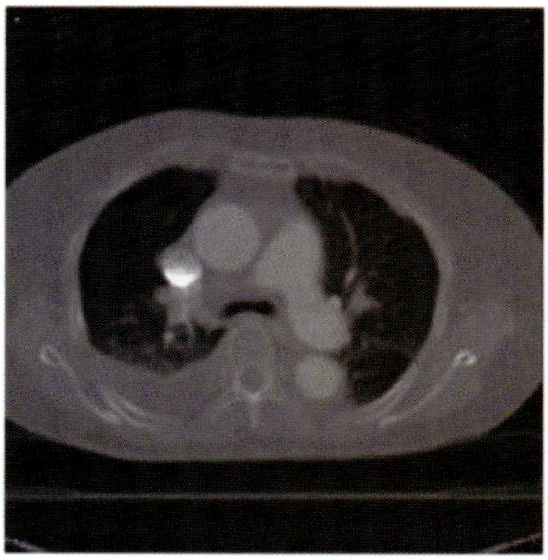

그림 4-11. 중간값 필터링 영상

고주파 통과필터

고주파성분은 노이즈나 경계선과 같이 밝기의 변화가 큰 부분에 해당한다. 고주파 통과필터(High-Pass Filter)는 영상 내에서 낮은 주파수 성분을 감소시키는 필터이다. 즉, 고주파 통과필터를 사용하게되면 경계부분이 강조되나 더불어 잡음성분도 두드러지게 된다. 따라서 지나친 고주파 강조는 잡음의 증가로 인한 화질의 감소가 초래될 수 있다.

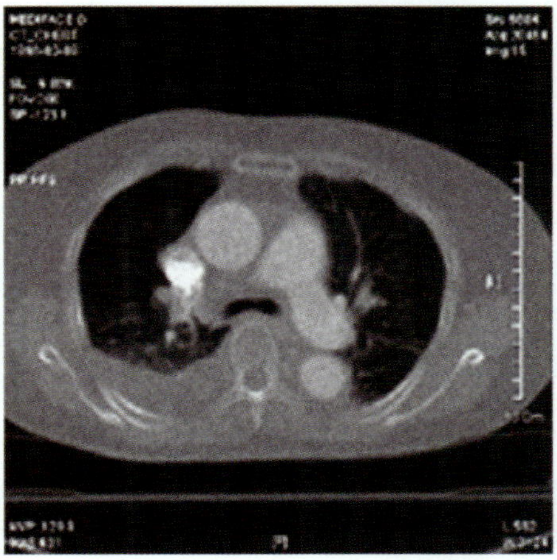

그림 4-12. 원 영상

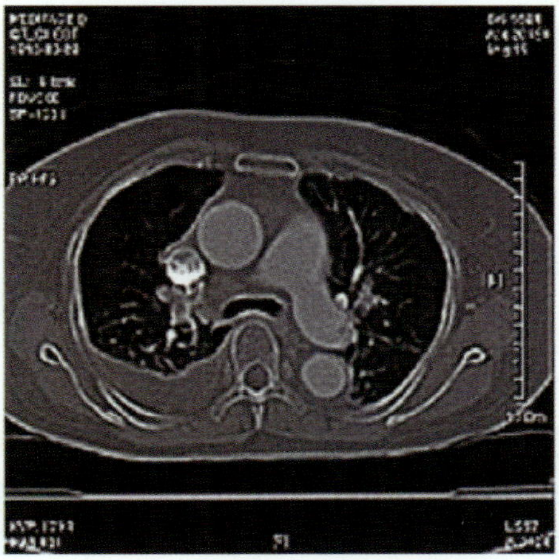

그림 4-13. 고주파 통과 필터 영상

경계선 추출필터

경계선을 검출하는 필터(Boundary Extraction Filter)에는 여러 종류가 있다. 마스크 안의 값들이 대부분 0 또는 1(-1)로 정의되어 있으며, 주로 윤곽선 추출 등을 통한 영상의 분석이나 영역분할 등에 사용된다. 라플라시안 필터, 가우시안형 라플라시안 필터, 그래디언트 필터 등이 있다.

또한 경계선 추출에 사용되는 그래디언트 필터는 농도와 기울기의 1차 미분값을 통해 경계선의 수평, 수직 성분을 따로 분리할 수 있다. 라플라시안 필터는 그래디언트 필터를 한 번 더 미분한 것으로 주로 윤곽을 강조할 때 많이 이용된다.

프레위트(Prewitt) 필터는 입력영상의 화소와 주위 화소에 마스크 값을 곱하여 일치 정도를 나타내는 필터로 밝기의 경계에 대해 비중의 차이로 윤곽선을 표현한다. 이외에도 윤곽선 검출 마스크

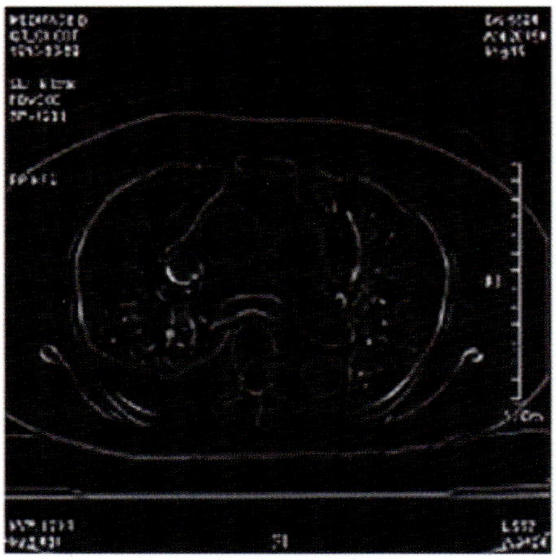

그림 4-14. 라플라시안 필터링 영상

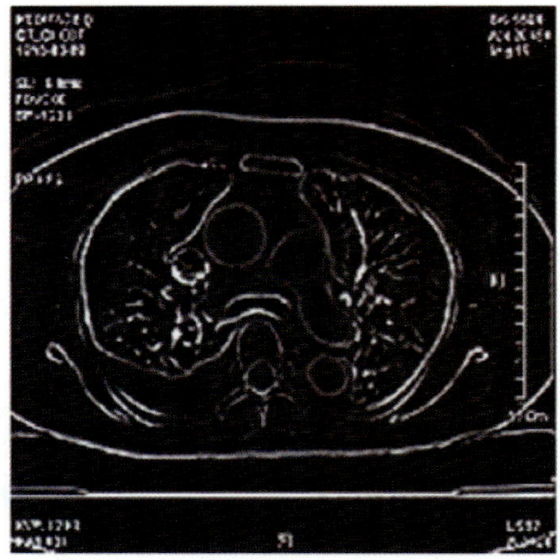

그림 4-15. 가우시안형 라플라시안 필터링 영상

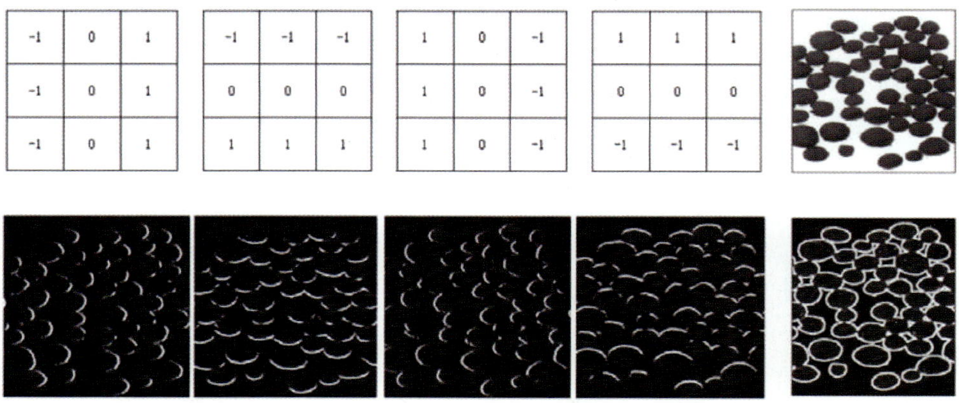

그림 4-16. 프레위트 필터

에는 로버트(Roberts), 소벨(Sobel) 등이 있다.

퓨리에 변환

영상의 주파수특성을 분석하여 디지털 영상을 변환하는 방법 중 퓨리에 변환에 의한 방법이 있다. 퓨리에 변환(Fourier Transform)은 프랑스의 수학자 퓨리에(Fourier)에 의해 정립된 이론으로 임의의 주기함수를 정현파와 여현파의 무한급수로 전개할 수 있다는 것으로부터 시작되었다.

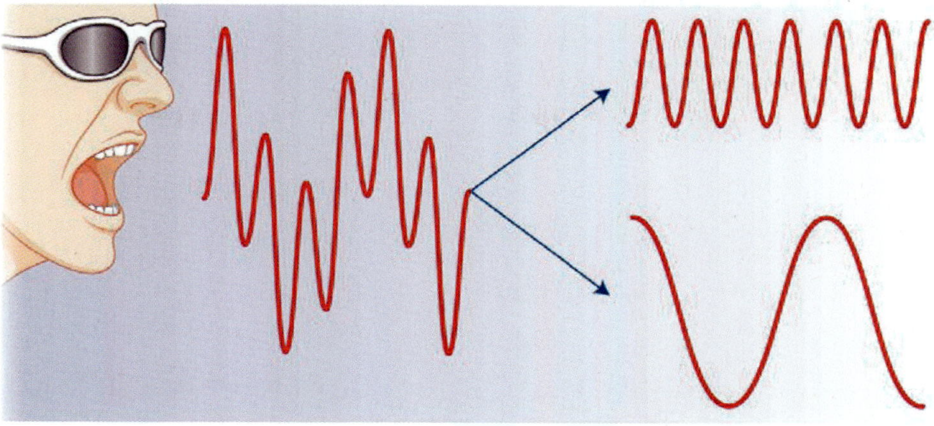

그림 4-17. 퓨리에 변환은 복잡한 파동을 진동수나 진폭이 다른 단순한 합으로 나타낸다.

퓨리에 변환은 시간과 주파수 신호를 서로 간의 도메인으로 변환 이 가능하여 어떤 함수가 주기 함수일 경우 이를 정현파와 여현파 같은 삼각함수의 합으로 변환할 수 있고, 변환된 값을 역변환 하였을 때 원래 함수를 얻을 수 있다. 즉 퓨리에 변환을 통해 무한급수의 삼각함수들을 구할 수 있으며, 이들의 조합으로 구형파를 정확히 표현할 수 있다. 이때 구한 삼각함수들의 주파수 데이터가 주파수 공간상에 표현되는데 일반적으로 이 과정을 퓨리에 변환이라고 한다. 또한 이 과정의 역과정을 역 퓨리에 변환이라 하며, 퓨리에 변환과 역 퓨리에 변환은 가역적이다.

퓨리에 변환은 복잡한 파동을 진동수나 진폭이 다른 단순한 합으로 나타낸다. 따라서 임의의 신호를 주파수별로 분리할 수 있으므로 신호의 잡음 제거, 영상의 재구성, 영상의 압축, 디지털 영상의 주파수 처리, CT영상의 재구성, 홀로그램 합성 등 많은 분야에서 활용되고 있다.

컴퓨터를 이용한 퓨리에 변환에서는 무한히 많은 아날로그 정보를 계산하는 것은 불가능하므로 원신호를 특정 범위에 대하여 표본화한 결과로 사용하여 퓨리에 변환을 하게 된다. 이것을 이산 퓨리에 변환이라고 한다.

$$\begin{matrix} x=0,1,2,3,\ldots,N-1 \\ y=0,1,2,3,\ldots,M-1 \end{matrix} \quad \cdots\cdots\cdots\cdots\cdots \text{(식 1)}$$

영상의 퓨리에 변환은 2차원 주파수 공간에서 복소함수로 나타난다. 복소함수는 실수부와 허수부로 나뉘는데 이를 시각적으로 표현하기 위하여 제곱으로 나타나게 되고, 이를 파워 스펙트럼(Power Spectrum)이라 한다. 파워 스펙트럼 상에서 중심부는 저주파수 영역에 해당되며, 중심에서 먼 부분은 고주파 영역에 해당된다.

아래의 그림 4-18은 실제 X-선 영상을 퓨리에 변환한 예이며 그림은 원 영상, 그림은 FFT 영상, 그림은 파워 스펙트럼이다. 그림의 중심에 표시한 원의 내부 부분이 저주파 영역이며, 원 바깥부분이 고주파 영역에 해당된다.

퓨리에 변환에 의하여 디지털 영상의 주파수 데이터가 구해지게 되고, 이를 역 퓨리에 변환하면 원 영상과 완전히 동일한 영상이 변환된다. 이때 역 퓨리에 변환을 할 때의 적절한 주파수 필터, 예를 들어 고주파 통과필터, 저주파 통과필터, 대역 통과필터를 사용하여 지정된 범위의 주파수와 역 퓨리에 변환하게 되면 특정 주파수영역의 영상만 변환된다. 따라서, 특정 주파수 성분의 영상을 제거할 수 있게 된다. 잡음과 같은 고주파 성분을 제거하기 위해서는 저주파통과 필터를, 경계선을 강조하고 싶으면 고주파통과 필터를 사용하면 될 것이다.

단, 이때 필터의 행렬크기에 따라 처리된 영상의 화질에 많은 영향이 나타나므로 적절한 값을 선택하는 것이 중요하다. 그림 4-19는 퓨리에 변환의 고주파 및 저주파 통과필터의 영상이다. 저

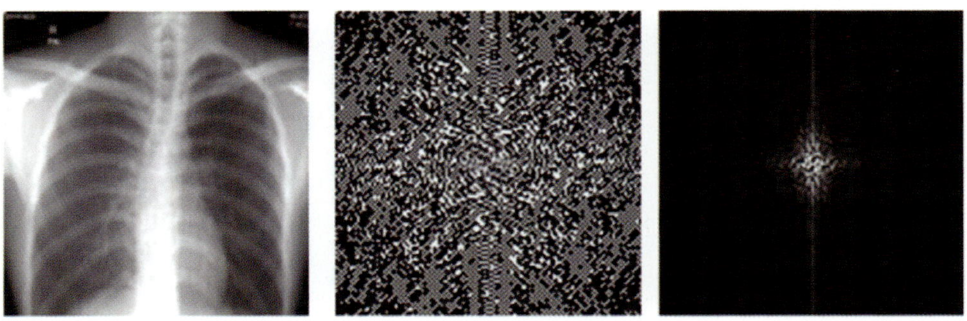

원 영상 FFT 영상 파워 스펙트럼

그림 4-18. X-선영상의 퓨리에 변환

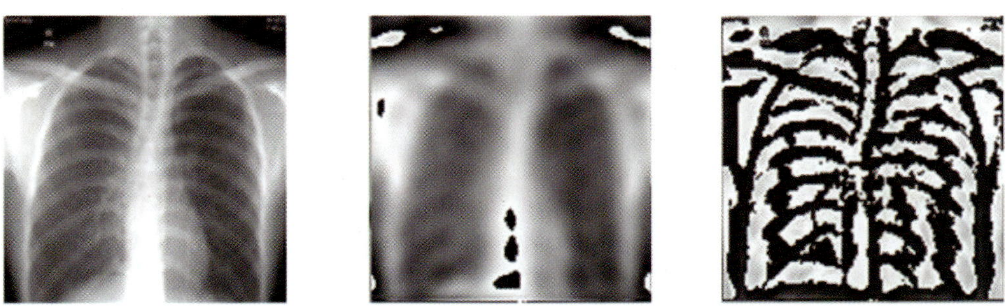

원 영상 저주파 통과영상 고주파 통과영상

그림 4-19. 퓨리에 변환의 공간필터링 영상

주파 통과필터를 이용하여 처리한 영상은 다소 흐려져 있으며, 고주파 통과필터를 이용한 영상은 경계선 등 고주파성분이 증가되어 나타난다.

정보전달함수

정보전달함수(Modulation Transfer Function; MTF)란 입력 신호를 정확히 전달받아 정보로써 기록능력을 평가하는 것을 말한다. MTF는 시스템의 주파수 응답특성(response function)을 나타내며 영상의 선예도와 해상력을 평가하는 지표로 사용되고 있다. 따라서 공간정보를 기록하는 시스템의 성능은 검출기의 MTF에 의해 측정된다. 어떤 검출기가 유효 측정 범위를 상회하는 MTF를 가졌다고 하는 것은 원 정보를 충실히 표현할 수 있는 해상력과 선예도가 높은 영상을 구현할 수 있다는것을 의미한다.

MTF는 입력 정현파의 진폭에 대한 출력 정현파의 진폭비에 따라 평가되며, 선분산함수(Line Spread Function; LSF)라는 폭이 0에 수렴하는 아주 좁은 슬릿에 대한 영상으로부터의 프로파일을 얻은 다음, 이를 퓨리에 변환하여 얻은 그래프를 분석함으로써 측정할 수 있다. 그러나 LSF는 말 그대로 폭이 0에 수렴해야 하므로 측정하기 힘든 점이 있으며, 이 때문에 에지분산함수(Edge Spread Function; ESF)를 이용하여 한 모서리의 프로파일을 얻은 다음, 그 프로파일을 미분하여

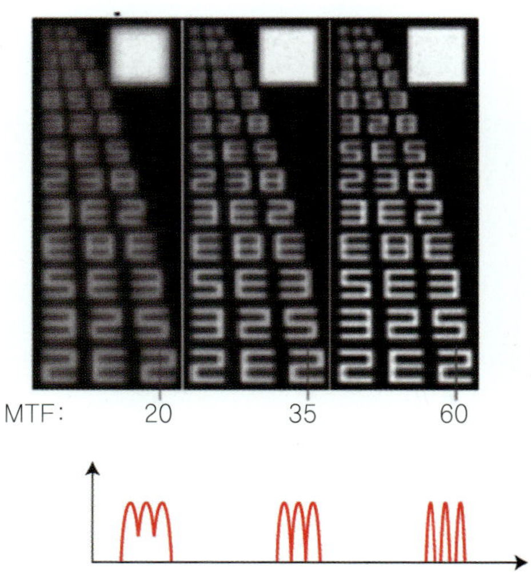

그림 4-20. MTF에 따른 영상의 변화

LSF를 얻어내고 이를 분석하여 MTF를 측정하는 방법도 쓰인다. 영상에서는 MTF는 공간주파수 응답특성을 나타내며, 일반적으로 MTF 값이 큰 시스템이 분해능은 우수하다고 할 수 있다.

특정 시스템의 MTF는 공간주파수에 따른 MTF 값의 변화를 곡선을 이용하여 그래프 표현할 수 있다. MTF 그래프는 세로축은 MTF값(또는 비율)을 나타내며, 가로축은 공간주파수를 나타내게 된다. 일반적인 MTF 그래프는 공간주파수가 0일 때 100%를 시작으로 공간주파수가 증가할수록 점점 감소하는 형태의 특징을 갖고 있다.

검출 양자 효율

검출 양자 효율(Detective Quantum Efficiency; DQE)는 입사된 X선(광자)을 검출기에서 얼마만큼 전기적 신호로 변환했는지에 대한 비율을 측정하는 것으로서, 검출기의 효율을 측정하는 지표로 사용된다.

기본적으로 DQE는 최종적인 영상 중에서 실제 X-선 데이터가 어느 정도 포함되어 있는가, 혹은 신호와 노이즈 양쪽의 변환율은 얼마인가를 측정하는 것이다. 즉, DQE란 검출기의 X-선 광자 포획능력과 영상을 구성하는 SNR을 평가하는 것이다. 입력 영상의 SNR은 환자의 피폭선량과 거의 정비례하므로 환자의 피폭선량에 대해 출력 영상의 SNR이 어느 정도 유지되는가를 알 수 있다.

즉 DQE 가 높으면 같은 선량의 X-선으로도 신호 대 잡음비(SNR)가 높은 화질이 우수한 영상

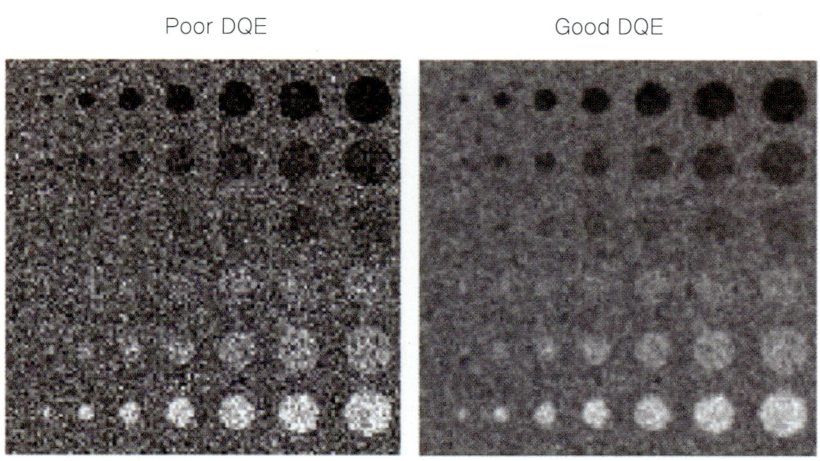

그림 4-21. DQE에 따른 영상의 변화

을 얻을 수 있다. 따라서 DQE는 어느 선량 레벨에 도달했을 때, 얻어지는 화질 정도를 추측할 수 있기 때문에 화질 평가의 지표가 된다.

그림 4-21은 DQE에 따른 화질을 나타내는 것이다. 같은 조사선량으로 측정했을 때, DQE가 낮은 시스템의 영상(왼쪽)과 DQE가 높은 시스템의 영상(오른쪽)을 비교해보면 오른쪽 영상이 노이즈가 적고 대조도 특성이 좋은 것처럼 보임을 알 수 있다.

CHAPTER 5

영상인식

영상해석

디지털 영상에서 영상이 지닌 속성을 정량화하거나, 특정 영역을 선택하여 영상을 처리하면 많은 정보를 얻을 수 있다. 영상을 처리하여 영상 속의 대상을 인식하거나 현상을 파악하는 것을 영상 해석(Image Analysis)이라고 하는데, 그 과정은 아래 그림과 같다. 우선 영상에서 유사한 농도와 패턴을 가지는 동일 부분을 나누게 되는데, 이를 영역의 분할이라고 한다. 각 분할된 영역에 대하여 각 영역별 특징을 추출한 후 추출된 영상 특징의 속성이나 그 특징들 사이의 관계를 구하며, 이렇게 구한 정보를 이용하여 영상을 해석하게 된다.

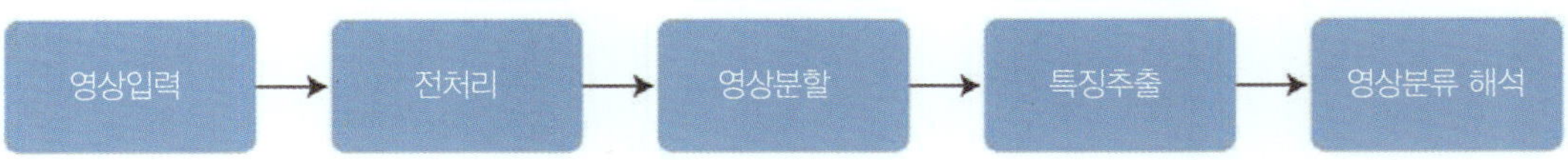

그림 5-1. **영상해석의 흐름도**

영역성장법

획득된 영상을 분석하여 정보를 얻기 위해서 같은 성질 즉, 농도, 패턴, 색상 등의 화소를 분리하는 것을 영상의 영역분할이라고 한다. 영상 종류에 따라 특징적 차이가 있다.

영역성장법(Region Growing)은 영상에서 어떤 화소를 시작점으로 하고, 이 시작점의 특징을 추출하여 인접한 화소부터 더 멀리 떨어진 화소까지 영역을 넓혀가면서 화소의 특징을 추출한 후 시작점의 특징과 비교하여 영역을 결정하는 방법이다. 이 과정을 통하여 처음 화소와 비슷한 특징을 가진 화소범위로 증가하면서 특정 영역을 결정하게 되고, 결과적으로 영상에서 특정 부분이 분할하게 된다.

아래 그림에서와 같이 시작점 S는 회색의 농도를 가진 영역의 화소로 이 농도가 시작점의 특징이 될 것이다. 시작점을 중심으로 상하좌우의 최인접 화소부터 멀리 떨어진 지점의 화소까지 농도 특징을 추출하며, 회색 특성을 가지는 범위의 화소까지 범위가 확대될 것이다.

이렇게 동일한 특징을 가진 화소들을 합쳐서 영상이 밝은 부분과 회색부분의 두 개 영역으로 분할된다. 이 방법은 인접 화소의 특징이 차이가 많이 나지 않는 경우 즉 영역을 분할하고자 하는 영상의 화소들이 유사한 특징을 가지게 되면 좋은 영역분할을 하기 어렵다.

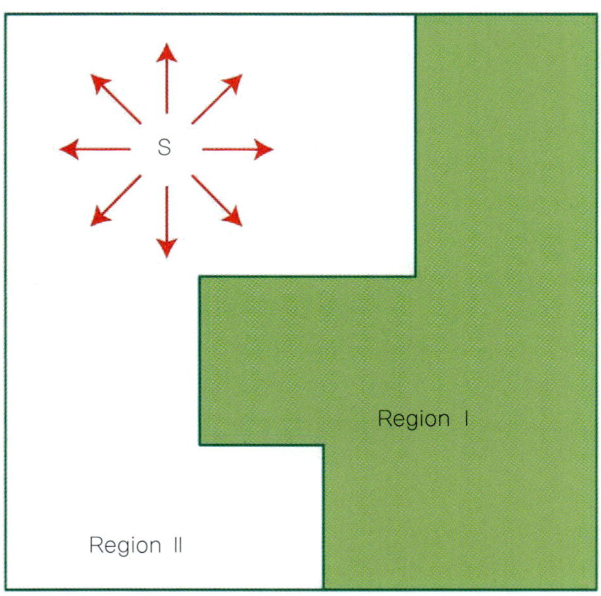

그림 5-2. **영역성장법**

분할법

분할법(Decomposition Method)은 영역성장법과 반대로 영상 전체를 시작점으로 하여 영상의 특징을 추출하면서 추출된 특징을 분류한다. 특징의 차이가 큰 부분부터 미세한 특징의 차이까지 분류하면서 모든 영역의 특징 분류가 끝날 때까지 진행한다.

다음 그림의 4분기 쿼드트리법은 전체 영상에 대하여 특징을 추출하여 크게 (a), (b), (c), (d) 4개의 영역으로 분할하였다. 그림에서 보는 바와 같이 (a) 영역은 미세 특징의 차이가 없어서 분할을 멈추었지만 (b), (c), (d) 영역은 각각 미세 특징의 차이가 나므로 다시 그 특징을 추출하여 각각 특징에 따라 4개의 영역을 분할한다. 분할된 영역의 특징을 조사한 결과 (b) 영역이 더 이상 미세 특징의 차이가 없으므로 분할을 멈추고, (c), (d) 영역은 미세 특징의 차이에 따라 다시 4영역으로 각각 분류하였다. 이렇게 분할된 영역의 미세 특징의 차이가 나타나지 않을 때까지 영상의 특징에 따라 4분할하게 되고 결과적으로 동일한 특징을 가진 부분이 분리됨으로써 영상분할이 이루어지게 된다. 영상을 4분할하기 때문에 4분기 쿼드트리법이라고 한다.

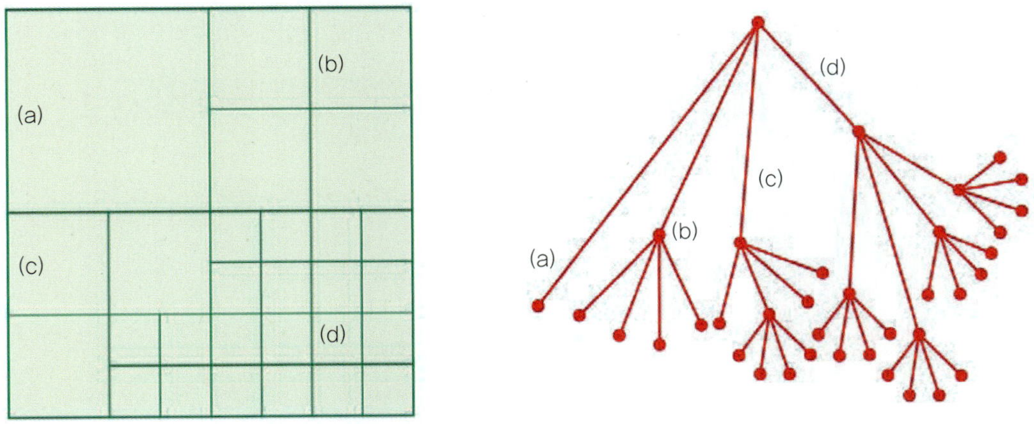

그림 5-3. 영4분기 쿼드트리법

히스토그램 분할법

영상의 히스토그램을 작성하고 작성된 히스토그램에서 특징을 추출한 후 원 영상에 적용시켜 영상분할을 하는 방법이다.

히스토그램의 이진화 또한 영역분할 방법 중 하나로 히스토그램의 이진화에서 가장 중요한 것은 역치값의 결정이다. 단순히 히스토그램을 그렸을 때 나타나는 봉우리와 계곡만으로 영상을 이진화하거나 영역을 분할하는 것에는 한계가 있다. 예를 들어 봉우리가 여러 개가 나타나거나 봉우리와 계곡을 명확하게 구분하기 어려운 경우 등을 생각할 수 있으며, 히스토그램이 영상에서의 위치정보를 잃어버리는 특징 때문에 복잡한 영상의 경우도 역치값을 결정하기가 어렵다. 역치를 결정하는 방법에는 p-타일법, 모드법, 최대분산비법이 있다.

p-타일법은 영상에서 대상물체가 차지하는 비율을 알고 있을 때 히스토그램에서 그 비율이 되는 역치를 결정하는 방법으로 실제 영상에 사용하기에는 어려움이 있지만 면적비율을 추정할 수 있는 경우 유용한 방법이다.

p-타일법은 영상에서 대상물체가 차지하는 비율을 알고 있을 때 히스토그램에서 그 비율이 되는 역치를 결정하는 방법으로 실제 영상에 사용하기에는 어려움이 있지만 면적비율을 추정할 수 있는 경우 유용한 방법이다.

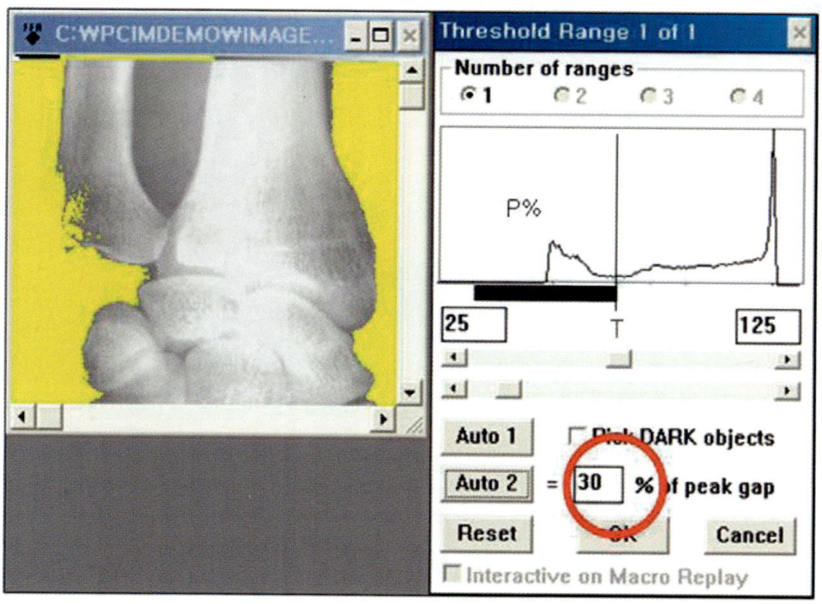

그림 5-4. p-타일법

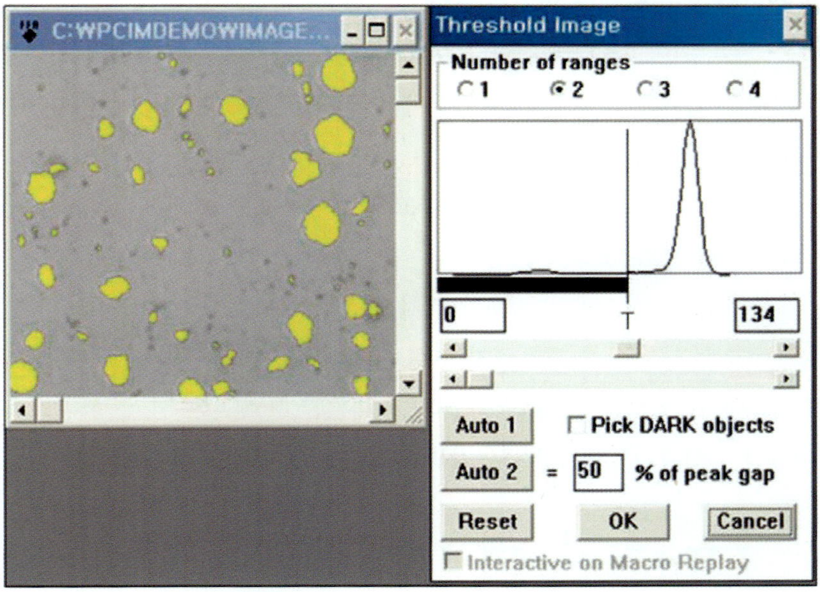

그림 5-5. 모드법

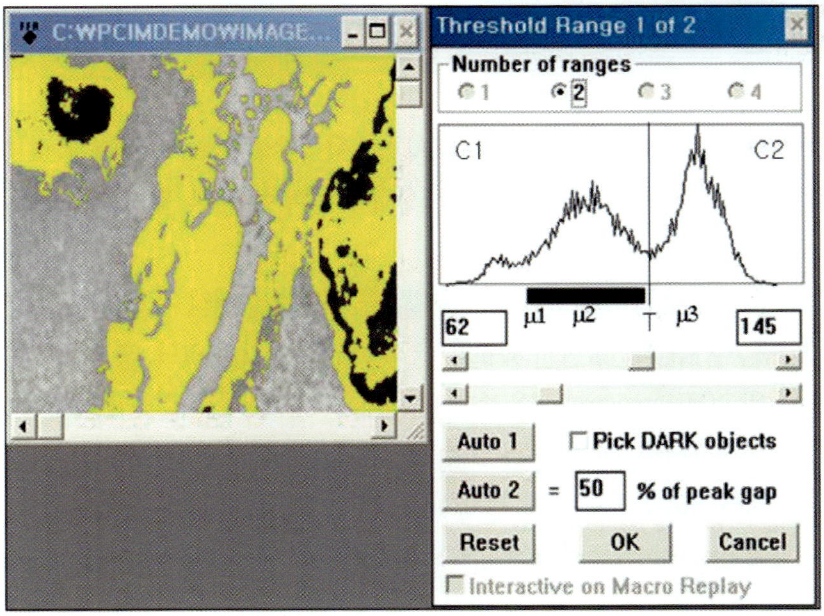

그림 5-6. 최대분산비법

모드법은 히스토그램 상에서 봉우리 사이의 계곡을 역치로 결정하는 방법으로 어느 정도 명확한 봉우리에 대해서만 역치를 결정하기 때문에 잡음이 많은 영상이나 복잡한 영상에는 적합하

CHAPTER 6

영상압축

영상압축

영상압축의 처리과정은 영상을 표현하는데 필요한 데이터 내용을 감소시킬 때 큰 역할을 한다. 대부분의 영상은 본래 많은 양의 중복된 정보를 가지고 있고, 이러한 중복된 영상정보를 제거하는 데 처리 목적이 있다.

영상압축은 영상을 관리하고 전송하는 데 대단히 중요한 정보이며, 특히 영상의 화질과 연관성을 잘 이해해야 한다. 이는 주관적인 해석요인이 많이 적용됨으로써 영상의 특성에 맞는 영상처리기법이 필요하다. 영상압축은 크게 무손실압축과 손실압축으로 구분하여 처리된다. 이는 의료영상의 복원에도 밀접한 관계가 있어 영상압축은 대개 영상의 복원목적에 따라 처리방법이 결정되기도 한다.

영상의 픽셀 밝기를 디지털 값으로 변환하는 양자화는 영상을 부호화하는 첫 번째 단계이다. 이것을 PCM(Pulse Code Modulation)이라고 한다. 각 픽셀의 밝기에 할당된 비트의 수와 데이터의 크기의 영상의 화질을 결정한다. 이러한 결정과정에 압축은 큰 영향을 준다.

영상압축 프로그램의 원리는 영상데이터의 중복성을 제거하고 변화량을 정확히 기입하는 것이다. 이는 기존의 정보를 어떤 방식으로 해석하고 보관하며 전달하는 원리와 같다. 따라서 영상데이터 중에서 포장 역할을 하는 부분을 제거하고 정보전달에 필수적인 부분을 추출해내면 곧 영상

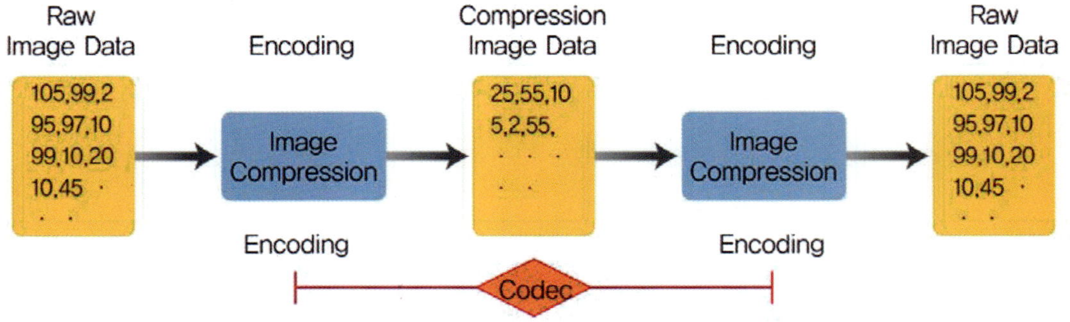

그림 6-1. 영상압축과 복원 과정

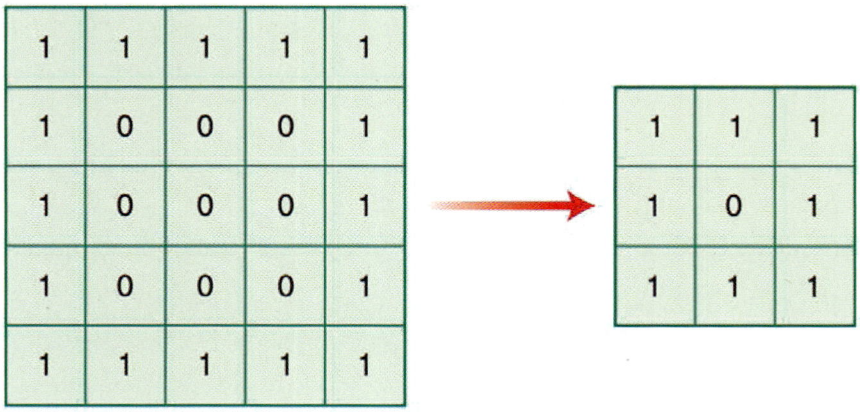

그림 6-2. 영상신호의 중복성 제거

압축이 이루어지는 것이다.

영상압축의 목적은 이러한 중복성을 특징화하여 원 영상보다 적은 데이터를 요구하는 새로운 형태로 부호화하는 것이다. 영상압축에서도 이전 라인, 이전 화소와 비교해서 달라지는 차이가 정보 전달에 필수적인 부분이다. 이 차이를 효과적으로 추출해내는 것이 영상압축의 기술이다. 이러한 영상은 일정량의 압축률을 변화시켰기 때문에 연속적으로 사용할 수 없다. 이는 영상데이터로부터 중복성의 특수한 형태를 제거하였기 때문인데, 중복성은 한 번 제거되면 또 다시 제거될 수 없다. 압축된 영상의 크기는 영상 본래의 중복성과 복구된 영상에 요구하는 화질과 관련된다.

영상에 어떤 압축 프로그램 사용할지 결정하는 좋은 방법은 많은 계산량과 시간을 필요로 한다. 영상압축은 영상의 손실여부에 따라 무손실(Lossless)압축과 손실(Lossy)압축으로 나뉘며, 방식은 공간상 영역과 주파수 영역에서 이루어지는 것으로 공간상 영역에는 DPCM(Differential Pulse Code Modulation)과 같은 이전 영상과 현재 영상의 차를 부호화하는 방식이 있으며, 주파수 영역에 있어서는 SBC(Sub Band Coding)와 같은 주파수를 여러 대역으로 나누어 주어진 대역하에서 일정한 대역으로 보내는 방식이 있다. 무손실압축은 다른 말로 가역(Reversible)압축, 손실압축은 비가역(Irreversible)압축으로 각각 불리기도 한다. 여기서의 손실, 무손실이란 수학적인 의미에서의 데이터의 손실여부를 나타내는 것으로써 진단적인 정보가 손실된다는 뜻과 직결되는 것은 아니다. 무손실압축이란, 복원영상이 수학적으로 완벽하게 원 영상과 일치하게 되는 압축기법을 뜻하며 손실압축이란 수학적으로 약간의 차이를 가지게 되는 압축기법을 뜻한다. 가시적 무손실압축(Visually Lossless)이라는 말도 쓰이는데 이는 수학적으로는 손실이 있으나 육안적으로 그 손실을 감지할 수 없을 정도의 화질이 좋은 압축방법이란 뜻이다. 압축의 정도는 원 영상의 데이터 크기를 압축영상의 크기로 나누어 나타내는데 이를 압축률(Compression Ratio)라 하며, 압축률이 높으면 압축된 영상은 더욱 작아지는데 이러한 적용조건은 압축된 영상의 화질과 압축과 복원에 요구되는 시간, 계산량이 포함된다.

MEMO

DPCM

국내 PACS 도입 초기인 1990년도 말부터 2000년도 중반까지 일부 PACS 영상 압축방식으로 사용하였으나, 연동(Integration) 및 데이터 이동(Migration) 시 문제가 되어 현재에는 잘 사용되지 않고 있다.

무손실압축

의료영상에서 디지털 영상을 압축할 때 완벽히 재구성되는 무손실영상압축(Lossless Image Compression)기법이 요구되는 경우가 많다. 주로 재진확률이 높은 환자의 영상일 경우나 미 판독 상태의 영상이 요구하는 조건이다. 영상의 화질과 관계가 있는 밝기와 공간의 세밀한 정보에 의료영상 판독은 매우 민감하다.

줄-길이 부호화(Run-Length Coding)압축은 통계적으로 한 영상에서 몇 개의 이웃하는 픽셀들

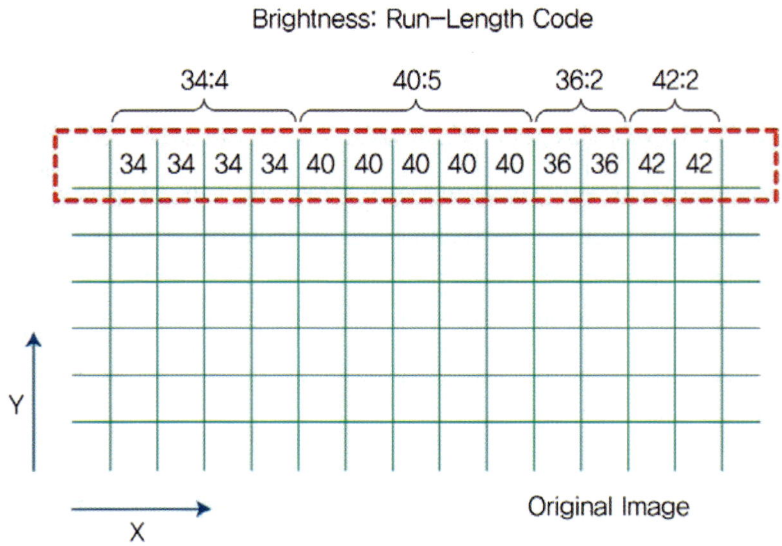

그림 6-3. 줄-길이 부호화

이 같은 밝기값을 가진다는 사실에 근거하여 동일한 밝기의 픽셀을 하나의 부호로 묶어 표현함으로써 압축할 수 있다. 대체로 압축률이 1.5:1~2:1 수준이다. 영상의 복원은 (밝기값과 같은 밝기값을 가진 픽셀의 수)(줄-길이)에 표기된 부호를 복구함으로써 이루어진다.

무손실압축에서는 압축의 한계가 있다. 압축은 영상을 정확히 원래의 영상으로 재구성하는데 필요한 정보를 일부 제거할 수 있다. 이 한계의 측정치를 영상의 엔트로피(Entropy)라 한다. 영상의 엔트로피는 영상이 갖고 있는 정보의 양을 말한다. 엔트로피가 높다는 이야기는 영상내에 많은 랜덤성(Randomness)을 내포하고 중복성이 거의 없다는 표현이다. 만약 엔트로피가 낮다는 이야기는 랜덤성이 거의 없고 중복성이 높아서 영상 정보 예측이 용이하다는 표현이다. 엔트로피는 픽셀 수, 라인 수, 비트 수의 곱으로 표현된다. 결국, 엔트로피 부호화는 기호의 출현빈도를 알아내어 출현빈도에 따라 가변길이를 할당함으로써 압축하는 기법이다. 즉, 중복성은 가변길이 부호화(Variable Length Coding)로 제거한다.

허프만 부호화는 흔히 쓰이는 무손실압축기법으로 엔트로피 부호화(Entropy Coding)와 유사하지만, 허프만 표가 있어야만 영상의 복원이 제대로 이루어진다. 압축률은 1.5:1~2:1로 이루어진다. 허프만 부호화(Huffman Coding)는 원 영상에서의 밝기 값을 새로운 영상에서 발생빈도 수에 근거한 가변길이 부호화로 변환시킨다. 이 기법에서는 빈번히 발생되는 밝기에는 짧은 부호를 할당하고 적게 발생되는 밝기에는 긴 부호를 할당한다. 이렇게 얻어진 압축 영상은 원래의 영상을 표현하는 비트 수보다 전체적으로 적은 수의 비트로 표현이 가능하다.

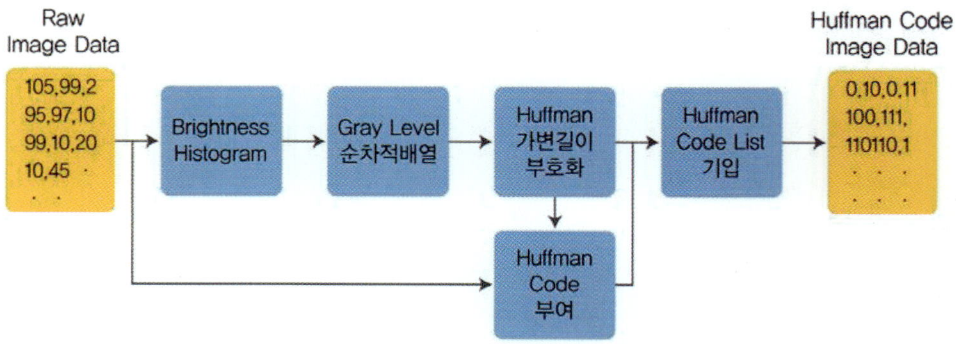

그림 6-4. 허프만 부호화의 과정

예측 영상 부호화(Predictive Image Coding)기법은 엔트로피 부호화 기법과는 대조적으로 우수한 압축률을 제공한다. 예측 기법은 영상 압축에 있어서 인접하는 픽셀값의 차이가 일반적으로 크지 않고, 인접 프레임 간의 픽셀값이 큰 차이를 보이지 않는다는 특성을 이용한다. 즉 현재 픽셀값을 기록할 때 직전 픽셀값과의 차이만을 기록하는 것이다. 이는 한 픽셀의 밝기는 앞선 픽셀의 밝기를 근거로 예측할 수 있다는 것이다. 예측 부호화기는 단지 구 화소의 차이가 나는 정보만을 부호화한다. 예측 영상 부호화의 기본적인 형태는 DPCM(Differential Pulse Code Modulation)이다. 화소 밝기간의 차이를 부호화되는 양이다. DPCM에서는 직전 픽셀과 비교하여 둘 사이의 차이만을 전송하는 것이다. 이웃한 픽셀들은 종종 동일하거나 이웃한 픽셀들 사이의 차이가 작을 확률이 높기 때문에 새로운 픽셀값 전체를 전송하는 것보다 더 적은 비트를 가지고 안전하게 전송

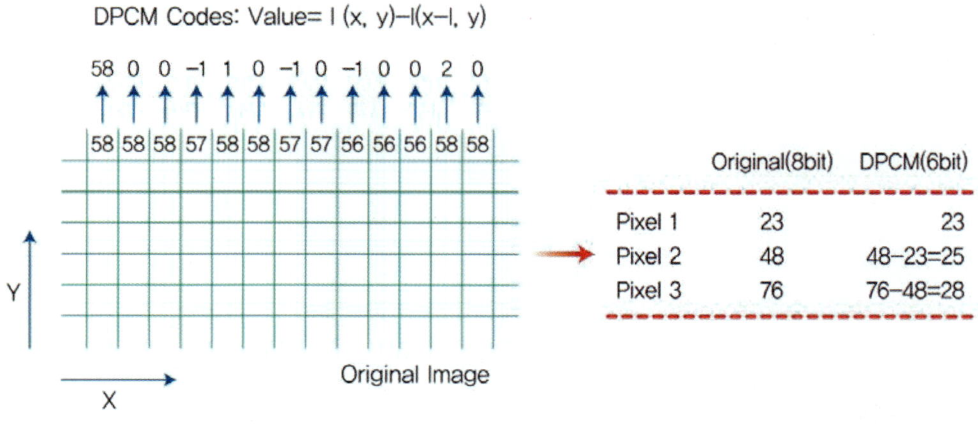

그림 6-5. 무손실 DPCM 부호화

할 수 있다. 예를 들어 8비트 픽셀을 압축할 때 차이 값으로 4비트만 사용하는 경우 이웃한 픽셀들 간의 16단계 이상의 변화가 없는 한 문제가 없게 된다. 또한 압축률을 높이기 위한 방법의 일환으로 예측 압축과 엔트로피 부호화법을 결합해서 사용한다. 예측 압축으로 인접 화소 간의 중복성을 제거한 다음, 중복성이 제거된 값들의 분포를 구해서 발생확률에 따라 길이가 다른 부호를 할당함으로써 압축률을 최대한 높이고자 하는 것이다.

손실압축

손실압축기법은 무손실압축기법에 비해 하급의 방법이 아니다. 손실압축기법에서는 원래의 영상이 완벽히 복구되도록 압축하지 않으므로 영상의 디지털 데이터 중 일부분이 손실된다. 그러나 압축되어 재구성된 영상은 시각적으로 문제가 없으며 요구되는 화질을 보장한다. 이는 수학적인 손실을 인간의 시각으로 구분하기 어려운 범위 내에서 압축이 이루어지기 때문이다. 의료영상에서는 전송속도와 저장운영과 관련되어 이용되고 있다. 실제로 의료영상을 만드는 디지털 영상 데이터의 양과 전송 후 복원하는 디스플레이 성능과도 화질은 관련이 있으므로 생성된 영상데이터를 충분히 재생하여 표현하지 못한다면 손실압축이 필요하게 된다. 일반적으로, 관찰자의 시각적 판단에 의해 손실압축범위가 정해지는데, 영상복원과 관련하여 장기저장장치에 보통 10:1의 손실압축으로 전송과 저장이 이루어진다.

영상 부호화의 손실압축기법 중에서 가장 간단한 방법으로 영상 데이터를 공간적으로 부 표본화(Down Sampling)하여 버리고 밝기 해상도를 낮춘다. 즉 절단 부호화(Truncation Coding)는 직접적으로 영상 데이터를 없애 작은 영상 크기로 만드는 것이다. 영상 데이터를 원시적인 방법으로 제거하는 것이므로 유용성에서는 떨어진다.

코사인 변환 부호화(Cosine Transform Coding)는 손실 블록 부호화의 일종으로 선택한 블록들(4×4, 8×8)을 공간영역에서 주파수 영역으로 변환한다. 주파수 영역에서의 기본 주파수 성분값들이 압축된 영상으로써 저장되는 부호이다. 이는 주기가 긴 파형은 구성비가 커서 영상의 구성에 매우 큰 영향을 미치지만, 주기가 짧은 파형일수록 대부분의 경우 무시해도 좋을 만큼 구성비가 매우 낮다. 이것은 DCT(Discrete Cosine Transform)에서 주파수 영상의 효율적인 성질을 이용한 것이다. 일반적으로 10:1 정도가 되는 높은 압축률에서 좋은 영상화질을 얻을 수 있다.

웨이브렛 변환 부호화(Wavelet Transform Coding)는 기존 압축방식과는 달리 시간-주파수에 모두 국부적인 성질을 가지고 있어서 속도가 빠르고 압축률이 높다. 이러한 이유로 인해 현재 Web-

PACS에서 많이 이용되고 있다. 화질면에서도 다중해상도 표현방식을 사용해서 임상의 여러 가지 영상크기와 해상도를 만들어 이용하기 편리하며, 블록 단위의 압축과 복원에서 나타나는 양자화 에러와 블록경계면의 번짐 등을 방지하여 인간의 시각에 자연스러우면서 매우 효과적인 부호화 및 압축이 가능하다. 즉, 다중 피라미드 영상을 구성하여 저해상도에서 추정한 움직임 정보를 고해상도 영상으로 전파해 나가면서 추정한 움직임 정보를 고해상도 영상으로 전파해나가면서 개선하고 오차가 큰 테두리 부분에서는 블록을 다시 나누어 움직임을 추정하고 예측 오차 또한 웨이브렛으로 변환하여 전송한다.

표준영상압축기법

압축기법은 복원과정에서 영상시스템 간의 전송이 잘 이루어질 수 있도록 표준화(Standard Image Compression Schemes)하는 방법이 진행되었는데, 의료영상을 위한 압축방법은 의료디지털 영상 및 통신 위원회 (Digital Imaging and Communication in Medicine; DICOM)에서 정의 되었다.

JPEG(Joint Photographic Experts Group)압축방법은 현존하는 압축방법 중에 가장 널리 쓰이는 국제 표준압축방법이다. ISO/IEC/CCITT(ITU-TS)에서 공동으로 제정한 연속적인 명암의 정지영상을 압축하고 복원하기 위한 부호화의 표준이다. 병원 의료영상은 병원 간의 사용자들 혹은 내부 사용자들 간의 압축된 디지털 영상을 쉽게 교환하기 위해서는 표준화된 알고리즘 형태가 필요하다. 이러한 요구에 의해 1990년대에 만들어진 영상 데이터의 표준 압축방식으로 다양한 해상도와 크기를 갖는 그레이 레벨 영상과 칼러 영상을 처리한다. 일반적으로 JPEG는 8비트 흑백 또는 24비트 컬러영상의 압축에 적용되는 것으로 알고 있으나 그것은 기본 모드이고, 확장모드에서는 12비트 흑백영상까지 지원하게 되어있어 의학영상의 압축에 적합하다. 기본적으로 JPEG영상압축기법을 연결한 형태로 우선 영상에 DCT를 사용하여 주파수 영역으로 변환되고 작은 값을 제거시키는 동시에 남아있는 주파수 성분은 DPCM 부호화되어 허프만 부호화가 된다. 특히 JPEG의 알고리즘은 압축되는 데이터의 크기와 복원되는 영상의 화질의 요구에 따라 변화시키는 것이 가능하다. 이와 같이 JPEG에는 그 외에도 무손실압축기법과 손실압축기법은 물론이고 순차 재생과 점진 재생을 모두 지원하는 등 매우 폭넓은 압축기법이 포함되어 있다.

a. 순차적 부호화Sequencial Encoding

각각의 영상 요소가 스캔되는 순서대로 부호화된다. 영상의 처음부터 끝까지 순차적으로 한 번에 완전히 부호화하는 방식이다.

b. 점진적 부호화Progressive Encoding

영상 전체가 낮은 화질로부터 높은 화질까지 점진적으로 나타날 수 있도록 부호화하는 방법이다. 영상 중 처음에는 잘 보이지 않다가 차차 선명하게 보이는 영상이 점진적 부호화 방식으로 압축된 영상이다.

c. 무손실 부호화Lossless Encoding

압축기법에서 설명한 무손실기법과 마찬가지로 본래의 영상과 동일하게 영상을 복원할 수 있도록 부호화하는 방식이다.

d. 계층적 부호화Hierarchical Encodingl

영상을 사용자가 원하는 대로 지원할 수 있도록 여러 해상도로 부호화 한다. 이 방식은 높은 해상도의 영상을 복원할 때 버퍼가 필요하게 되는데, 이러한 버퍼가 없는 낮은 해상도 시스템을 통해 높은 해상도의 영상을 복원할 때 유용하다.

JPEG 2000은 새로운 기술을 도입한 영상압축 표준방식으로 다양한 영상시스템에 대한 응용을 지원하고 있다. 1990년대에 급격한 연구가 진척된 웨이브렛(Wavelet) 변환과 이를 이용한 신호압축 기술에 근간을 두고 있다. JPEG와 같은 현재의 표준방식은 중간 및 고 bit율에서는 우수한 성능을 보여주고 있지만, 낮은 비트율에서는 주관적으로 수용할 수 없는 성능을 보여준다. 이에 반해 JPEG 2000은 낮은 비트율에서도 우수한 압축성능과 주관적인 화질을 보여준다. 또한 하나의 부호화된 bit 스트림에서 무손실 및 손실압축을 동시에 지원한다. 현재의 JPEG는 64k×64k 크기 이상 영상에 대해서는 압축을 지원하지 못하나, JPEG 2000은 대형 영상에서도 압축을 지원한다. 컴퓨터 합성영상, 그레이영상, 이진영상, 칼라영상, 문서영상 등 다양한 요소에 대해서도 우수한 압축 성능을 보여준다.

움직임압축(Moving Picture Expert' s Group; MPEG)은 연속하는 영상 프레임에서 중복성을 제거하는 영상압축기법이다. 프레임간 부호화(Interframe Coding)기법은 매번 같은 정보를 기입하지 않고 이전 프레임 정보를 참조로 중복성을 제거한다. 의료영상에서 접할 수 있는 동영상을 압축하여 저장 보관한 뒤 재생하기 위해서는 높은 속도로 정지영상을 압축하는 것인데, 이것은 중복성의 제거라는 입장에서는 별로 좋지 못하다. MPEG는 동영상 압축전송의 표준안으로, 프레임마다 변화된 정보량만을 기본정보에 기입하는 형태로 1.5Mbps와 15Mbps, 64kbps 등의 영상압축 통신 전송방식이다. 일반적으로 무손실보다는 손실압축기법을 많이 이용하고 있는데, 이는 동영상의 특이성을 고려한 내용이고, 일반적인 영상은 전송에 초점이 있다. 손실움직임압축기법은 시간에 따라 움직임이 있는 시퀀스에 적용하는 경우 매우 우수한 화질로 100:1 이상의 압축률이 가능하다.

CHAPTER 7

의료정보

병원정보시스템

우리가 흔히 의료정보라고 하는 것은 의료서비스를 주고받는 모든 객체들이 사용하는 정보를 말한다. 우리나라 보건의료기본법에 보건의료정보(Health and Medical Information)를 보건의료와 관련한 지식 또는 부호, 숫자, 문자, 음성, 음향 및 영상 등으로 표현된 모든 종류의 자료라고 정의하고 있다. 오늘날 디지털 의료(Digital Medicine)라는 개념도 의료 또는 의료행위에 컴퓨터를 사용해서 활용하는 전반적인 행위에서 나온 용어이다. 기초의학 연구용 장비에서 각종 진단, 치료용 장비의 운용체계가 전산화되어 진료에 활용되는 각종 의학정보가 디지털화 되어 의료전반에 사용되고 있다.

병원정보시스템(Hospital Information System; HIS)은 병원을 비롯한 의료기관을 경영하는데 있어 핵심적인 역할을 수행하는 것으로 국내에서는 1990년대 중반부터 본격적으로 도입하여 운영하고 있다. 일반적인 자료의 의미는 정보의 자원이며, 관찰이나 측정을 통해서 인지된 사실, 혹은 아직 정리되지 않은 자료를 의미하며, 이러한 자료를 사용자의 입장에서 가공처리된 것을 정보라고 한다. 정보는 일정기준에 의거하여 알기 쉽고, 이해하기 쉬운 상태로 정리된 자료 또는 의사결정과 판단에 근거가 되는 자료를 정보라 한다. 이렇게 만들어진 정보를 관계되는 사용자들이 공유

할 수 있게 설계한 것이 정보시스템이다. 결과적으로 병원정보시스템이란, 정보화된 자료를 공유하기 위한 통신전송시스템과 사용자의 운영처리시스템을 하나의 시스템으로 상호 협력하여 병원 전체의 의료서비스에 효과적으로 대처하는 것이라 할 수 있다. 여기서 말하는 사용자의 운영처리 시스템은 소프트웨어의 인터페이스를 의미한다.

병원 내부의 정보의 움직임은 매우 복잡하며, 상호 연관성을 가지고 있어 독립적으로 운영되기는 어렵다. 따라서 정보의 흐름을 이해하고 정보의 흐름에 맞게 시스템을 구성하는 것이 효과적이다. 현재 병원은 환자관리, 진료, 진료보조, 처방전달, 의약정보시스템 등으로 구성되어 있으며, 데이터베이스를 운영하기 위해서는 크게 진료지원시스템, 업무지원시스템, 관리지원시스템으로 구성하면 편리하다.

병원 내부의 각종 아날로그 정보는 처방정보(Slip), 환자기록정보(Chart), 결과정보(Paper), 영상정보(Film) 형태로 병원 내부에서 움직여 전체적인 시스템을 조율하고 있다. 이러한 시스템을 디

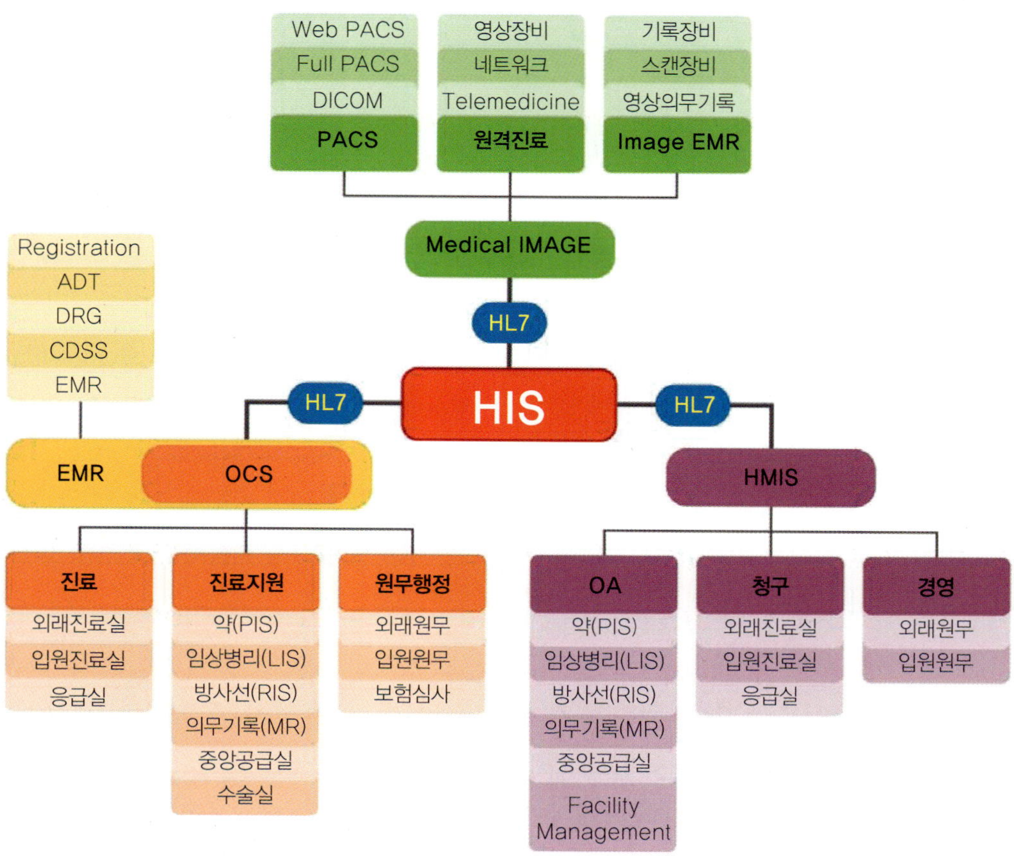

그림 7-1. HIS

지털로 변환되면서 처방정보(Order), 환자정보(Admission, Discharge, Transfer; ADT), 전자의무기록(Electronic Medical Record; EMR), 결과정보(Report) 정보의 형태로 바뀌었다. 이는 모든 정보가 사용자 프로그램 안에서 컴퓨터로 나타내어져야 하며, 디지털 형태로 보관, 운영되어야 하기 때문이다. 또한 각각의 기초적인 정보(Database)를 공유하기 위해 HL7(Health Level 7)을 통해 정보를 전달하고 있다.

MEMO

병원정보화의 특징

- 병원자료의 정보화 진행
- 의료정보의 접근성 향상
- 타 정보시스템과 연동으로 정보 확대
- 병원정보의 효율적 관리

환자정보시스템

병원정보시스템의 주체는 환자지만 전체시스템의 이용자는 의료진을 포함한 병원 직원이다. 의료에서의 정보와 자료의 형성은 대부분의 경우 환자로부터 시작된다. 환자는 크게 입원환자와 외래환자로 분류한다. 진료를 원하는 환자는 병원을 방문하여 원무과에서 기본적인 환자 정보를 입력하고, 이는 진료행위의 정보환경을 만들어 주는 병원정보시스템 데이터베이스의 기초 자료로서 역할을 한다.

환자정보시스템 또는 환자관리정보시스템(Patient Care Information System; PIS)은 환자와 관련된 관리 업무를 간소화하고 다양한 행위(입원, 간호, 이송, 퇴원 등)의 대상자인 환자에 관한 기본정보를 모으는 병원정보시스템의 핵심이다. 환자의 입원, 이송, 퇴원, 평가시스템으로 구성되며 외래, 예약, 병동, 진료보조업무 입력 및 관리상태결과시스템이 통합적으로 데이터베이스를 구축하고 있다.

현재 병원에서는 고객예약과 병동관리시스템에 적극적으로 투자하고 있으며, 이는 환자의 동선을 최소화하여 서비스를 최대화하는데 관점을 두고 있다. 최근 병원은 온라인, 오프라인 모든 과정에서 환자의 서비스 개선에 중점을 두고 환자정보시스템을 개선하고 있다. 또한 일부 병원의 대

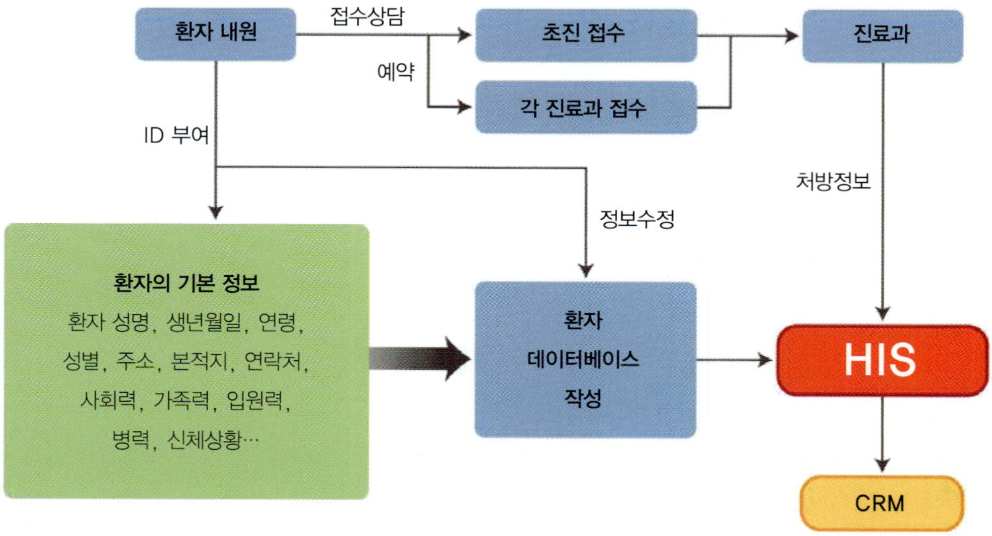

그림 7-2. **환자정보시스템의 흐름도**

형화 속에서 환자 즉, 고객에서 전문화라는 만족도를 높이기 위해서 환자정보시스템의 형태와 자료의 양이 증가되고 있다. 일예로 최근 많은 병원에서 고객관계관리(customer relationship management:CRM)를 운영하고 있다. 고객 관리 프로그램으로 일반 기업에서 내원 고객이나 예상 고객, 상품 대상 고객을 대상으로 적극적인 관계를 유지하여 마케팅하는 것인데, 환자정보프로그램에 연동하여 확장 사용되고 있다.

이 시스템은 예방의학과 건강증진을 목적으로 이용되고 있으며, 진료와 치료를 목적으로 방문한 환자의 정보를 이용해 일정기간 내에 동일한 질병의 정보를 알려주고 재진이나 건강증진정보, 관리정보 등 환자의 입장에서 의료정보를 전송해주는 것이다. 이러한 자료는 쌍방향 통신을 이용하여 원격진료에 이용되기도 한다. 기존의 병원정보시스템 중에 환자정보를 따로 독립적으로 운영하여 고객관리운영서비스를 사이버 공간에 이용하는 경우가 있는데, 이는 모두 의료서비스 개선에 목적을 두고 있다.

환자모니터링시스템(Patient Monitoring System; PMS)으로 중환자실, 응급실에서 사용되었던 정보환경을 확대 발전시킨 환자 진료지원 프로그램으로 간호업무에 많이 사용되고 있다. 집중적인 케어가 필요한 환자는 질환 상태를 입력하는 맞춤형 프로그램으로 이에 따른 의약품 처방, 검사 처방 등 기본적인 약속처방과 케어에 필요한 정보를 연동시키는 프로그램이다. 이것의 사용으로 진료와 간호의 신뢰성을 높이고, 업무의 중복성을 제거할 수 있다.

검사정보시스템

최근 병원은 의료서비스의 개선을 목적으로 전문화, 대형화가 빠르게 진행되고 있다. 이는 효율적인 의료기관의 연계시스템을 구성하는데 많은 기여를 하고 있다. 이러한 대형화와 전문화에 맞추어 의료장비도 자동화, 첨단화 되었다.

초기의 검사정보시스템(Laboratory Information System; LIS)은 환자의 검사보고서로서 검사실 안의 업무를 편리하게 하는 독립적인 시스템으로 구성하였으나, 최근의 검사정보시스템은 의사의 환자처방에 대한 결과 피드백시스템으로 발전되어 병원정보시스템과 연동하여 검사시간을 단축시킴으로써 검사실의 생산성 향상으로 업무의 효율성 증대, 정확한 검사결과의 저장 관리, 검사분석 자료의 데이터베이스 공유, 통계 분석 의사결정지원시스템으로 지원확대 등 다양한 분야에서 활용도가 커지고 있는 추세이다.

초기 병원정보구축에 기본 정보와 분류에 많이 이용되었으나, 현재는 각 진료과, 혹은 진료지원 부서에 이르기까지 폭 넓은 Data망을 구축하여 의사결정에 도움을 주고 있다. 의사결정지원시스템(Decision Support System; DSS)은 단순한 검사정보에서 웹상의 의료정보까지 공유하여 최근

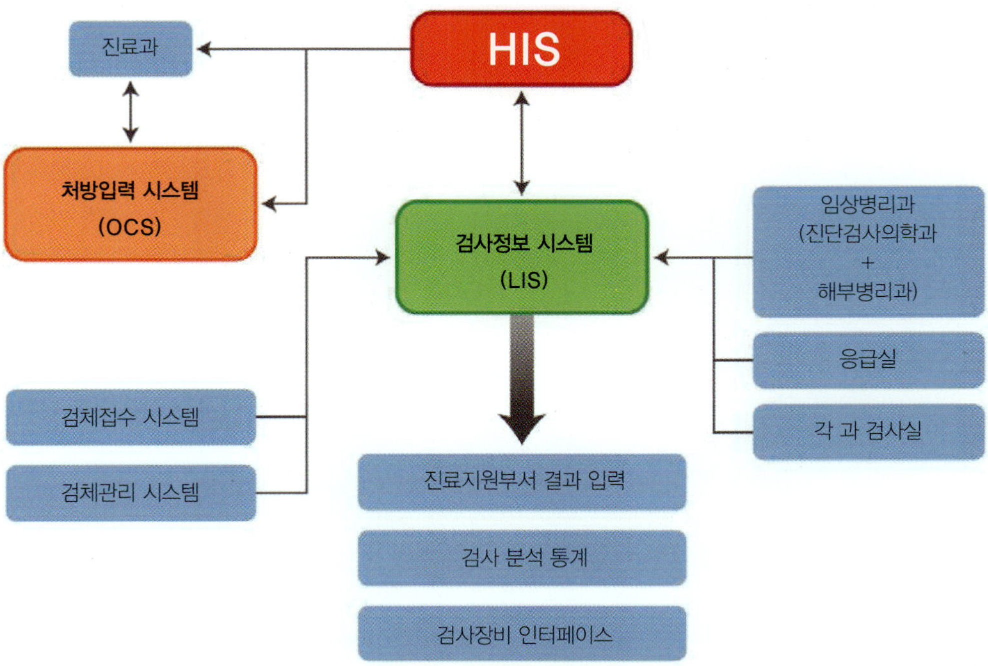

그림 7-3. 검사정보시스템의 흐름도

유행하는 질병의 정보, 동일한 질병 치료사례와 의약정보까지 폭넓은 정보를 제공하여 진료의 신뢰성을 증진시키는 시스템의 일종이다. 이와 유사한 지식관리 프로그램(Knowledge Management System; KMS)으로서 병원 전반에 진행되고 있는 시스템의 정보와 자료를 일률적으로 관리하고, 관리되는 정보와 자료는 교육을 통해 구체적으로 검색·조회하게 된다.

영상의학과정보시스템

초기 진단방사선검사 관리시스템으로 시작된 영상의학과 정보시스템(Radiological Information System; RIS)은 환자 검사시간 단축과 검사장비의 효율적 관리를 목적으로 시작하였다. 지금은 병원 내부의 의료정보 중 의료영상 정보가 차지하는 비율이 확대됨으로써 영상정보의 효율적 관리,

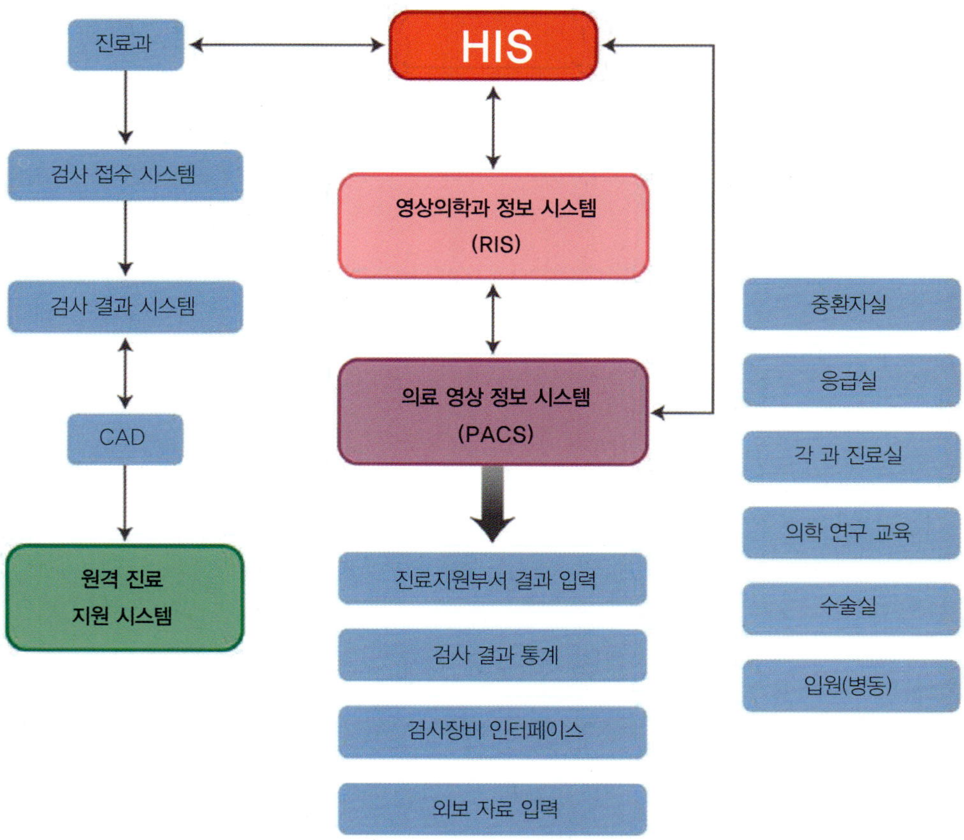

그림 7-4. 영상의학과 정보시스템의 흐름도

공유, 운영의 목적으로 처방전달시스템 이상으로 병원정보시스템에서 중요한 역할을 한다. 이와 유사한 시스템은 간호정보시스템(Nursing Information System; NIS)이 있으나, 의료장비와 연동하면서 검사정보를 제어하고 환자정보와 처방정보에 영향을 미치므로 의원급이나, 장비의 수가 적은 병원에서는 처방정보와 연동하여 많이 사용되고 있어 활용도가 높다고 할 수 있다.

특히 의료영상정보를 따로 분리하여 독립적으로 운영이 가능한 PACS를 갖추고 있다. 이는 초창기 병원 내부의 컴퓨터 처방(Slipless)과 필름을 지양하고 디지털 의료영상(Filmless)를 주도하여 디지털 병원의 초석이 되었다.

영상의학과 정보시스템의 구성은 각 과의 영상의학과 검사정보와 병원정보시스템의 환자정보, 검사결과의 디지털영상정보를 하나로 통합하여 사용자가 요구하는 결과의 형태로 나타낸다. 즉, 영상 결과정보와 환자병력정보, 임상검사정보를 종합적으로 운영하여 의사결정에 큰 역할을 하고 있다. 이외에도 고가의 의료장비를 효율적으로 운영하고 검사의 예약정보시스템을 통합하여 검사 대기시간을 단축하며, 보다 질 높은 의료서비스를 제공한다.

처방전달시스템

전체 병원정보시스템에서 가장 많은 비중을 차지하는 처방전달시스템(Order Communication System; OCS)은 진료의사의 각종 처방전 형식을 아날로그 형태로 기입하는 것이 아니라, 차트리스(Chartless), 페이퍼리스(Paperless), 슬립리스(Slipless)의 목적으로 컴퓨터를 이용하여 일정한 프로그램 안에서 기입하여 진료지원 부서에 자동으로 전달되고, 또한 진료지원 부서에서 얻어진 결과는 병원정보시스템에 입력되어 의료진과 병원이 필요한 곳에서 자유롭게 조회할 수 있는 시스템(Computerized Physician Order Entry; CPOE)을 말한다.

병원은 처방전달시스템을 중심으로 병원정보시스템을 표준화하고 있는 추세이며, 최근에는 많은 부분들이 국제표준을 따르고 있다. 의료기관의 연계적 효율성을 높이기 위해서는 처방전 프로그램의 표준화가 일반적으로 우선이다.

처방전은 의사의 진료습관과 진료부서의 특수성을 고려할 때 병원마다 많은 차이가 있다. 2000년부터 시행된 의약분업으로 의약정보시스템은 쉽게 표준화가 이루어져 의료 약품 수요 및 의료전달체계의 안정화에 기여하였다. 반면에 처방전달시스템은 우리나라에서 병원정보시스템을 대신할 만큼 많은 부분을 차지하고 있다. 처방전달시스템은 환자정보, 약속처방, 일반처방, 전송시스템, 코드조회의 다섯 가지로 구성되어 있고, 약속처방과 일반처방의 범위가 확대되는 추세이다. 처방

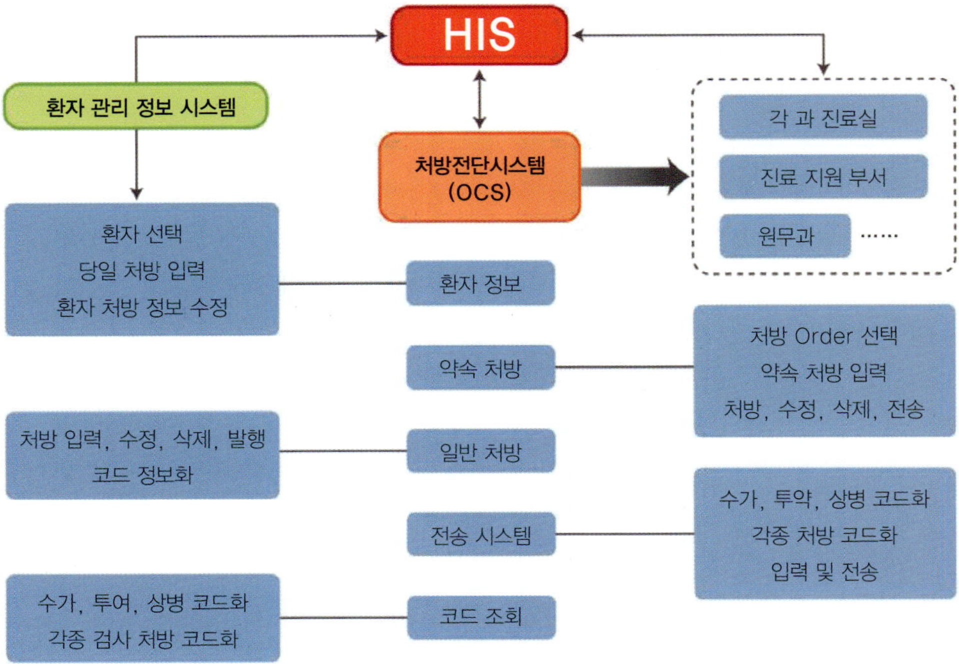

그림 7-5. **처방전달시스템의 흐름도**

전달시스템의 중요한 사항은 문자와 수치의 결과 및 처방의 입력이므로 시간적, 순차적 프로세싱이 필요하다. 이러한 결과는 입력 자료 정보화를 의미하므로 검사정보시스템, 영상의학과 정보시스템과의 상호 보완적 조절이 반드시 필요하다. 따라서 처방전달시스템은 단 하나의 독립적 시스템의 운영으로는 병원정보시스템에 도움이 될 수 없다.

병원정보화의 효과

과거 병원정보시스템의 도입은 의료정보기술의 발전과 컴퓨터를 비롯한 정보운영장비의 가격 하락으로 인한 초기 투자비용 절감과 프로그램의 다양화 및 사용자의 확대이다. 오늘날의 병원 정보화는 선택이 아니라 필수 과정이다. 무엇보다 통신망 발달로 병원 간의 정보교류가 원활히 이루어짐으로써 의학기술의 공유가 일반화되었고 고객이라 하는 환자 중심의 의료시스템이 도입되었기 때문이다. 따라서 병원정보화의 효과는 환자서비스 개선을 통한 병원의 신뢰성 구축에 있다고 할 수 있다. 양질의 의료서비스는 진료와 치료, 간호, 검사영역까지 다양한 부분을 포함하고 있다.

진료예약시스템의 운영으로 불필요한 진료대기시간을 줄일 수 있고, 창구업무의 신속처리로 환자의 불편과 오류 처방전을 미연에 방지 할 수 있으며, 신속 정확한 검사(임상병리검사, 각종 기능검사, 방사선 검사 등) 업무처리로 환자가 검사 결과를 당일에 확인할 수 있다. 병원은 첨단 진료환경을 구축함으로써 환자의 진료정보가 가능해져 보다 질 높은 의료서비스와 임상적 연구자료로 활용할 수 있고, 진료의 신뢰성을 구축할 수 있다. 병원에서 사용되는 각종 의약품과 진료재료 및 각종 소모품의 물류관리체계가 이루어져 효율적으로 운영할 수 있고, 최적의 인적자원 관리도 유지할 수 있어 경영자의 의사 결정을 지원해 준다. 병원정보화의 성공적 운영은 각 부서의 요구사항과 정보의 표준화가 반드시 선행되어야 한다. 과거의 의료정보시스템은 병원 내부에서 폐쇄적으로 개발되어 운영되었다. 이렇게 개발 운영된 시스템은 정보 공유이라는 벽에 부딪쳐 경쟁력을 잃어버리는 원인이 되었다. 현재의 병원정보화는 전문가 집단들이 병원 내·외부 환경 조사를 통해 문제점과 개선 방향, 타 병원과 정보 교환이 가능한 표준 방식의 설치 운영을 추구하고 있다.

MEMO

병원정보화 진행 시 고려사항

- 현재 병원업무의 분석과 합리화 작업 공감대 형성
- 시스템의 유연성과 확장성 고려
- 병원의 특수성과 업무의 연속성 고려
- 병원 구성원의 재교육과 시스템 적응력 고려

병원정보시스템의운영

일반적으로 병원정보시스템의 3대 핵심 시스템은 처방전달시스템(Order Communicating System; OCS), 의료영상 저장 및 전송시스템(Picture Archiving Communication System; PACS), 의무기록 전산화를 통한 전자차트(Electronic Medical Record; EMR)이다.

처방전달시스템은 의사의 처방을 인력이나 기계적인 방법에 의존하지 않고 컴퓨터를 이용해 신속, 정확하게 진료지원 부서에게 전달하는 시스템이다. 처방전달시스템을 통해 수납 및 투약 대기시간을 단축하는 등 진료 프로세스를 단순화시킬 수 있으며, 인력 재배치의 효과를 가져 올 수 있다.

의료 영상 저장 및 전송 시스템은 의료영상획득 장치를 통해 생성된 의학영상을 디지털 데이터로 변환시켜 저장-전송-관리하고, 이를 네트워크로 연결된 단말기를 통해 조회하는 시스템으로 현재 영상정보의 매체로 사용되는 필름을 대체하고 있다. PACS는 기존 필름 시스템의 문제점으로 지적됐던 분실 위험, 공간차지, 인력투입, 원본영상재현의 어려움 등을 해결해 주고, 진료시간을 단축함으로써 의료 생산성을 높여준다. 또 체계적인 영상자료구축으로 의학연구 및 교육 기초자료를 제공하며, 통신망을 통한 원격영상 진단시스템(Teleradiology System) 구축도 가능해졌다. 그러나 과다한 초기 구축비용이 문제가 되었으나, 건강보험에서 PACS를 도입할 경우 높은 보험수가 산정됨에 따라 급격히 확산되었다.

의무기록전산화는 진료, 원무, 통계에 걸친 전 병원업무를 자동화함은 물론 PACS와의 자동연계로 병원 경영의 효율성을 극대화해 줄 것으로 기대를 모으고 있으며 미래 지향적인 진료환경으로 일컬어지고 있다. EMR 도입으로 기대되는 효과는 보험 청구업무 자동화 및 실시간 청구 가능, 진료 및 대기시간 단축, 진료비 및 검사내역 등 자동통계처리, 외래간호사나 간호조무사 인건비 절감, PACS와 연계하여 차트, 필름 없는 병원 환경 마련 등을 들 수 있다. 이외에도 환자 대기시간 단축으로 신뢰도의 향상이나 쾌적한 병원 환경 등에도 효과가 있다. 정보화 시대를 맞이하여 최근에는 서류에 의해 문서를 주고받는 대신 데이터통신망을 통한 전자문서교환방식(Electronic Data Interchange; EDI)의 개발이 활발히 진행되어 이미 무역, 유통 등 여러 분야에서 이용되고 있으며 앞으로 급속히 확대되고 있다.

EDI란 서류나 자료를 사람이나 우편으로 전달하지 않고 원격지간의 컴퓨터와 컴퓨터 간에 표준화된 전자서식으로 정보를 교환하여 업무를 처리하는 정보통신 방식이다. 의료분야에서도 정부의 국민복지망 구축계획의 일환으로 현재 의료정보망이 개발되었으며, 진료비청구업무의 EDI방식이 완성되었다. 이는 건강보험진료비, 산재보험진료비 및 자동차보험진료비를 청구하고 수령하는 데 있어 방대한 양의 서류나 디스켓, 저장장치 등을 보내지 않고 전자문서로 정보를 교환하며 업무를 처리하는 것이다. 이 방식은 신속 정확한 청구는 물론 심사결과를 제공 받을 수 있는 업무수행에 있어서 간편하게 더 많은 정보를 분석 및 활용할 수 있다.

CHAPTER 8

DICOM

(Digital Imaging and Communication in Medicine)

DICOM 소개

PACS는 영상의학과 정보시스템(Radiological Information System; RIS)나 병원정보시스템(Hospital Information System; HIS)로의 연결 시 이들 사이에 데이터 통신과 일관된 정보는 의료정보의 올바른 활용을 위해 매우 중요하다. 1983년에 전미방사선학회(American College of Radiology:ACR)과 미국전기공업회(National Electrical Manufacturers Association:NEMA)는 다양한 업체들에 의해 만들어진 장치들이 지원하는 각각의 다양한 디지털 영상 포맷에서 벗어나 의료영상과 그와 관련된 정보를 전송하기 위한 표준을 발전시키기 위한 공동 위원회를 설치하여 운영하고 있다. DICOM은 1992년 RSNA(The Radiological Society of North America) 회의에서 처음으로 서로 다른 형태의 영상정보를 가지는 장비들의 연결을 위하여 네트워크를 사용한 메시지전송에 관한 규약을 통하여 시작되었다. 그 후 표준화 작업을 위한 ACR-NEMA 각 그룹(Working group)이 형성되었으며 이들 그룹 간의 협의를 거듭하여 1993년 RSNA에서 처음으로 데모를 가졌다. 현재는 DICOM(Digital Imaging and Communication in Medicine) 버전 3.0이 발표되어 사용자와 업체 간의 표준에 대한 이해와 발전을 거듭하여 의학 영상 장비 연동의 표준으로 자리를 잡아가고 있으며 또한 표준화 영역을 넓혀 가고 있다.

DICOM이란 의료영상을 교환하고 구성하는 방법과 그에 관련된 정보들을 기술한 자세한 명세서(Specification)이며, 디지털 의료 영상 분야에서 가장 보편적이며 근본적인 표준을 수립하려는 노력의 상징으로, 의료용 이미징 데이터를 진단적으로 정확하게 표시하고 처리하는 데 필요한 모든 툴을 제공하는 표준이다. PACS를 위해서는 디지털 데이터를 획득하는 것이 필수적이므로 표준화 영상포맷인 DICOM포맷으로 영상을 획득하게 된다. DICOM은 장치나 기기가 아니고 시간에 따라 계속 발전해가고 수정 보안되고 있는 의료영상의 표준통신방법의 총칭이다.

DICOM은 영상포맷 이상의 내용으로 영상전송방법, 영상표시방법, 영상통신방법 등 매우 다양한 분야를 표준화하고 있으며 자세한 내용은 NEMA(National Electrical Manufacturers Association)에서 발표한 16권의 DICOM 3.0책자, 약 60여 개의 부록, 그리고 210개가 넘는 CP(Correction Proposal) 등을 참고할 수 있을 것이다. DICOM 3.0 표준은 의료영상과 그와 관련된 정보를 병원 내부에서나 외부와의 전송을 위해서 데이터 상호교환 프로토콜, 디지털 이미지 포맷, 그리고 파일구조를 설명하고 있다. DICOM 인터페이스는 디지털 영상장치들의 상호연결을 위해 유용하다. DICOM 3.0에서는 정보 오브젝트와 서비스 클래스 정의에 따른 응용의 표준화를 하였으며 접속

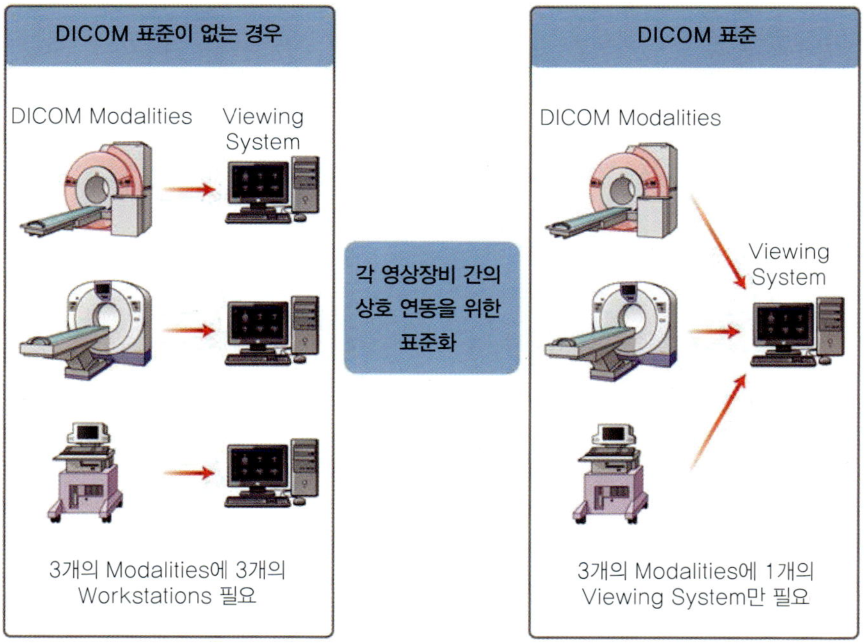

그림 8-1. DICOM의 필요성

프로토콜을 네트워크 기반으로 확장시킨 점이 가장 큰 특징이다.

MEMO

DICOM의 필요성

- 의료장비의 효율적 활용
- 통신프로토콜의 표준화
- 의료영상에 대한 임상 및 진단용 모니터의 영상교환 용이
- 영상과 관련된 정보전달
- 영상의 포맷, 통신, 표현이 필요

DICOM 기본단위

DICOM은 우선 디지털 영상을 획득할 때부터 영상의 표준 포맷으로 이용되고 PACS를 고려할 때 영상을 컴퓨터와 컴퓨터간 또는 서버에 전송하는 영상 전송 표준을 위하여 매우 중요한 역할을 담당한다. DICOM 파일은 헤드(Header)와 이미지 데이터로 구성되어 있고, 이미지 파일을 하나의 파일로(img),헤드파일을 또 다른 파일(hdr)로 저장하는 기존의 애널라이즈(Analyze) 포맷과 다르다. 따라서 압축을 통해 이미지의 크기를 줄일 수 있다.

DICOM 구성은 영상정보(Information Object), 명령어(Service Class)로 나누어져 있으며, 기본단위는 문장, 텍스트 데이터와 영상 데이터를 모두 포함하는 IOI(Information Object Instance)와 주어 즉, 객체인 IOD(Information Object Definition) 그리고 동사 즉, 명령어에 해당되는 DIMSE(DICOM Message Service Element)이다.

영상정보 규정에 해당하는 정보 객체 정의를 IOD라 한다. 또 DICOM 객체지향의 디자인에서 추상적인 데이터 객체 포맷과 내용을 설명한다. 저장을 위해 각 영상 획득장비는 그 자신의 정보 객체를 정의한다. 예를 들어, 이 IOD는 MRI, CT, NM 등과 같은 이미지 데이터 객체와 선, 라인, 오버레이(Overlay), 환자의 이름, 검사 종류, 날짜, 조영제를 사용했는지 아닌지 등등의 텍스트 데이터와 RIS 정보처럼 이미지와 관련된 데이터 객체에 대한 설명을 제공한다.

DICOM 메시지 서비스 엘리먼트인 DIMSE에는 DIMSE 서비스, 명령어(Service Class), DICOM 퀴리와 리트리브 서비스(Query/Retrieve Service)로 구성되어 있다. DIMSE 서비스는 명령어를 하는 것으로, 저장하라(c-store), 찾아라(c-find), 가져와라(c-get), 전송하라(c-move) 등과 같이 통

신 명령어에 해당하는 DIMSE는 IOI에서 동사의 역할을 수행한다. 따라서 장비 간의 영상 교환은 이러한 명령어로 이루어지는데, SOP(Service Object Pair)는 주로 영상 교환이 이루어지는 부분을 말한다. SCU(Service Class User)는 영상을 받아서 사용하는 부분(Client)을 말하고, SCP(Service Class Provider)는 영상을 주로 보내고 공급하는 부분(Server)을 말한다. 따라서 장비 즉, 사용자에 해당되는 SCU는 전송하고자 하는 영상이 저장 가능한지(Abstract Syntax) 그리고 어떤 전송 방식(Transfer Syntax)과 압축방식을 사용할 것인지를 SCP에 문의하게 된다. 따라서 하나의 장비가 하나의 역할을 수행하는 것은 아니므로 PACS에서 사용되는 의료장비와 서버, 클라이언트 등은 모두가 SCU, SCP의 역할을 중복적으로 수행한다. 따라서 DICOM 쿼리와 리트리브서비스는 일반적으로 서버로부터 필요한 영상을 가져올 필요가 있을 때 사용되며, 영상을 서버에서 다른 장비나 컴퓨터로 보낼 수도 있다. 이때 DICOM을 요청하는 쪽이 SCU(Client)가 되고, DICOM 정보를 가져오는 쪽이 SCP(Server)가 된다.

DICOM 네트워크

DICOM 통신은 TCP/IP를 기반으로 운영되며, 장비에는 DICOM 통신이 가능한 Application Entity Title이라 하는 AE 타이틀이 존재한다. AE 타이틀은 DICOM 통신이 가능한 이름을 말하는 것이므로, 존재해야 통신이 가능하다. 장비의 연동 시 서버와 클라이언트와의 AE 타이틀을 꼭 확인해야 한다.

표현 문장에 해당되는 PC(Presentation Context)는 어떤 SOP 클래스를 어떻게 처리할 것인가 하는 하나의 추상적인 구문(Abstract Syntax)에 여러 개를 어떻게 처리해야 할 것인가의 구문(Transfer Syntax)이 표현되어 있다.

표 8-1. PC(Presentation Context)의 구성

Abstract Syntas	Transfer Syntas	Presentation Contest
사용되는 SOP class	Encodin 방식(저장방식)	Abstract Syntas + Transfer Syntax
MR Image를 저장하라	JPEG 압축	JPEG 압축된 MR Image를 저장

DICOM 서비스

PACS 구성은 주로 장비와 서버, 클라이언트로 구성되어 있는데 서비스 클래스 즉, 명령어 구성이 잘 이루어져야 원활하게 정보가 전달된다. 일반적으로 서버로부터 필요한 영상을 가져올 필요가 있을 때 쓰이나 영상을 서버에서 다른 장비나 컴퓨터로 보낼 수도 있다. DICOM을 요청하는 쪽이 SCU(Client)가 되고, DICOM 정보를 주는 쪽이 SCP(Server)가 된다. 즉, SCU는 찾고자 하는 영상의 환자 정보나 검사정보를 SCP에게 받는다고 할 수 있다. 이러한 관계설정은 SOP로 구성되어 있다.

이외에도 기본적인 출력 설정(Basic Print Management)은 영상을 필름이나 종이로 출력할 때 쓰이며, 장비 검사 관리정보(Modality Worklist Management)는 방사선 검사 시 획득된 영상과 환자의 기본정보를 일치시키는 서비스이다. 이것은 영상장비와 통신하기 위한 것이 아니라, 검사정보시스템과 연동하기 위한 것이다.

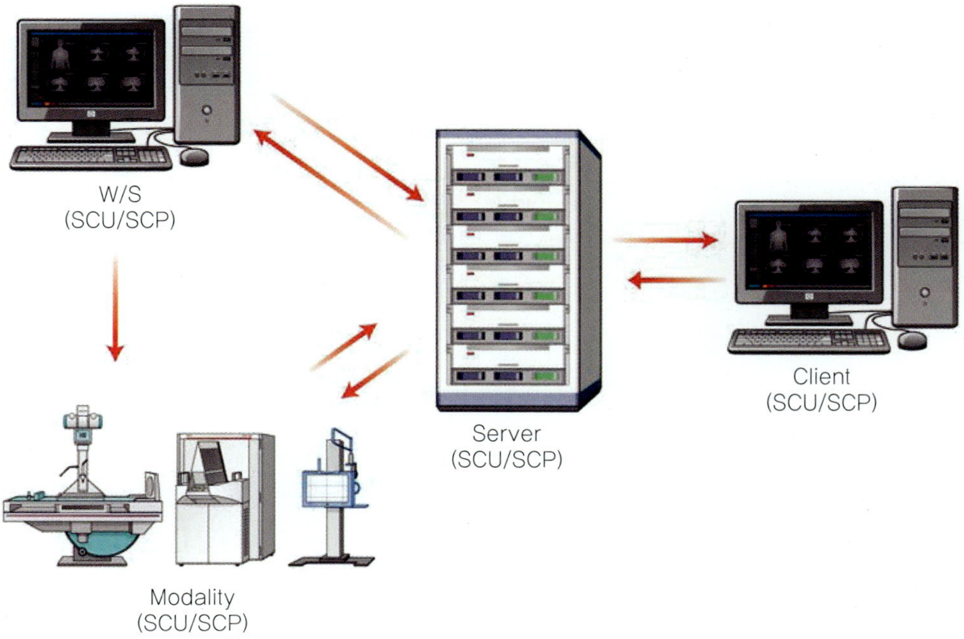

그림 8-2. **검사정보시스템의 흐름도**

DICOM 구성

Part of the DICOM Standard-16Part Consist

Part 1. Introduction and Overview

전체 DICOM 표준의 개요와 구조, 목적, 범위, 역사에 대하여 서술하고 있으며, 특히 표준의 각 목록에 대해 요약 내용을 담고 있다.

Part 2. Conformance

DICOM 표준 제2권은 적합성 선언을 구현하는 원칙을 정의하며, 어떤 구현에 있어서 적합성이 요구되는 일반적인 조건을 명시하며, 적합성 선언의 구조를 정의한다. 다만, 구현의 적합성을 평가하기 위한 시험/확인 절차를 명시하지 않는다.

Part 3. Information Object Definitions

DICOM 표준 제3권은 디지털의료 영상의 통신에 적용할 수 있는 실제 엔티티의 추상적 정의를 제공하는 몇 개의 정보 객체 클래스를 명시하며, 각 정보 객체 클래스의 정의는 목적과 속성으로 구성된다.

Part 4. Service Class Specification

DICOM 표준 제4권에서는 몇 가지의 서비스 클래스를 정의한다. 서비스 클래스는 하나 이상의 정보 객체와 이 객체에서 실행되는 하나 이상의 명령어로 구성되어 있다.

Part 5. Data Structures and Semantics(Encoding)

표준 DICOM의 제5권에서는 어떻게 DICOM 어플리케이션(Application) 엔티티가 만들어지고 데이터 집합 정보가 부호화 되는가가 제시된다. 이 데이터 집합 정보는 제3, 4권에서 정의된 정보 객체와 서비스 클래스의 사용의 결과이다.

Part 6. Data Dictionary

표준 DICOM의 제6권은 모든 DICOM 데이터 요소들의 모임을 정의한 정보를 보여줄 수 있게 한곳에 만들어 두었고, 각 데이터 요소는 그룹과 요소번호를 구성하는 유일한 태그를 지정한다.

Part 7. Message Exchange

표준 DICOM 제7권은 서비스와 프로토콜을 명시한다. 여기서 서비스와 프로토콜은 제8권 또는 제9권에서 정의된 메시지를 통신 지원 서비스를 통하여 교환 될 목적으로 의료 영상 환경 안에서 어플리케이션 엔터티로 사용되어진다.

Part 8. Network Communication Support for Message Exchange

표준 DICOM 제8권에서는 통신 서비스와 프로토콜의 상위 층을 명시한다. 이들은 네트워크화 된 환경에서 DICOM 어플리케이션 엔티티(제3권, 제4권, 제5권, 제6권, 제7권에 명시)들 사이의 통신을 도와주기 위해 필요하다. 또한 이들은 DICOM 어플리케이션 엔티티들 사이의 통신이 효율적이고 체계적으로 네트워크상에서 수행하는 것을 보장한다.

Part 9. Point-to-Point Support Communication Support for Message Exchange

표준 DICOM 제9권에서는 메시지 교환을 위한 일대일 통신지원에 대한 명시가 되어 있다.

Part 10 Media Storage and File Format for Media Interchange

표준 DICOM 제10권은 전반적인 구조를 표준화하고 상호작용성의 주요 장애들을 다룸으로써 개방형 매체 교환의 기초를 확립한다.

Part 11. Media Storage Application Profiles

표준 DICOM 제11권은 메시지 저장 응용파일로 구현의 적합성 선언을 위한 어플리케이션 특유의 DICOM 표준의 부분 집합들을 상술하며, 이러한 적합성 선언은 의학영상의 상호작용이 가능한 교환과 특정한 임상적 이용을 위한 저장 매체상의 관련된 정보에 적용된다. 그것은 다음의 저장 매체상의 다양한 형태의 정보를 교환하기 위해 제10권에서 정의된 기초를 따른다.

Part 12. Media Formats and Physical Media for Media Interchange

표준 DICOM 제12권은 매체 교환을 위한 매체 형식과 물리적 매체 DICOM 표준을 상술한다. 이 권에서는 의료 환경에서의 디지털영상 컴퓨터시스템들 간의 정보의 교환을 용이하게 한다. 이러한 교환은 진단을 위한 영상처리와 잠재적으로 다른 의료분야의 응용을 증진시킬 것이다. 복수권의 DICOM 표준은 이러한 정보의 교환을 달성하기 위해서 제공되는 서비스와 데이터를 정의하며, 매체 저장 모델(Media Storage Model, 제10권 참조)과 특정 물리적 매체와 매체 포맷 사이의 관계를 설명하기 위한 구조와 특정 물리적 매체 특성 및 연결된 매체 포맷이 상술된다.

Part 13. Print Management Point-to-Point Communication Support

표준 DICOM 제13권은 프린터 사용자와 프린터 제공자 사이의 점대점 연결을 통한 DICOM Print Management Application Entities의 통신을 지원하기 위하여 필요한 서비스와 프로토콜을 상술한다. DICOM 표준에서 상술되는 점대점 인쇄 관리 통신 지원(Point-to-Point Print Management Communication Support)은 ISO Open Systems Interconnection Basic Reference Model ISO 7498-1에 적합하다. Point-to-Point Print Management Communication Profile은 존재하는 하드카피 통신 하드웨어 병렬 이미지 경로, 직렬 제어 경로와 호환되는 하위층 프로토콜을 사용한다.

Part 14. Grayscale Standard Display Function

표준 DICOM 제14권은 흑백 영상의 표시를 위해 표준화된 표시 함수를 상술한다. 그것은 흑백 표준 표시 함수를 일치시키기 위한 표시 시스템의 변경 또는 표시 시스템의 흑백 표준 표시 함수에 대한 적합성을 측정하기 위한 특정 표시 시스템의 특성 곡선을 측정하는 방식의 예를 제공한다. 표시 시스템들은 Light-box 또는 Alternator에 놓인 필름을 만들어 내는 프린터와 함께 전자장비에 연결된 모니터와 같은 것들을 포함한다.

Part 15. Security Profiles

표준 DICOM 제15권은 DICOM Security의 표준에 관련되어 있으며, 주로 Application Entity간에 DICOM Object를 주고받을 수 있도록 방법적인 내용 중 Security의 범위와 구현을 기술하였다.

Part 16 Content Mapping Resource

표준 DICOM 제16권은 DICOM Content Mapping Resource(DCMP)를 소개하였다.

DICOM 관련 site: http://www.dclunie.com/dicom-status/status.html

DICOM 종류

CT, MR, US, CR, DDR, NM을 비롯한 각종 디지털 영상장비가 만들어 낸 의료영상과 판독결과지를 의미하는 리포트(Structured Report), 영상표시상태 즉, 영상변화상태의 정보(Grayscale Soft-copy Presentation State; GSPS), 웨이브폼(ECG, EKG) 등이 있으며, DICOM 내부에는 일반영상

파일과 환자 정보, 각종 영상 정보가 동시에 존재한다. 의료장비 간의 원할한 DICOM 통신을 위해서는 DICOM CS(Conformance Statement)를 명시해야 한다. 이는 DICOM 통신에 대한 연동성을 나타내고 있으며, 의료장비 연동 전에도 장비간의 호환성을 상호 증명할 수 있다.

PACS가 보급되면서 이미지를 검색하는 기능에서 이미지에 관련된 판독결과지를 간단히 조회할 수 있도록 구조적인 요구가 있어, 판독결과지(Structured Reporting; SR)라고 하는 표준이 만들어졌다. 이러한 SR은 다이나믹한 판독지형식을 가지며, DICOM과 같이 쿼리와 리트리브(Query/Retrieve) 등이 가능하다. DICOM 웨이브폼 교환서비스(Waveform Interchange Service)란 DICOM 표준을 통한 웨이브 폼 정보의 상호교환을 목적으로 하는 것이다. 즉, 의료영상 처리 환경에서의 웨이브 폼 형식의 데이터를 획득, DICOM 프로토콜을 이용한 전송과 저장 등의 관리를 실제 구현할 수 있게 되었다. 이는 지금까지 DICOM 영상 등에서 가졌던 여러 가지 DICOM 표준의 장점을 그대로 웨이브 폼 데이터에도 적용한 것이라고 생각할 수 있는데, DICOM 웨이브 폼 데이터는 기본적으로 의료 영상 데이터와는 차이가 있다. 바로 주요 데이터가 영상의 픽셀 데이터를 대신하여 8~16 비트 샘플링 데이터로 구성되어 있기 때문이다. 그렇지만 웨이브 폼 데이터 역시 이러한 샘플링과 채널에 대한 몇 가지 고유한 값들을 제외하고는 기본적인 DICOM 영상과 같이 환자, 검사, 시리즈 정보를 그대로 가지고 있어 한편으로 DICOM 웨이브 폼을 좀 더 특별한 DICOM영상으로 이해할 수도 있을 것이다. 그러나 보다 정확히 DICOM의 정의에 따르면 의료 영상과 웨이브 폼, SR 등의 데이터는 각각이 독립적인 위상을 가지고 있는 고유한 데이터로 보아야 할 것이다. 조회 장치간의 영상 조회 불일치는 많은 문제를 발생할 수 있으며, 이러한 문제는 PACS에서 조회 시스템 및 장치가 장소에 따라서 영상이 서로 다르게 보인다면 이는 매우 곤란한 문제일 것이다.

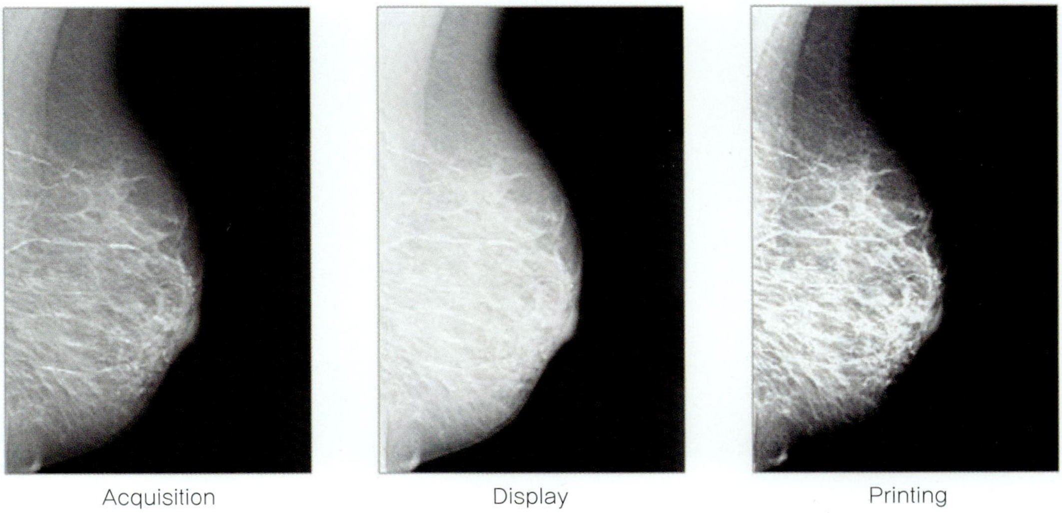

그림 8-3. 영상 전송, 조회시스템간의 불일치

획득단계와 조회, 출력 단계의 영상이 동일하도록 보정한다. 영상간의 일치성을 가지는 것을 일반적으로 CPI는 영상간의 일치성 뿐만 아니라 Hardcopy & softcopy간의 영상이 일치성을 갖도록 영상변환 하는 것을 말한다. 이러한 CPI를 위해서는 먼저 디스플레이 장치간의 일치가 필요하며 GSDF에 장비의 특성 곡선을 매칭시켜 장비의 불일치에 대한 오류를 제거한다. GSPS(Grayscale Standard Display Function)는 CPI를 위하여 어떻게 영상이 표현되어야 하는지를 기술하는 요소(Parameter)를 저장, 전송하는 객체(Object)에 대한 것이며, GSPS 객체는 이미지 표현을 위한 여러 가지 요소(Gray Scale Transformation, Shutter Transformation, Image Annotation, Spatial Transformation) 등을 저장한다.

MEMO

DICOM 서버와 PACS 서버의 차이

- DICOM 서버와 PACS 서버를 혼동하는 경우가 있다.
- DICOM 영상을 받는 부분, 즉 DICOM Storage SCP 기능을 가지는 것을 DICOM 서버라고 한다.
- PACS 서버는 DICOM 영상을 디스크에 저장하고 그 정보를 데이터베이스로 관리하는 서버를 의미한다.
- 일반적으로 PACS 서버가 DICOM 서버 기능을 포함하고 있는 경우도 많고 DICOM 뷰어가 DICOM 서버기능을 가지고 있기도 한다.

CHAPTER 9

영상획득

영상획득 개요

PACS 구성에서 가장 기본적인 업무에 해당되는 영상획득시스템(Image Acquisition System)은 영상의학과 정보시스템에서 가장 중요한 역할을 수행하고 있다. 단순한 영상획득과 전송의 개념에서 병원정보시스템과 연동뿐만 아니라, 최근 병원에서 타 시스템과의 공유로 확대되어 사용되고 있다. 영상의학과 뿐만 아니라 다양한 의료영상들을 표준화된 포맷 형태로 획득하여 적용시키고 있다. 따라서 영상획득과정에서 영상의 포맷은 DICOM 형태의 표준 프로토콜로 상호 통신한다는 점이 중요하다.

영상획득서버는 의료장비로부터 디지털 영상을 획득, 분배하는 영상획득시스템의 핵심기관이다. DICOM 엔진 또는 획득서버(Acquisition Server)라 하며, 의료장비(Modality)로부터의 영상들을 모아 PACS 서버(Core Part)에 전달함으로써 시스템 전체 영상 흐름의 부하를 감소시킨다. 각종 의료장비의 영상획득과정에서 DICOM 포맷이 아닌(Non-DICOM) 파일은 DICOM Gateway를 사용하여 전송하는데, DICOM Gateway는 표준 DICOM을 지원하지 못하는 의료장비의 영상데이터를 표준 형태로 변환시키는 일종의 디지털 변환장치이다. 획득된 디지털 의료영상을 효율적으로 관리, 운영, 통신하기 위해서는 몇 가지 추가적인 시스템을 필요로 하는데, 과거 의료장비에서는 가

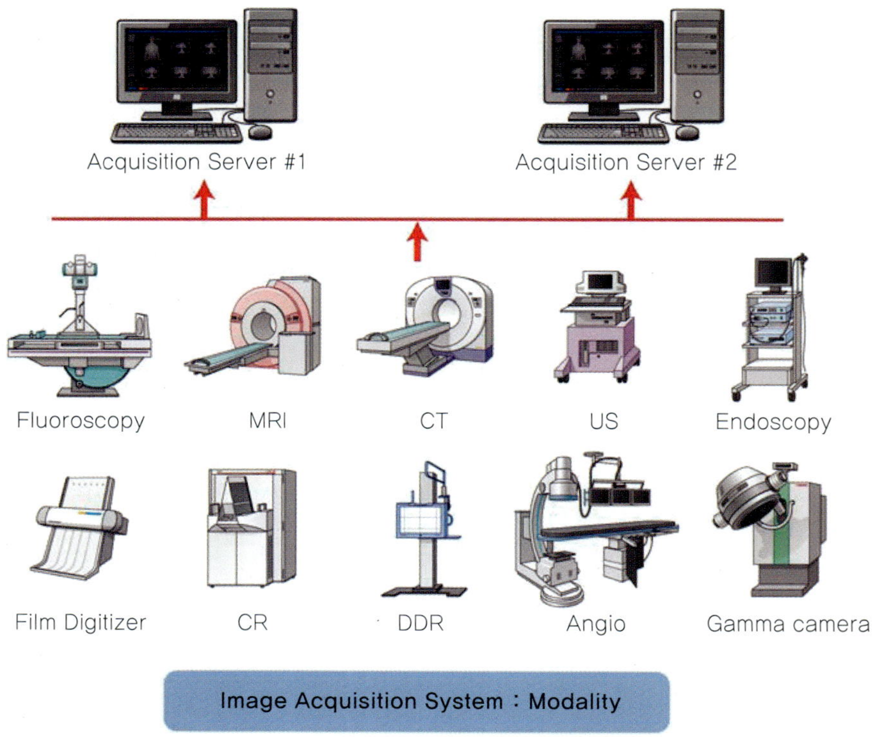

그림 9-1. **영상획득시스템 구성**

장 필수적인 요소가 바로 DICOM Gateway다. DICOM Gateway는 영상의 포맷 방식 또는 형태에 따라 Digital, Image Capture, Film Converter 방식으로 나누며, 현재는 초음파 및 내시경 영상을 변환시켜주는 Image Capture Converter 방식(또는 Secondary Image Capture Converter)이 가장 많이 사용하고 있다.

최근 의료장비는 이 기능을 내장하고 있어 독립적으로 구성하지는 않는다. 따라서 획득서버와 DICOM Gateway는 다양화되지 못하고 장비 내부의 기능으로 역할을 수행하고 있다. 영상획득시스템은 하나의 획득서버에 의료장비를 집중시키는 중앙집중시스템과 가교 역할로 여러 대의 획득서버로 구성하는 분산시스템으로 나눌 수 있다. 이는 병원의 영상 데이터량으로 결정하는데, 200병상 미만 중소형병원 획득서버 역할은 매우 다양하게 이용할 수 있다. 이 경우는 획득서버를 독립적으로 구성할 수도 있고, PACS서버와 연동하여 PACS서버의 역할을 일부 수행할 수도 있으며, 처방정보시스템(OCS)과 연결하여 구성할 수도 있다.

영상획득시스템

영상획득시스템의 가장 중요한 역할은 의료장비(Modality)의 효율적인 사용을 위한 의료장비 분산 활용이다. 각 의료장비에서 전송되는 영상의 개별 저장용량과 사용빈도에 맞는 전송시스템이 전체적인 PACS 효율을 좌우한다. 저장장치, 네트워크 구성 등 하드웨어 구성도 중요하지만, 병원 운영정책에 맞는 소프트웨어도 중요하다. 일반촬영에서 획득되는 영상은 단위 검사 당 용량이 크기 때문에 부하를 감소시키기 위하여 단독적인 시스템을 구성하기도 한다. 각 의료장비에서 획득되는 용량에 따라 획득서버는 DICOM 형태의 영상압축과 저장을 수행하며 중앙서버로의 전송의 역할을 한다. 다만, 응급 시에는 바로 원하는 개별 모니터로 전송할 수 있는 기능을 병행하기도 한다.

영상획득시스템의 특징은 크게 3가지로 분류할 수 있다. 분류의 기준은 시스템의 안정성과 전체 PACS의 효율성, 그리고 호환성이다. 영상획득시스템은 PACS를 구성할 경우 전체적인 시스템의 크기와 상관관계를 가지고 있고, 의료장비의 증가와는 밀접한 관계를 가지고 있다. 시스템을 구축한 후 향후 5~6년이 지나, 시스템을 확장할 경우에 간단히 연계할 수 있는 장점이 있으므로 앞으로 이러한 시스템의 연구가 더욱 필요하다고 할 수 있다. 영상획득시스템의 하드웨어 구성은 의료장비의 수와 통신하는 데이터양이 결정한다. 그러나 소프트웨어 구성은 하드웨어 구성과 달리 영상의학과 업무와 흐름에 영향을 받는다.

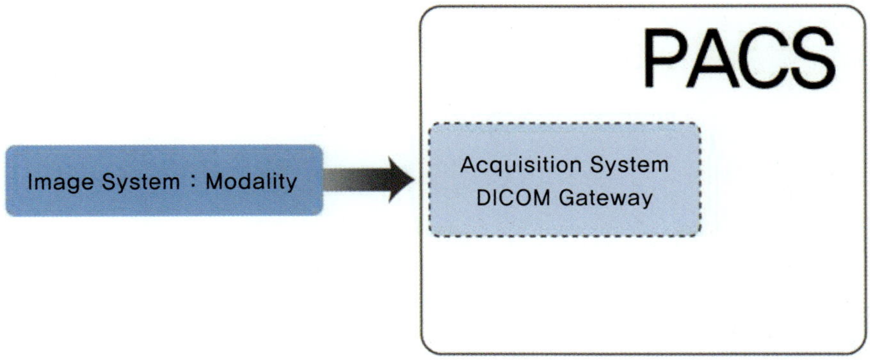

그림 9-2. 영상획득시스템의 역할

MEMO

영상획득시스템의 역할

- DICOM형태의 의료영상 획득
- 획득영상의 일시저장
- 획득영상의 분배 및 전송
- 획득영상의 압축
- 획득영상과 병원정보와의 연동

무결성과 안전성

영상획득시스템에서 가장 중요한 것은 시스템, 즉 하드웨어의 안정성이다. PACS 서버로 전송하기 전 단계로의 역할을 충분히 수행하기 위해서는 몇 가지 안정적인 장치를 구성해야 한다. 획득용량이 많은 의료영상을 단독으로 운영하기에는 하드웨어적으로 문제가 발생할 소지가 있어 구성방식의 차이는 있겠지만, 두 대의 획득서버를 동시에 운영하는 것이 효과적이라고 할 수 있다. 보통 획득서버에서는 3~5일 가량의 영상을 자체적으로 저장하는 기능을 가지고 있는데 이는 영상 데이터의 무결성과 안정성을 위한 행위로 볼 수 있다. 이러한 기능을 폴트 톨로런스(Fault Tolerance) 혹은 페일오버 시스템(Fail-Over System)이라고 한다. 두 대의 서버 중 하나의 서버가 역할을 하지 못하면, 다른 한 대가 그 역할을 대신하는 것으로 TCP/IP로 통신하고 있기 때문에 네트워크 프로그램으로 가능하다. 구성은 활동-활동(Active-Active), 활동-대기(Active-Redundant)로 구성한다. 다만, 복귀하는 정도는 관리 프로그램이 수행한다.

이외에도 기술적인 프로그램은 고가용성 솔루션(High Availa-bility)과 데이터 보호(Data Pro-tection)가 있다. 고가용성 솔루션은 클라이언트/서버 환경에서 사용자 자신이 사용하는 서버, 어플리케이션, 데이터 등을 항상 사용할 수 있도록 유지시켜 주는 개념이며, 데이터 보호는 사용자의 실수로 발생하는 중요데이터(Critical Data)의 소실을 원초적으로 보호하는 개념이다. 이들 모두가 획득서버의 안정성을 높여 획득영상의 무결성을 추구하고 있다.

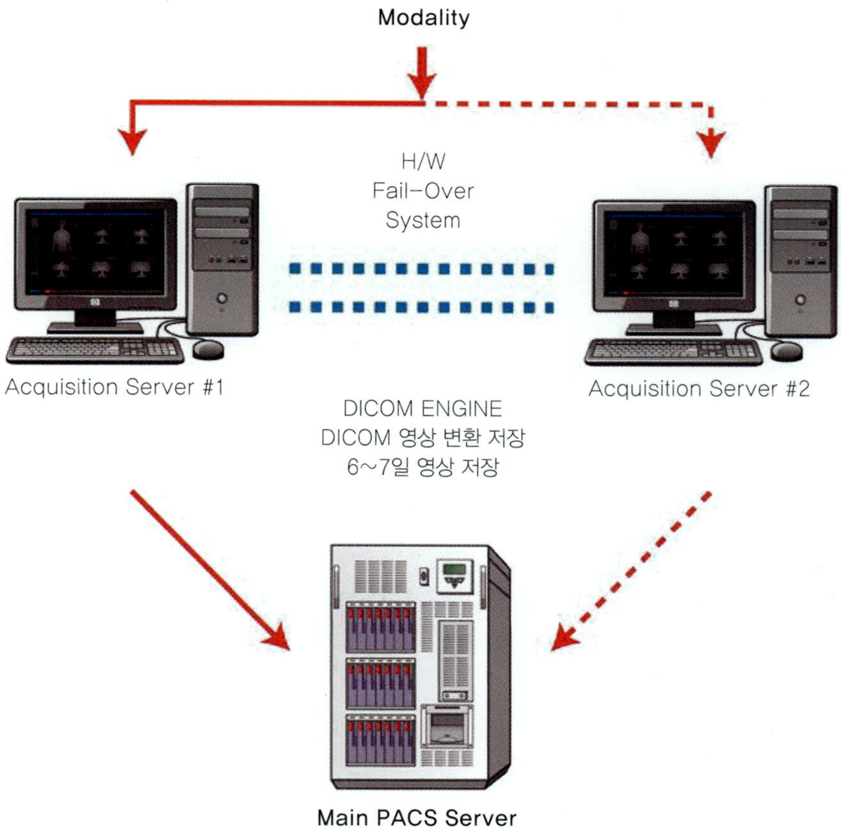

그림 9-3. 페일오버 시스템(Fail-Over System)

CHAPTER 10 획득장비

필름 디지타이저

필름 디지타이저(Film Digitizer)는 아날로그 형태인 스크린/필름(Screen/Film; S/F) 형태의 영상 획득방법으로 얻어진 필름과 같은 의료영상을 디지털 형태로 변환시키는 장비로써, 필름 스케너라고도 한다. 초기 PACS를 도입하는 경우 과거 영상에 대한 활용도를 높이기 위해서 디지타이저를 활용하여 아날로그 형태의 필름을 디지털로 변환하여 저장, 전송하는데 사용되었으나, 현재 일부분에서는 타 병원의 이송환자나 의뢰환자의 필름을 본병원에 저장하여 의료정보로 연계활용하거나, 과거의 영상을 연구, 교육용 자료(Teaching File)로 활용하기 위해서도 사용하고 있다.

디지타이저는 아날로그 형태로 저장된 필름을 레이저 빛을 투과하여 투과강도를 그레이스케일(8~16bit)에 맞게 전기적 신호로 변환하여 디지털화하는 장치로 투과하는 에너지원에 따라 분류되나, 일반적으로 사용하는 스캐너보다 분해능과 해상도가 우수하다는 차이가 있다. 디지타이저로 획득된 의료영상은 후처리가 자유롭지 못하여 아날로그인 필름의 정보를 모두 저장, 활용할 수 없는 분해능의 한계를 지니고 있다. 현재 국내에서 사용되고 있는 방식은 세 가지가 있는데, 레이저 형태와 CCD(Charge Coupled Device)형태, 디지털 카메라 형태가 있다. 경제적인 성능을 고려하여 CCD 형태와 디지털 카메라의 디지타이저를 일반적으로 많이 사용하고 있다.

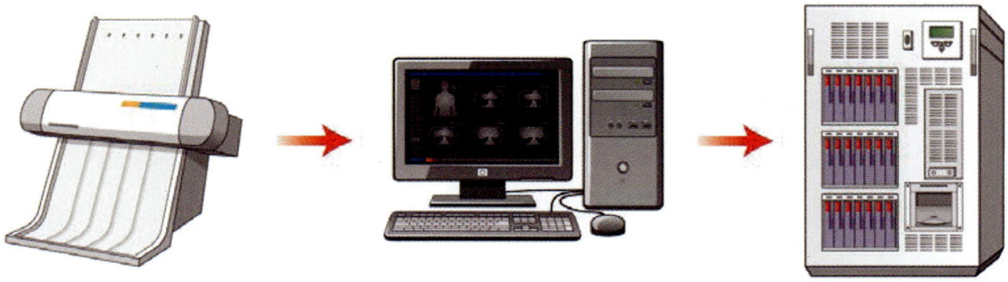

그림 10-1. Film Digitizer의 구성

CR

1970년대 후반부터 기존의 스크린/필름보다 효율적인 시스템에 관한 연구가 시작되었으며, 휘진성 형광물질(Photo-Stimulated Luminescence; PSL)을 도포한 영상판(Imaging Plate; IP)가 개발되었다. CR(Computed Radiography)이 빠른 속도로 일반 촬영장비의 대표로 자리 잡은 가장 큰 이유는 기존의 X-선 시스템 진단장치를 그대로 사용할 수 있는 장점과 디지털 영상획득시스템으로 넘어가기 위한 중간단계의 역할을 충분히 수행할 수 있기 때문이다. CR은 진단 영역에서 초기 소규모 PACS로 구성되어 많이 사용되었으며, CT, MRI, US와 같이 일정영역 내에서는 효율적으로 사용할 수 있어 현재 소형 병원에서는 CR 시스템이 근간을 이루는 PACS를 구성하고 있다.

최근에는 디지털 영상획득시스템(Direct Digital Radiography; DDR)의 도입 비용이 많은 경쟁력을 얻고 있어 앞으로 PACS의 구성도 간단해 질 것으로 예상된다. CR 시스템은 직접적으로 PACS 서버와 연동하여 사용할 수 있지만, 초기 모델은 다즘(Data Acquisition System Manager; DASM)이라는 다이콤 게이트웨이(DICOM Gateway)를 이용하여 연동하였으나, 현재 CR 시스템은 단독 구성이 가능하게 구성되어 있다.

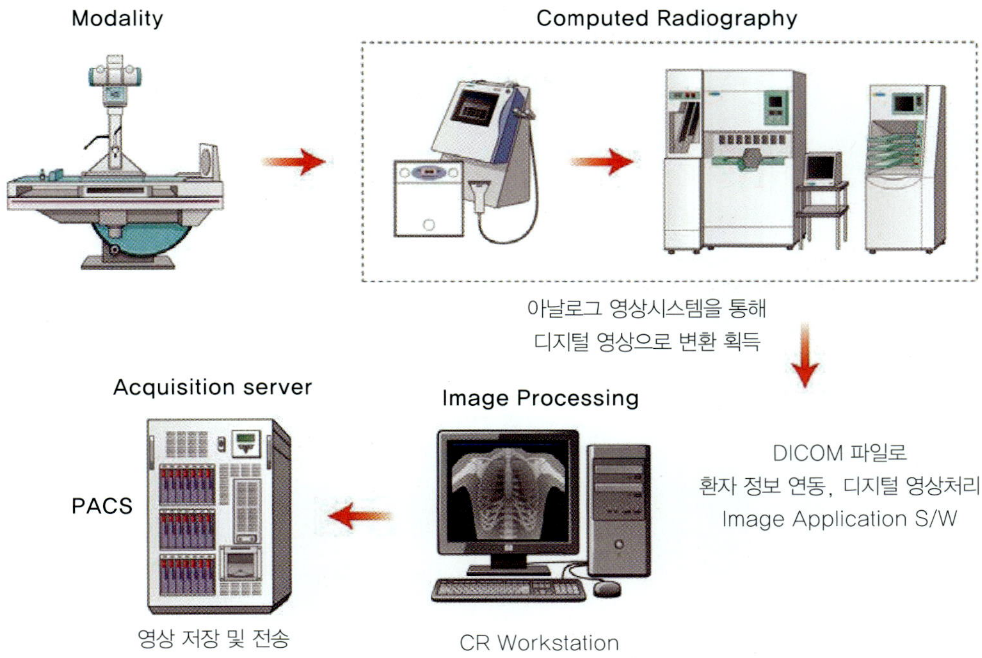

그림 10-2. CR System의 흐름도

CR 구성

CR은 기존의 스크린/필름 대신 광자극발광(휘진성) 형광체(Photo Stimulated Luminescence phosphor; PSL)를 도포한 영상판(Imaging Plate; IP)을 사용하여 X-선 영상을 획득하는 장치이다. X-선을 조사한 이미지 플레이트에 레이저빔을 주사하면 축적된 X-선량에 비례하는 광신호가 방출된다. 이때 레이저가 주사되는 각 점이 픽셀이 되며, 각 픽셀에서 얻어진 광신호의 크기가 픽셀값이 된다. 발생된 광신호는 집광 가이드(Light Guide)로 모아 광증배관(PM Tube)에서 전기적 신호로 변환된 후 증폭되어 A/D 변환기로 입력되며 이 신호를 디지털 신호로 변환한 후 컴퓨터에 영상이 저장, 전송된다. 이때 히스토그램의 원리를 이용한 EDR(Exposure Data Recognizer) 모드(Mode)에서 전처리가 이루어지며, 공간필터, 특성곡선, 주파수 특성 등의 후처리 과정을 통하여 영상처리가 이루어진다. 완성된 영상은 CR 워크스테이션(Workstation)에 순차적으로 저장되

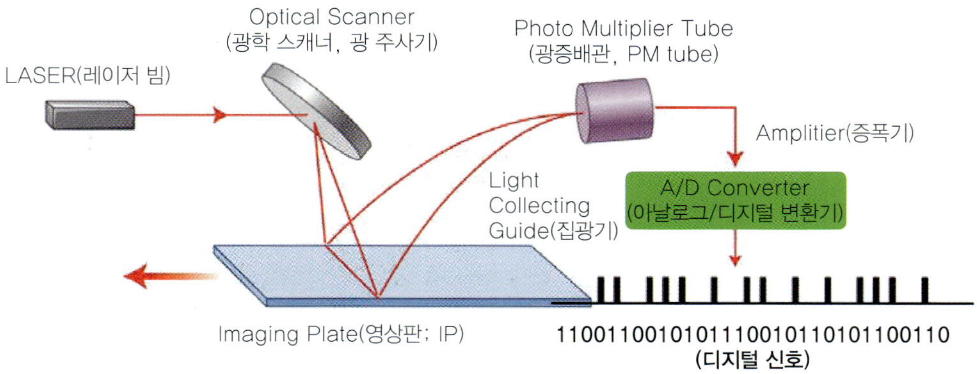

그림 10-3. IP 영상획득(광학부)과 A/D 변환

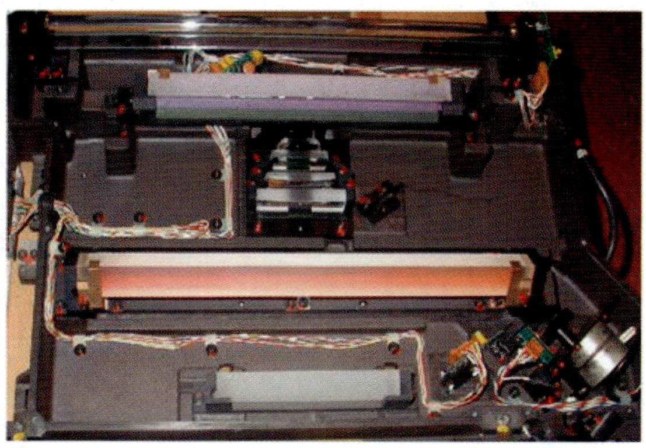

Structure of FCR9000 Scanner

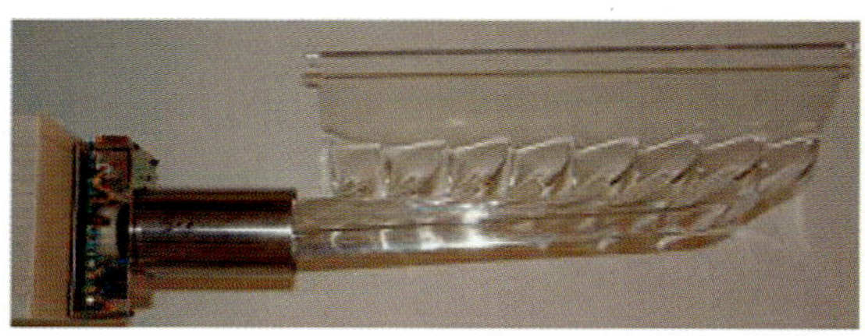

Light Collecting Guide (집광기)

그림 10-4. CR의 내부 사진

는 동시에 자동으로 PACS 서버로 전송된다. CR 시스템 구성은 영상판독부(Image Reading)와 영상처리부(Image Processing)로 나눌 수 있다. 영상판독부는 기본적인 영상획득의 하드웨어 구성으로 IP의 영상 데이터를 판독하는 장치로 구성되어 있다. 입구에는 IP 플레이트(Plate)와 카세트를 분리시켜 입력하는 피드(Feed)부분과 IP를 레이저해독부에 밀착시켜 이동시키는 로드(Load)부분이 있다. IP를 보관하는 저장부(Stacker)와 아래의 그림과 같은 광학부가 있다. 광학부는 레이

저 빔(Laser Beam), 광학 스캐너(Optical Scanner), 광전자 증배관(Photo-Multiplier Tube), 집광기(Light Collecting Guide), 다면거울(Polygon Mirror)로 구성되어 있으며, X-선으로 인해 잠상이 형성된 IP에 에너지를 주어 영상신호를 얻는 역할을 수행한다.

영상판

영상판(Image Plate; IP)은 고분자 재료의 지지체위에 할로겐(Halogen)화 물질의 결정을 도포한 0.5~1mm 두께의 얇고 유연한 판이다. 표면 보호층, 형광체층, 지지체, 후면 보호층, 바코드 표지로 구성되어 있다. X-선 촬영 시스템에서는 스크린/필름(S/F)형식과 동일하게 카세트에서 사용된다. 초기 CR영상의 문제점은 후방산란선으로 인한 화질저하로 카세트 구조에 대한 개선 요구가 있었다. 스크린/필름(S/F)의 카세트처럼 납판을 추가하여 사용할 경우 카세트의 무게로 인해 판독시스템에 무리를 줄 수 있기 때문에 납천(Pb Foil)을 이용하여 후방산란선을 제거하였다.

보호층(Protective Layer)은 판독(Reading)시 형광체층을 보호하기 위한 것으로써 전면부와 후면부가 있으며, 온도와 습도변화에 큰 반응이 없도록 만들어진 투명하고 견고한 얇은 막이다. 재질은 폴리에스테르(Polyester)가 사용되며 층의 두께는 선예도에 관계되므로 얇을수록 좋다. 형광체층(Phosphor Layer)은 X-선 에너지 저장매체로 광자극발광(휘진성) 형광체인 바륨(Barium; $BaFX:EU^{2+}$)의 미립자가 바인더(Binder)로 고밀도 충전 분산되어 있는 층이다. 바인더는 형광체 입

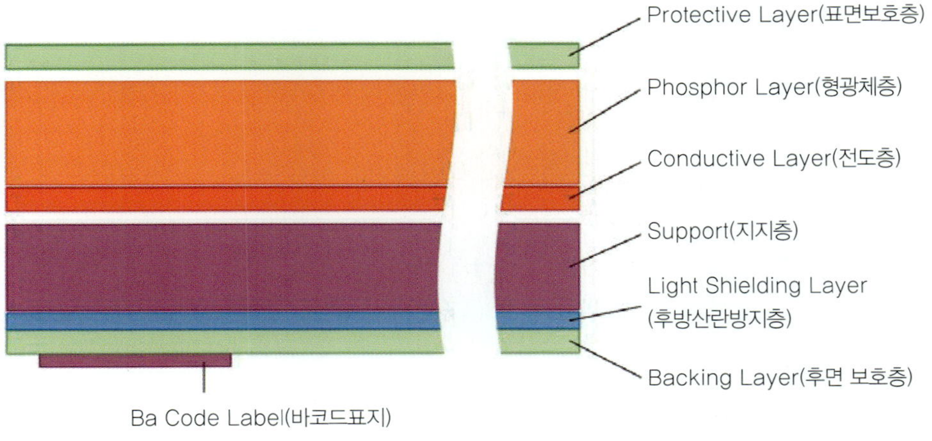

그림 10-5. 영상판(IP) 구조

자가 서로 결합한 것으로 아크릴, 셀로스 등의 고분자 화합물이 사용된다. 지지층(Support)은 형광체층을 보호하고, 기계적인 압력에 대해 신축성을 지닐 수 있도록 평면성과 내구성을 가지고 견고한 카본을 함유한 PET 필름을 이용한다. 후방산란방지층(차단막, Light Shielding Layer)을 지니고 있어 레이저 빔의 반사와 흡수에 기여하여 선예도를 향상시키는데 이것은 필름의 구조에서 할로겐화(Halation) 방지층과 동일한 역할을 수행한다.

바코드 표지(Bar Code Label)는 각 IP의 종류와 IP고유 번호가 바코드에 기록되어 있고 ID 카드, IDT(ID Terminal)에 의한 환자정보와 IP의 영상정보 연동 등에 사용된다.

광 자극 발광 원리

광 자극 발광현상은 X-선이나 자외선 같은 1차 여기에 의해 저장된 정보가 가시광선이나 적외선 같은 2차 여기에 의해 빛으로 재발광하는 현상으로서 X-선 조사에 의한 저장된 정보가 형광체에 기억되고, 레이저빔의 조사에 의해 축적된 정보를 얻는 것을 말한다.

BaFX:Eu^{2+}(X=Cl, Br ,I)형광체가 많이 사용되고 있으며 BaFX화합물은 마틀록카이트(Matlockite) 결정구조를 갖는 이온결정으로 X-선, 자외선 등을 장시간 에너지를 조사하면 F중심의 색중심이

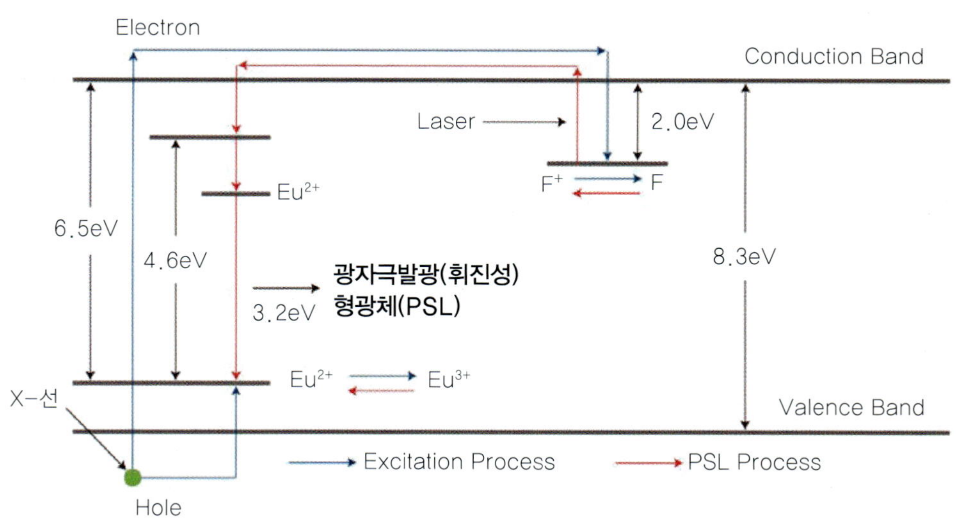

그림 10-6. 광 자극 발광 원리

형성되어 착색된다. 그리고, 미량으로 첨가된 Eu를 활성제라고 하며 BaFX결정 중의 바륨이온과 치환되어서 자리를 잡아 발광중심(Luminescence Center)을 형성한다. 이 F중심과 발광중심이 광 자극발광현상에 중요한 역할을 한다.

아래 그림은 X-선 에너지에 의해 Eu가 전리되어 Eu^{2+}에서 Eu^{3+}의 이온상태로 변환되면서 전자가 방출되며, 방출된 전자는 할로겐 이온의 빈 격자로 포획되어 준안정상태의 F중심이 형성된다. 이 상태가 바로 초기에 주어진 X-선의 에너지를 기억하고 있고 F중심에 2차 여기에너지를 주면 포획된 전자가 전도대로 이동하여 Eu^{3+}이온이 Eu^{2+}로 돌아가면서 긴 파장의 가시광선을 방출하게 된다.

*색중심이란 가시광영역에서 특정 파장의 빛을 흡수하는 이온결정 격자이다.

*F중심이란 이온결정을 구성하는 음이온이 빠진 자리로 전자가 포획되어진 상태를 말한다.

광 자극 발광스펙트럼

광 자극 발광, 여기 스펙트럼의 분리특성은 CR의 기본적인 재사용의 가장 근접한 특징이라고 할 수 있다. IP에 이용되고 있는 광 자극 발광 형광체의 발광은 형광체 내에 함유되어 있는 발광 중심의 2가 유로퓸(Europium)에 의한 것이며, 발광파장은 390nm으로 청자색의 빛을 내고 있다. 발광

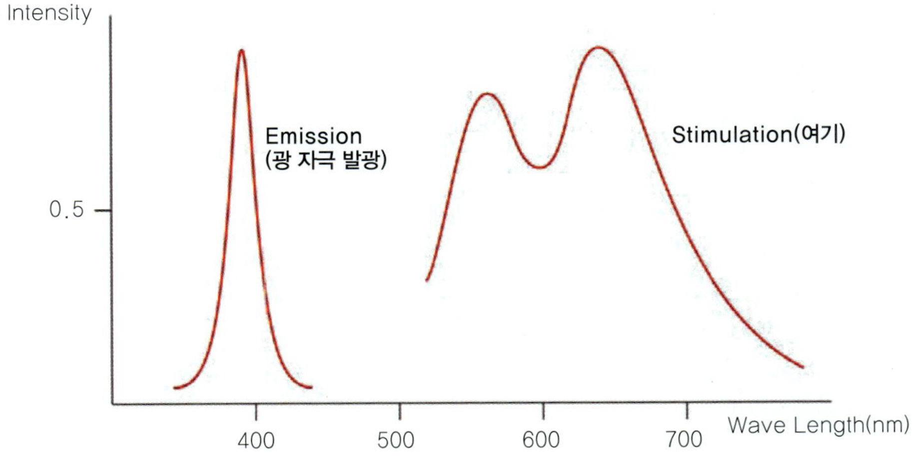

그림 10-7. **광 자극 발광, 여기 스펙트럼의 분리 특성**

강도는 X-선 촬영 후의 IP에 조사된 빛(2차 여기광)의 파장에 따라 변하는데 (파장 의존성) 633nm 부근의 적색광에서 가장 효과적으로 얻을 수 있다.

영상판을 이용한 CR시스템에서는 휘진 발광스펙트럼의 최대값이 발광을 검출하는 광전자 증배관(P-M Tube)의 검출 효율이 높은 400nm 부근에 있다. 하지만 영상의 신호대잡음비(S/N)를 높이기 위해, X-선 정보를 갖고 있는 휘진 발광 파장과 휘진 여기 파장이 광학적으로 분리될 수 있게 충분히 떨어져 있는 것이 필요하다.

광 자극 발광시간응답특성

X-선 에너지를 받은 IP에 He-Ne 레이저를 조사하면 조사시간에 해당하는 X-선 에너지가 발광을 하는데, 이때 발광 감약이 늦으면 영상의 노이즈가 증가된다. 발광 감약은 지수적으로 감소되는데 일반적으로 발광강도가 초기치의 1/e(e는 자연대수, e=2.718)가 되는 시간을 발광수명(IP; 0.8μsec)이라 한다. 발광시간은 CR 시스템의 영상획득시간과 관련되어 화질을 형성하는 중요한 인자의 역

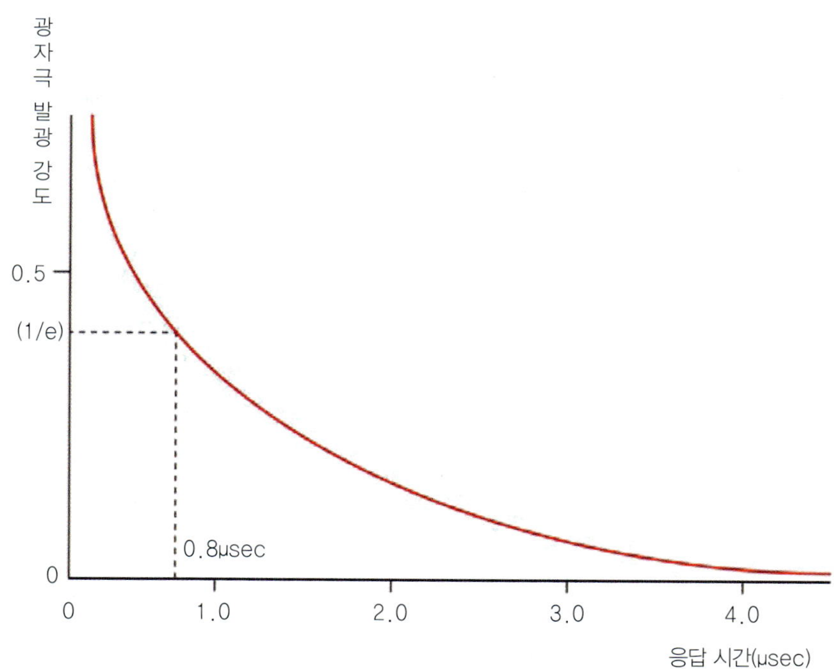

그림 10-8. **발광시간의 응답특성**

할을 수행한다. 결국 짧은 발광수명으로 고밀도의 단시간 데이터획득이 가능한 감약특성을 지니고 있어야만, 고화질의 CR이 가능하게 된다.

다이나믹 레인지

디지털 영상의 특징 중에 의료영상에서 가장 이용분야가 큰 부분이 그레이 스케일(Gray Scale)의 직선성이다. 이는 과거 스크린/필름 시스템에서 자유롭지 못한 영상획득 범위를 넓힐 수 있어 X-선 영상의 판독에 많은 영향을 준다. 또한 기존의 관용도의 범위도 많이 넓혀 영상의 정보량을 높이는데 큰 역할을 수행한다. X-선의 조사량에 대한 IP의 발광 의존량은 그림과 같이, 약 10^5mR까지의 넓은 다이나믹 레인지(Dynamic Range)로 사용할 수 있어, 다양한 영상의 전, 후 처리가 가능하다. 초기 가슴 전용 CR 이미지가 먼저 사용된 이유이기도 하다.

의료영상의 형성과 획득과정에서 전처리는 EDR과 자동영상처리(Automatic Image Process) 시스템이 역할을 수행하는데, 피사체와 노광량에 대해 일정한 결과가 얻어질 수 있도록 보정할 수 있는 프로그램이 가능한 이유도 다이내믹 레인지가 넓기 때문에 동적으로 표현할 수 있는 범위도

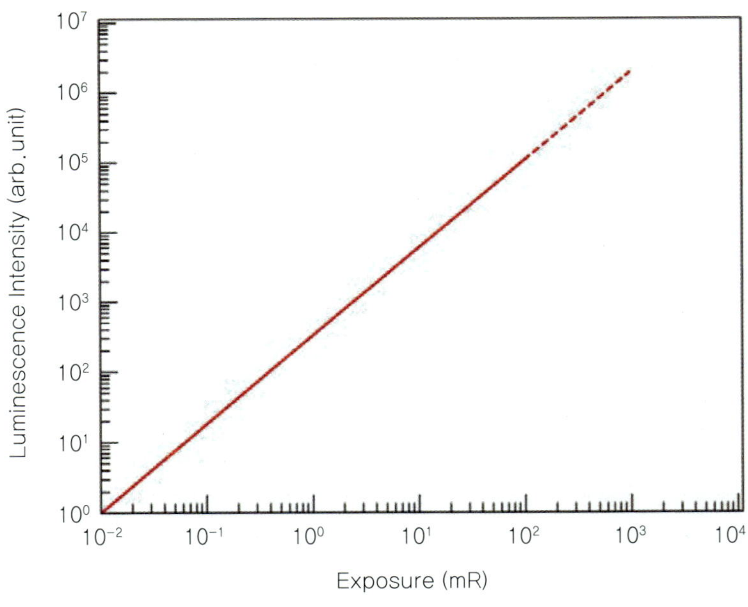

그림 10-9. 다이나믹 레인지

많다는 것을 의미하며, 미세한 조직의 흡수차를 영상으로 표현하는 X-선 영상에서는 매우 중요하다고 할 수 있다. 초기에는 단순히 관용도를 넓히는 역할이었으나, 현재에는 특정부위의 영상처리가 전, 후로 매우 자유롭게 범위를 조절할 수 있어 CR의 가장 큰 장점이기도 하다.

잠상 퇴행

IP의 특성 중 저장된 X-선 영상정보가 시간이 지남에 따라 사라지는 경향이 있는데, 이것은 휘진성 형광체에서 X-선 등의 1차 여기에 의해 광전자가 발생하고 이 전자가 결정 중의 F중심으로 포획되어 있는 상태일 때, 시간의 경과에 따라 불안정해져 정보량이 감쇠되는 현상을 말한다. 잠상(Latient image) 퇴행(Fading) 현상은 촬영 후에 IP의 신속한 처리를 요구하며, 시간이 길고, 보관온도가 높게 되면 효과는 커지게 된다. 그러나 현재 시스템에서는 광증배관의 게인(Gain)을 자동 보상하여 잠상퇴행에 의한 발광량의 저하가 진단상의 문제가 되지 않도록 하고 있다. 다만, 일반적인 선량보다 낮은 선량으로 촬영된 경우의 영상판을 장시간 방치한 경우에는 화학적인 변화와 자연방사선에 따라 입상성의 악화가 일어나기 때문에 적어도 8시간 이내에 영상 처리를 하는 것이 좋다.

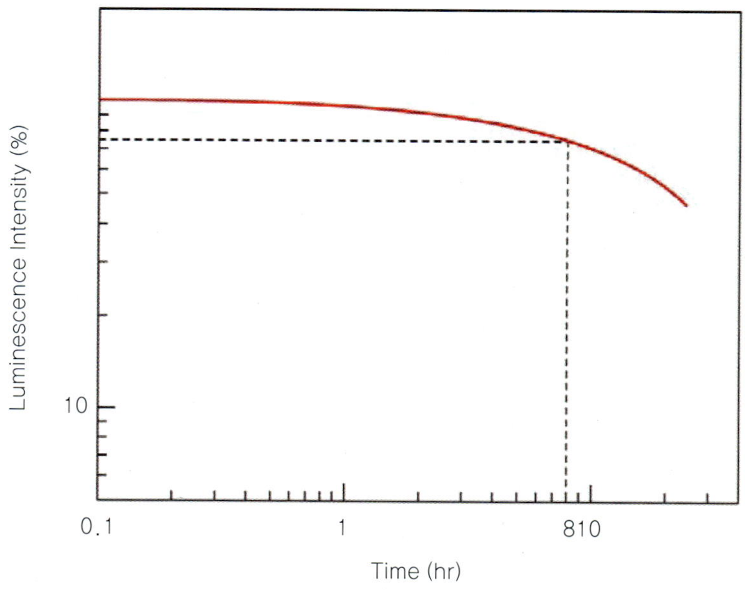

그림 10-10. 영상판의 잠상 퇴행(Fading)

CR 영상처리

CR시스템에서 이용하는 영상처리는 크게 전처리와 후처리로 나눌 수 있다. 전처리는 자동감도인식처리(Exposure Data Recognition processing; EDR)라 하며, 영상 농도와 대조도의 안정성을 향상시키는 과정이다. 후처리는 영상 증강처리로 계조도 처리와 주파수 처리가 해당된다.

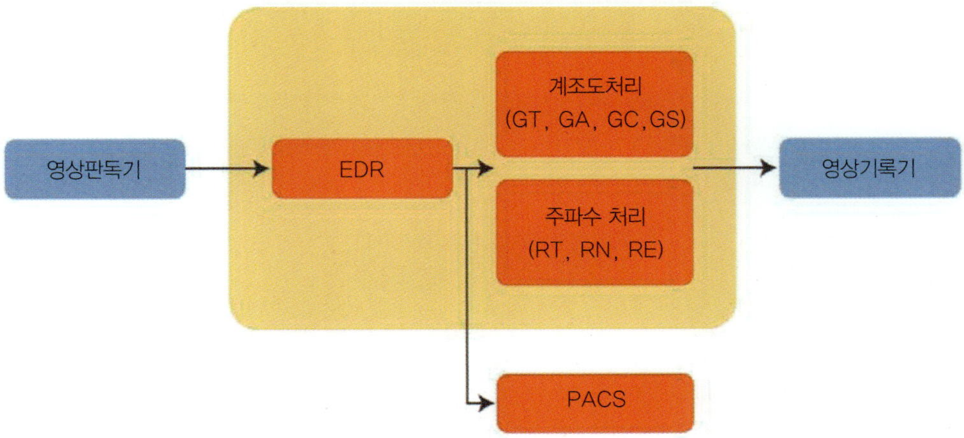

그림 10-11. CR 영상처리 흐름도

자동감도인식처리(Exposure Data Recognition processing; EDR)

IP로 얻은 정보량은 X-선 조사선량에 비례하여 획득되기 때문에 영상을 구성하는 그레이스케일의 비율이 늘어나 대조도, 분해능이 떨어지는 면이 있어 S/F시스템과는 시각적인 차이가 크다. 따라서 획득영상의 전반적인 농도 안정성과 대조도 안정성을 향상시키기 위해 전처리(Preprocessing)가 필요하다. 이 전처리 과정이 EDR 모드인 자동감도인식처리이다.

전처리를 실행하기 위해서는 영상의 판독조건과 영상판독 범위를 먼저 설정해야 한다. 영상 형성에서 히스토그램은 디지털영상의 화소농도분포도로서 적절한 히스토그램 분포를 조정하는 과정을 통하여 영상처리가 이루어졌다. X-선 촬영 시 촬영 부위에 따라 특징적인 히스토그램이 나타난다. 예를 들어 두경부의 X-선 영상은 뼈에 의한 밝은 음영이 많이 나타나며 복부, 팔다리의 경

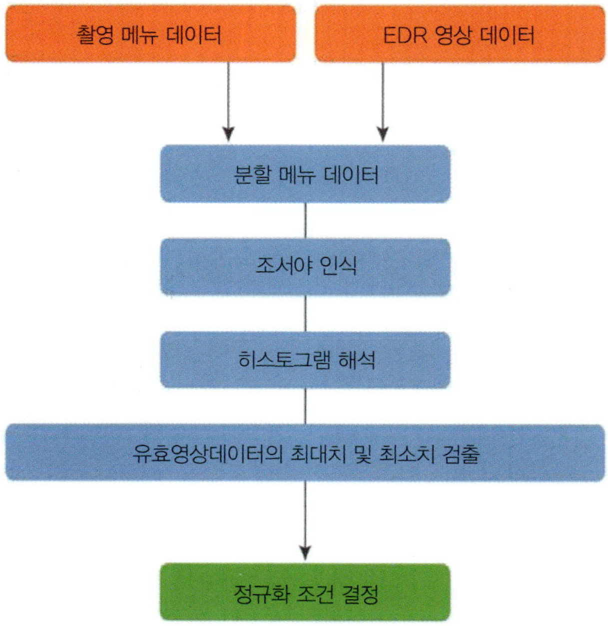

그림 10-12. **자동감도인식처리 과정**

우는 직접 X-선 노출 영역이나 연부조직에 의한 어두운 음영이 많이 나타난다. 촬영 부위에 따라 적절한 히스토그램의 형태가 달라질 것이며 촬영목적에 따라 대조도의 조정범위도 변하게 된다.

자동감도인식처리 과정에서 조사야의 중심을 결정을 위해 영상 데이터의 중심이 계산되고 결정된 조사야 중심으로부터 방사형 미분 처리가 이루어진다. 어느 미분치가 설정된 역치인 "0"보다 크게 되는 위치를 조사야 경계에 필요한 후보점으로 한다. 얻어진 후보점 사이에서 조사야의 경계부의 존재 여부를 재평가하고, 최종적으로 8개의 점을 차례로 연결하는 다각형을 구성해서 조사야 인식을 한다.

자동감도인식처리 과정에서 인식된 패턴을 중심으로 히스토그램을 해석하여 유효한 영상 데이터의 히스토그램 조정을 위한 최대값(S1)과 최소값(S2)을 검출한다. IP위에 축적된 X-선량을 횡축으로 하고, 각 X-선량의 신호에 존재하는 빈도(화소 수)를 종축으로 한다. 각기 다른 흡수차로 구성된 조직에서 영상 획득에 필요한 영역을 설정하고, 이 영역을 최대값과 최소값으로 나타낸다. 이때 최대값과 최소값을 설정하고자 할 경우 각 촬영부위에 따라 히스토그램의 형태가 변하기 때문에 메뉴에 따라 가장 적절한 값이 설정된다. 따라서 정확한 데이터의 획득을 위해서는 메뉴의 선택이 가장 중요하다. 여기서 최대값은 영상신호에 필요한 영역의 X-선량의 최대영역이며, 최소값은 X-선량 최소영역이다.

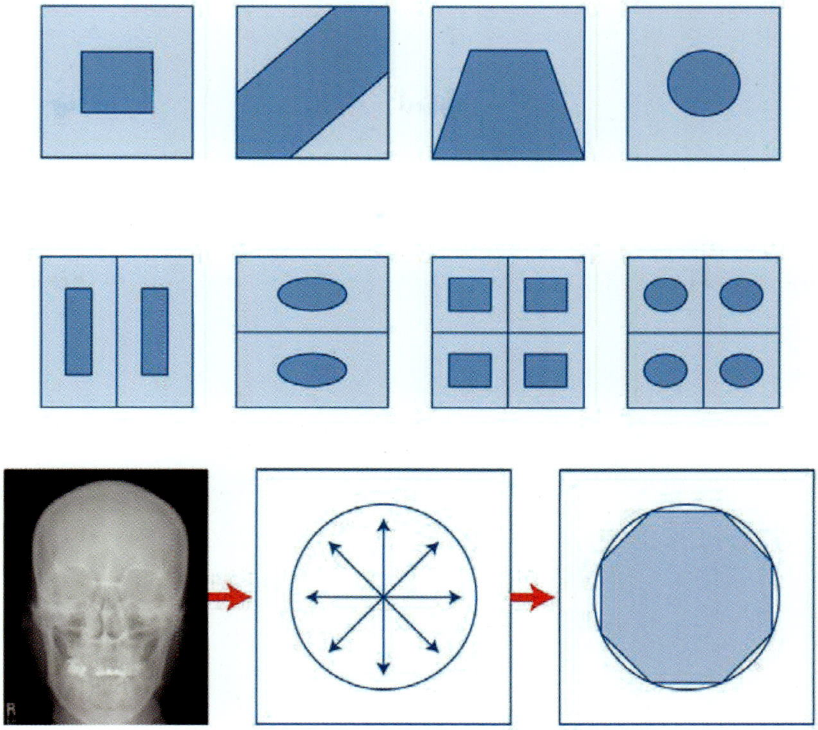

그림 10-13. **조사야 인식처리 패턴**

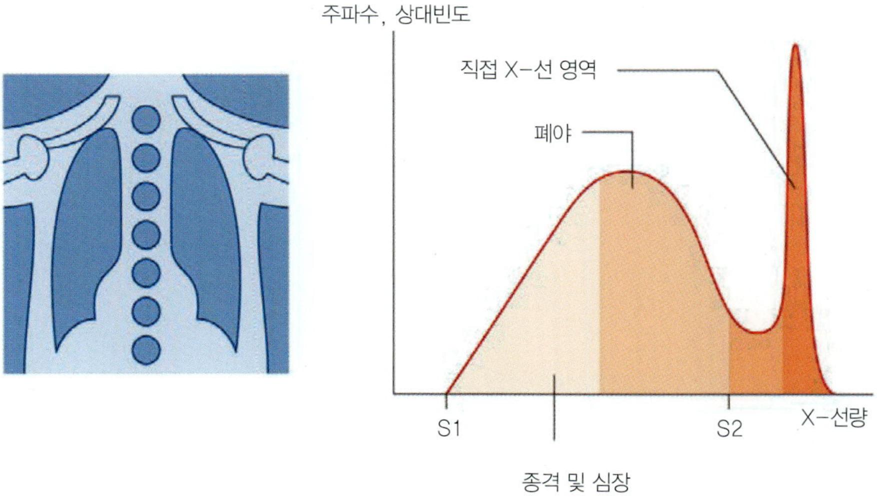

그림 10-14. **히스토그램 해석**

EDR 특성곡선

자동감도인식처리(Exposure Data Recognizer; EDR) 과정은 X-선량의 입력과 영상신호의 출력과의 상관관계로 표현할 수 있다. 이 과정을 그래프로 표현하면 EDR 특성곡선이 된다.

제1사분면은 IP에 흡수된 X-선량과 레이저(여기)자극에 따라 발생하는 광자극 발광량의 관계를 나타낸 것이다. 광자극발광 형광체는 넓은 선량범위에 대하여 직선성을 나타내며, 고감도와 넓은 동적영역 특성을 가진다. 제2사분면은 자동감도인식처리(EDR)의 입력 신호와 출력 신호의 관계를 나타내며, 제3사분면은 영상의 입력신호와 출력신호의 관계를 나타내고 있다. 여기서 CR의 계조도 처리와 주파수 처리 등의 영상 처리가 이루어진다. 제4사분면은 영상 출력기에 보내진 영상신호는 다시 아날로그 신호로 변환되어 필름에 기록된다. 이때 CR 영상처리에 사용된 필름 고유의 특성 곡선이 표현된 것이다.

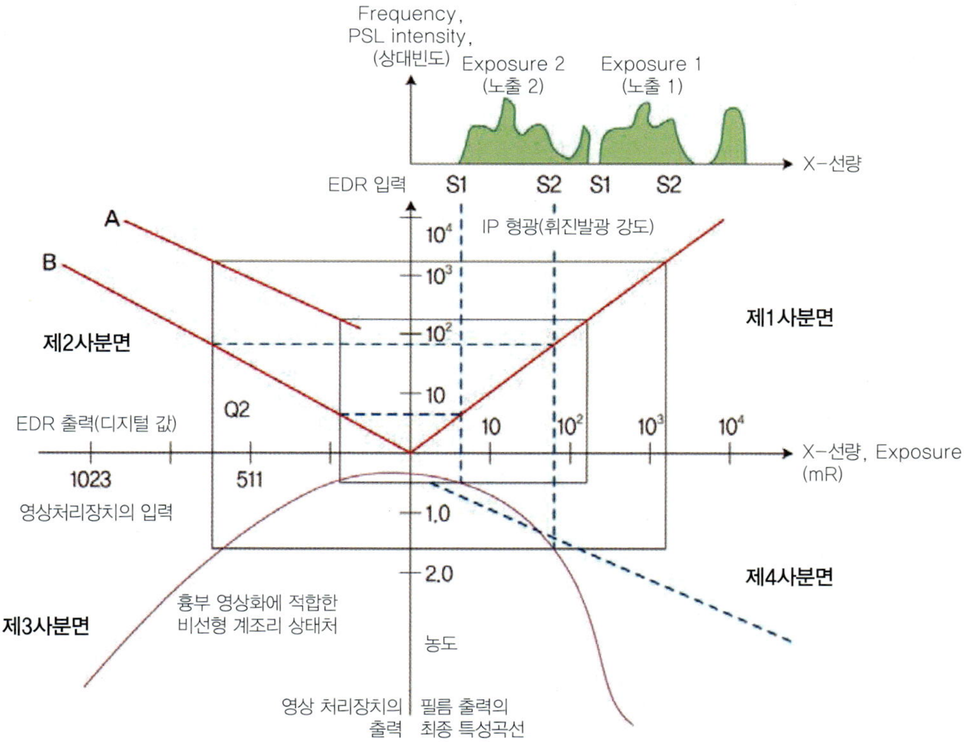

그림 10-15. EDR 특성곡선

계조도 처리

CR의 영상처리에서 후처리에 해당되는 계조도 처리(Gradation Processing)는 주파수 처리와 같이 가장 일반적으로 많이 사용하는 영상 후처리에 해당된다. 구성요소(Parameter)로는 회전량(Gradation Amount; GA), 회전중심(Gradation Center; GC), 계조편향(Gradation Shift; GS), 계조형태(Gradation Type; GT)가 있다.

회전량(GA)와 회전 중심(GC)은 영상의 대조도를 변화시키고자 할 때 사용된다. 관심 영역의 농도를 변화시키지 않고 즉, 조건을 변화시키지 않은 상태의 출력 농도 GC(중심 농도, 0.3에서 2.6)를 설정하고 GA로 대조도의 변화를 가한다. GA(−0.4에서 −0.1, 1에서 4) 값이 1보다 크게 되면 대조도가 증가하며, 1보다 작게 되면 대조도가 감소한다.

계조 편향(GS)은 영상처리 곡선을 평행하게 이동하여 영상전체의 명암을 조절한다. 곡선을 왼쪽으로 이동하면, 영상의 농도가 전반적으로 어두워지는 효과를 나타낸다. 오른쪽으로 이동하면 반대의 효과를 얻을 수 있다. GS(−1.44에서 1.44)값이 0보다 크면 밝아지고, 0보다 작으면 어두워진다. GT는 다양한 영상처리 곡선 형태를 미리 저장하여 선택하는 것으로 곡선에 따라 다양한 영상처리 결과가 나타난다.

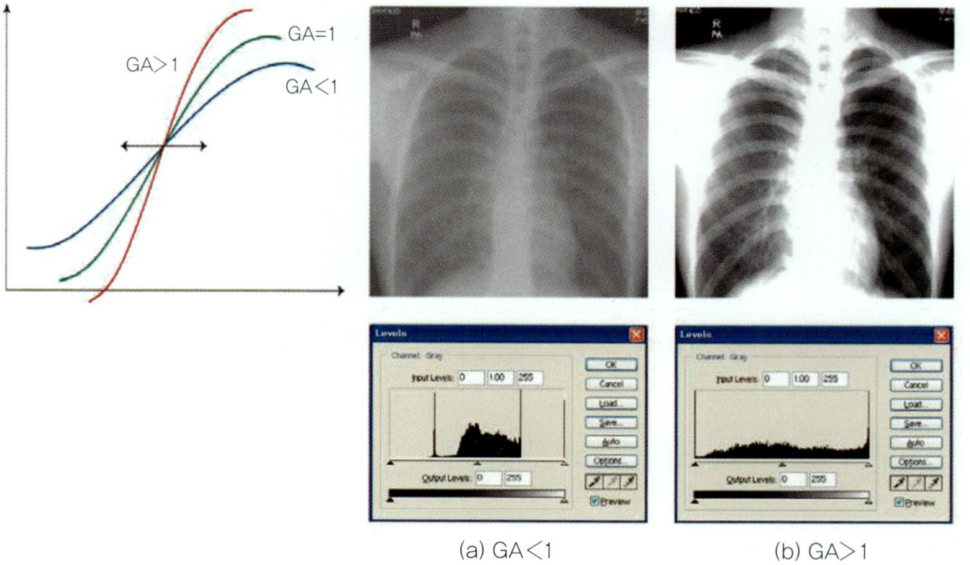

(a) GA<1 (b) GA>1

그림 10-16. GA에 따른 영상과 히스토그램의 변환

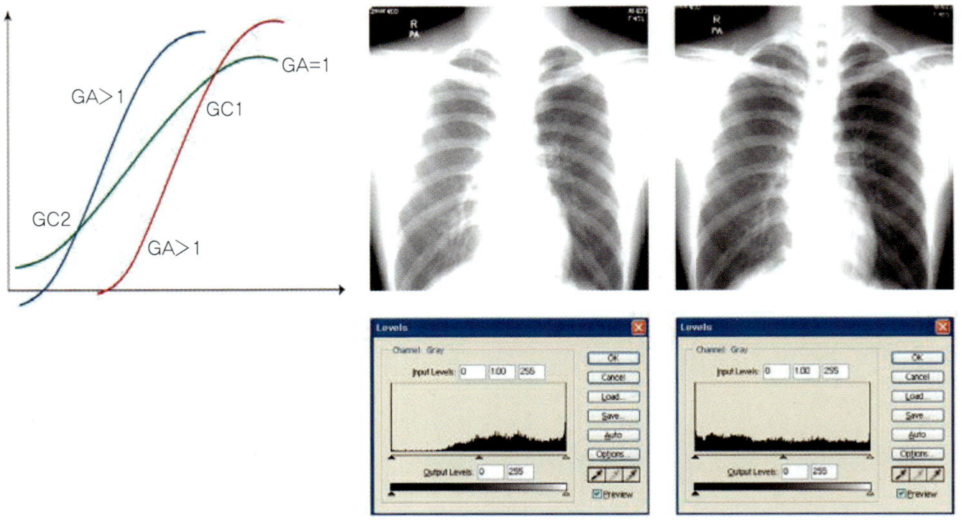

(a) GC1 (b) GC2

그림 10-17. GC에 따른 영상과 히스토그램의 변환

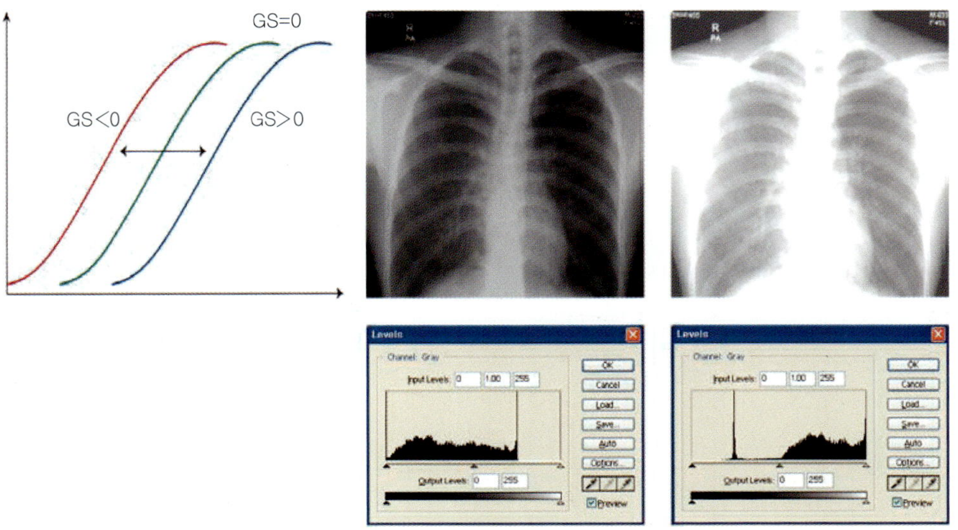

(a) GS<0 (b) GS>0

그림 10-18. GS에 따른 영상과 히스토그램의 변환

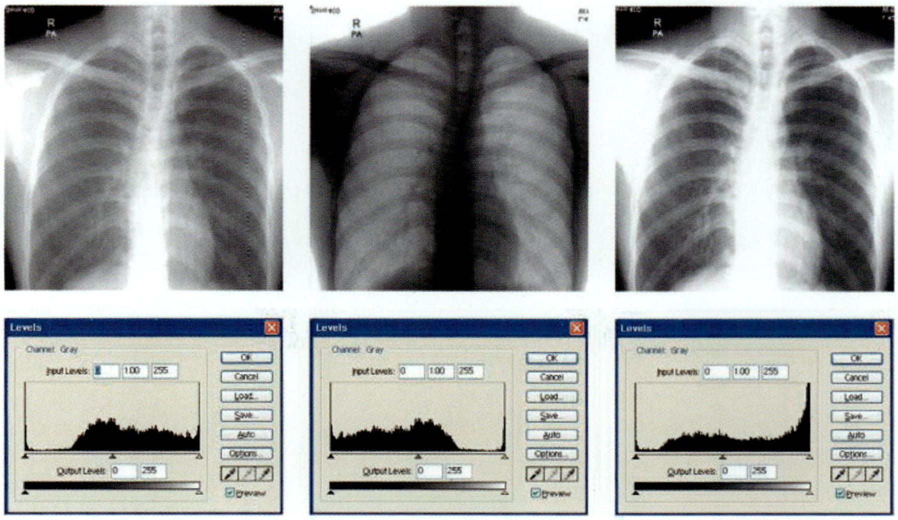

(a) A-type (b) M-type (c) E-type

그림 10-19. GT에 따른 영상과 히스토그램의 변환

표 10-1. 계조형태(GT)의 특성과 용도

형태	용도	대조도
A	넓은 관용도를 갖는 선형 계조에서 2화상 출력시 우화상에서 사용되어진다 (Image enhance).	선형
B~J	견부, 족부를 공통적으로 변화시켜 작성된 비선형 계조에서 중농도부는 L=2.2에서 Rx필림의 감마와 동등하게 되도록 설정한다. 거의 모든부위에 사용한다. E type:chest용	비선형
K~L	대조도가 낮은 subtraction 영상에 사용	비선형
M	흑백 반전을 위해 사용(형태의 반전을 선택)	선형
N	농도변화에 기복이 많은 부위. 예 : stomach	비선형
O	뼈 조직을 보기 위해 사용된다.	비선형
P	주로 흉부의 좁은 음영에 대해서 최적화시킨 비선영계조이다. L=2.0에서 필름/증감지 시스템의 HR-S film의 계조와 유사하다.	비선형

주파수 처리

영상 신호의 선예도를 조절하는 것을 주파수 처리(Spatial Frequency Processing)라 한다. CR에서는 주파수 응답을 임의로 조절하는 것이 가능하며 이를 위한 방법으로 비선예 마스크(Un-sharp-mask)처리를 사용하고 있다. 이것은 퓨리에(Fourier) 변환을 이용하는 수법에 비해 단순하며 동시에 빠른 방법이다. 주파수 처리는 다음 식에 의해 처리된다.

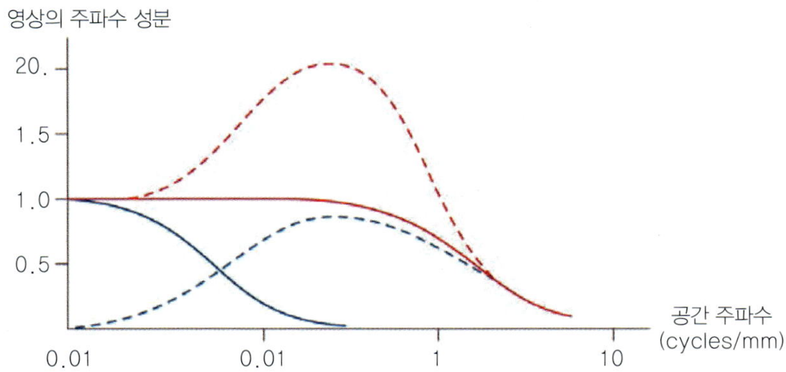

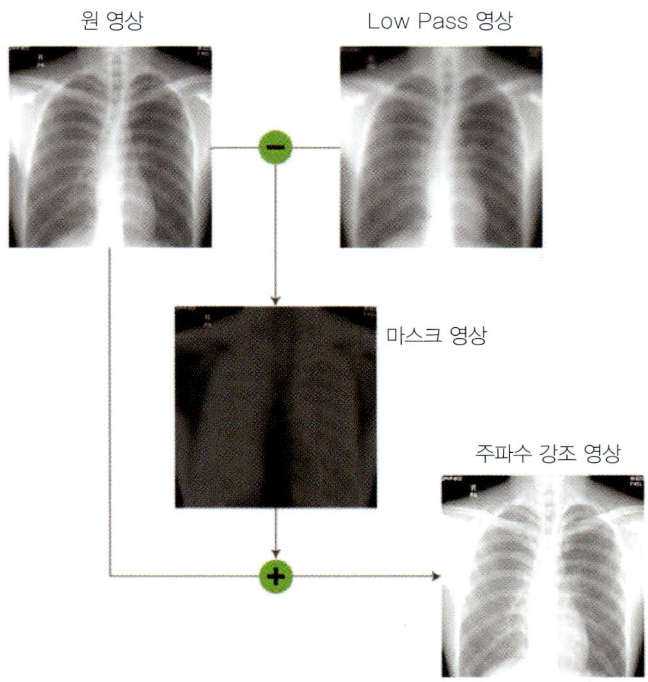

그림 10-20. **주파수 처리 원리**

$$QL=Q+\beta(Q)\times(Q-Qus)$$

Q : 입력된 영상신호

Qus : 비선예 마스크 신호

$\beta(Q)$: 강조 계수

QL : 주파수 처리 후의 출력 신호이다.

그림 10-21. **비선예 마스크 신호**

주파수 처리 종류

주파수 처리에서 응답하는 최대 주파수 값을 나타낸다. 주파수 랭크(Spatial Frequency Rank; RN)는 주파수 처리과정안에서 주파수 대역을 강조한다. RN 0에서 3은 큰 구조물의 강조, 연부 조직, 신장 등의 장기 윤곽을 나타내며, RN 4에서 5는 폐혈관, 골 윤곽 등의 일반적인 구조물, RN 6에서 9는 작은 구조물, 골의 세부조직, 위의 작은 부위에 해당된다. 응답의 최대값의 위치를 저주파수 측(그래프 왼쪽)으로 이동할수록 큰 피사체의 선예도가 강조되는데, 이를 저주파 강조라 한다. 반대로 고주파 측으로 이동할수록 작은 피사체의 선예도가 강조되며, 이를 고주파 강조라 하며 주파수 랭크(RN, 0에서 9; 10 ranks) 값에 의해 결정된다.

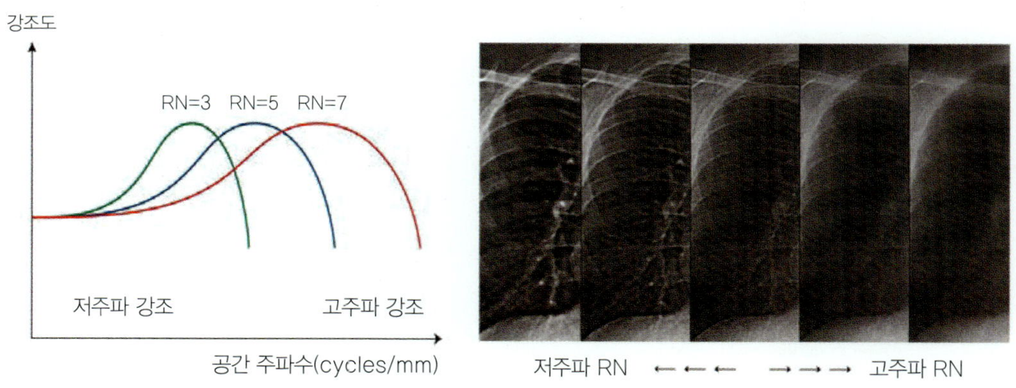

그림 10-22. **RN에 따른 영상의 변환**

주파수 강조도를 나타내는 RE(Spatial Frequency Emphasis)는 주파수 처리과정의 단계를 강화한다. CR에는 영상 신호의 디지털 값에 따라 강조 계수를 결정하는 테이블이 있다. 이 데이터에 따라 농도마다 강조도의 합을 조절하는 것이 가능하다. 그러나 주파수 강조도(RE; 0.0에서 9.9)를 구함에 따라 신호가 강조되는 것과 동일하게 잡음도 강조되므로 주의해야 한다.

주파수 처리형태(Spatial Frequency Type; RT)는 신호대 잡음비의 레벨(영상의 농도)에 따라 강조관계를 제거하려고 하는 것이다. RT는 처리 곡선의 상승모양에 따라 영상의 농도가 달라진다. F, P 등의 열 개의 형태를 각각 지니고 있어, 특별한 농도와 범위를 조절할 수 있는 기능이다. 예를 들어 RT:F에서 저농도 영역에 걸쳐서 균일한 강조가 표현되므로 저농도 부분의 응답이 잘 변하고 입상성도 현저하게 되었다. RT:V는 저농도 부분에서는 강조가 이루어지지 않기 때문에 입상성 변화는 현저하지 않았다. 따라서 일반적으로 선예도 중시는 F>P>T>U, 입상성 중시:V>S>R>Q로 나타낸다

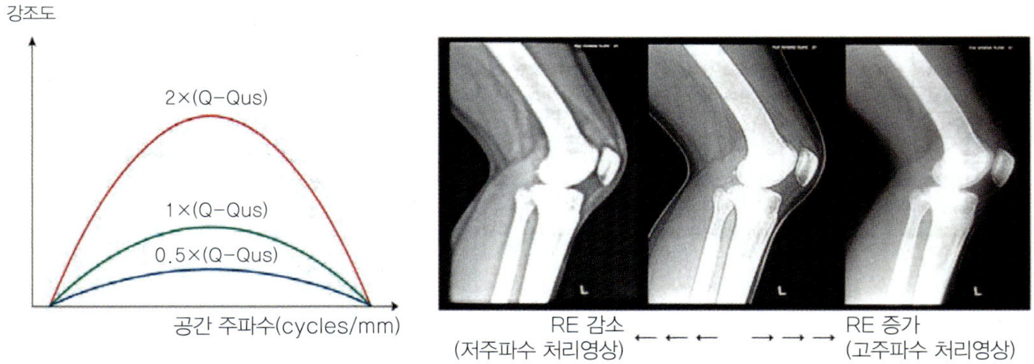

그림 10-23. RE에 따른 영상의 변환

표 10-2. DRC(Dynamic Range Control Porcessing) Parameter

Parameter	Characteristic	Input Range
DRN	Mask Pixel size의 자동제어 "DRT"와 같이 처리하기 위하여 범위를 설정	0~9(10 sizes)
DRT	동적 범위 제어 필터의 종류이다. 프로세싱을 위하여 농도범위 설정	A~T(20 types)
DRE	동적 범위 제어 필터 처리의 향상단계. DRE의 값에 따라 처리과정의 변화를 강화	0.0~2.0

표 10-3. TAS(Tomographic Artifacts Suppression Porcessing) Parameter

Parameter	Characteristic	Input Range
ORN	인공물의 억제의 크기를 결정 촬영각도에 따라 가장 효과적으로 크기를 설정	0~9(10 sizes)
ORT	인공물 억제의 직접처리 촬영의 직접 궤도와 읽는 것에 따라 설정	0 : 궤도는 카세트의 녹색라인에서 빛의 각도로 촬영 1 : 궤도는 카세트의 녹색 라인에서 수평적으로 촬영
ORE	인공물 억제의 강화 단계 값의 변화에 따라 처리능력 향상	0.9~9.9 10~16

CR 화질평가

스크린 필름 시스템은 X-선량을 필름과 증감지의 조합을 통해 감도와 대조도와 선예도, 입상성을 결정한다. 그러나 CR의 영상은 기계적인 장치에 해당하는 레이저 광학계와 판독장치의 광학계, 그리고 영상처리계 등에 의해 결정되고, 다양한 프로그램에 의해 화질의 선택이 가능하다.

CR의 감도(Sensitivity)는 IP의 특성에 의해 좌우되며, IP의 감도는 상태에 따라 차이가 있지만, 일반적으로 일정량의 X-선을 조사한 후 일정한 강도의 레이저빔을 조사하였을 때 휘진 발광되는 상대적인 값으로 평가한다. IP의 휘진 발광량은 광범위한 X-선량에 대하여 직진성을 갖고 있으므로 진단의 목적이나 촬영부위와 방법에 맞는 감도를 설정해야 한다. 하지만 IP의 특징 외에도 IP에 축적된 정보를 판독하여 전기신호로 변환할 때 생기는 신호 대 잡음비 및 양자 검출효율 등의 인자도 전체 감도에 반영된다. 물론 영상을 획득하는 과정의 자동감도인식처리를 통한 절대값이 적용되기도 하지만, 진단적 가치를 위해 일부 조정이 필요할 경우가 종종 발생한다. 스크린 필름시스템의 입상성(Graininess)은 사진농도의 표준편차를 의미하지만 CR에서는 IP의 전기신호의 차이를 나타낸다. CR영상의 입상성에 기여하는 요인들은 X-선질과 IP의 상태, 영상판독과정, 출력시스템 등이 있다. 이는 X-선의 고유 양자반점에 해당되며, IP의 구조적 반점과 휘진 발광시의 양자반점이 해당된다. 그리고 영상판독과정에서의 광학계 노이즈, 신호 변환과정에서 발생되는 전기적 노이즈, 시스템이 갖고 있는 고유의 노이즈, 디지털과정에서 발생되는 노이즈가 있다. 스크린 필름시스템의 선예도(Sharpness)는 MTF(Modulation Transfer Function)를 통해 해상능 차트의 영상을 마이크로 농도계로 측정하여 미세 구조물의 전달능력을 평가하지만 CR은 IP의 전기적 신호를 직접 컴퓨터 처리한다. CR 영상형성 과정의 선예도에 영향을 미치는 요인으로는 레이저빔의 산란특성과 IP 판독밀도 등이 있다. 선예도의 향상을 위해서는 직경이 작은 레이저빔의 사용이 필요하며 IP의 휘진 형광체가 광 산란이 적어야 한다. 또한 전기신호를 디지털화 하는 과정에서 아티팩트(Artifact, Noise) 발생을 방지하기 위하여 적절한 수준의 표본화가 필요하다. 따라서 CR영상 구성에 있어서 감도와 입상성, 선예도 등은 기계적인 요소가 많은 부분을 차지하고 있다.

DR

DR(Digital Radiography)시스템의 디지털 방사선 영상은 인체를 투과한 X-선의 강약에 따른 정보를 전기신호로 변환시킨 후, 아날로그/디지털 변환 과정을 거쳐 화소의 그레이스케일 값을 얻고, 이렇게 얻은 초기 상태의 데이터를 영상처리과정을 통해 잡음이나 불균일성을 제거하고 이를 모니터를 통해 조회하는 시스템을 말한다.

직접획득시스템(Direct Acquisition System)은 수집된 X-선 광자를 전기적인 디지털 신호로 직접 변환한다. 이 시스템은 비결정 셀레늄(Amorphous Selenium; a-Se)을 사용하며, 직접방사선 영상 시스템(Direct Radiography System)이라고 한다. 디지털 방사선 시스템에 이용되는 평판형 검출기(Flat Panel Detector)는 비결정 셀레늄(a-Se)을 사용하는 직접방식과 비결정 실리콘(Amorphous Silicone; a-Si)을 사용하는 간접방식으로 나뉜다.

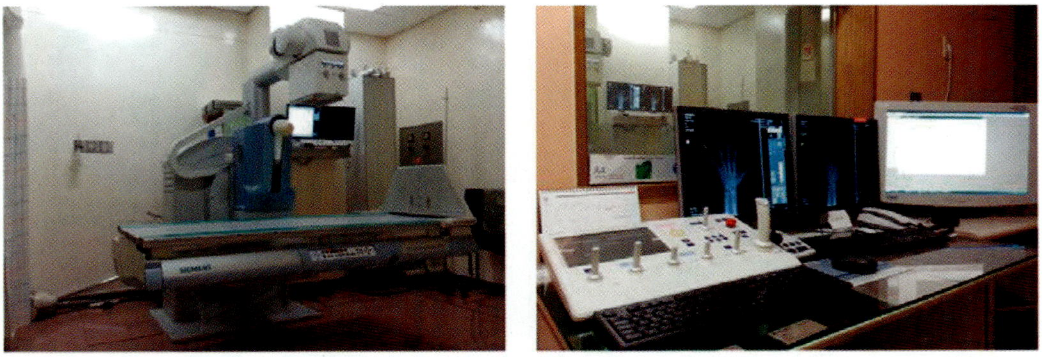

그림 10-24. DR(Digital Radiography)시스템

MEMO

DR 시스템의 장점

- 방사선 촬영검사의 신속성(영상획득과정에서 중간단계가 없다)
- 방사선 촬영공간의 축소와 업무의 단순화
- 영상의 진단범위 확장
- 영상획득과 대응속도 향상

DDR

직접 변환 방식인 DDR(Direct Digital Radiography)은 X-선 에너지를 사용하여 원자번호가 큰 비결정 셀레늄(Amorphous Selenium; a-Se)을 사용하는 검출효율이 큰 검출기(Detector)의 경우는 흡수된 X-선이 즉시 전자 정공쌍을 형성하는데, 이것은 광전도체로 알려진 특수 반도체인 비결정 셀레늄(a-Se)의 자연적 특성 때문이다. 이 물질은 입사 X-선을 획득하는 순간 물질 내에서 전하를 직접 생산한다. 여기에 전계가 가해지면 생성된 전하는 집전극을 향해 유도된다. 이처럼 직접방식

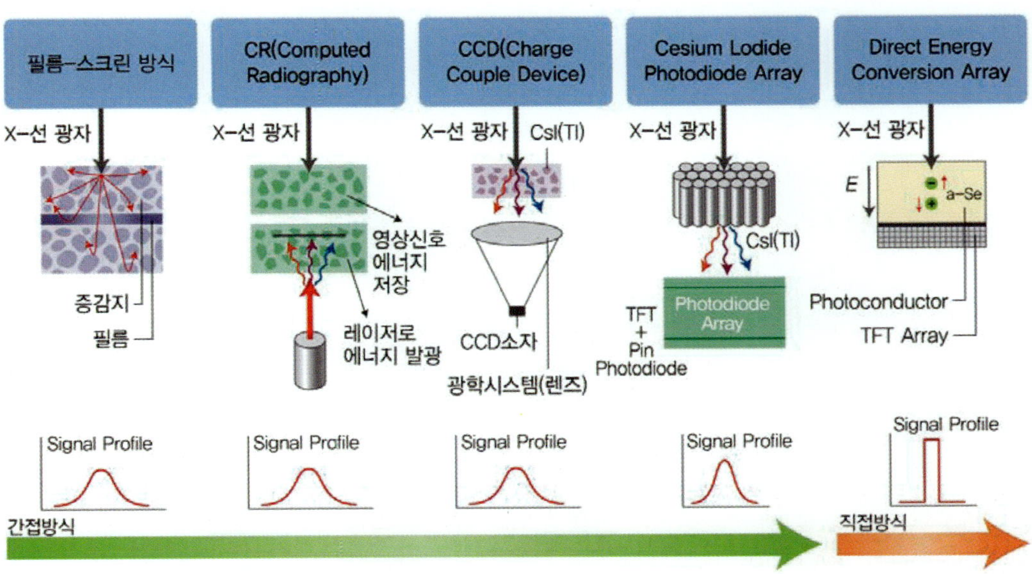

그림 10-25. X-선 에너지 변환방식에 따른 분류

은 X-선을 빛으로 전환하는 과정 없이 곧바로 전하로 변환시킨다. X-선이 빛으로 변환하는 중간 단계 없이 바로 전하로 변환되는 방식으로 디지털 신호가 공간분해능을 감소시키는 산란선 발생 없이 형성될 수 있다. 또한 실시간으로 영상획득과 조회시스템과 연동이 가능하여 촬영과 획득에 주어지는 시간을 줄일 수 있다. 그러나 초기 셀레늄 기판 상층에 높은 고전압을 인가하여 전기장을 부여하여야 하고 이로 인해 인가에 의한 열이 발생되어 영상처리와 전송 등에 영향을 주는 단점이 있다. 간접방식보다 검출효율과 감도, 분해능이 우수하여 유방촬영 전용으로 많이 사용된다.

MEMO

직접 방식 X-선 검출기의 특징

- 가슴촬영, 일반촬영 전용으로 사용됨(Hologic, Toshiba)
- 유방전용촬영에서는 고해상도 유지
- 비결정 셀레늄(a-Se)의 반응회복시간이 길고, 열이 발생
- 에너지변환효율이 우수, 초기 저선량으로 우수화질 획득

IDR

간접변환방식인 IDR(Indirect Digital Radiography)은 X-선 에너지 흡수를 위해 신틸레이터(Scintillator; 발광물질: 주로 Cesium Iodide(CsI)) 또는 형광면(Phosphor screen; 인광물질)을 사용한다. 이것은 섬광체 또는 형광체와 P-I-N 다이오드(Diode)와 TFT박막 트랜지스터(Thin Film Transistor)를 결합한 형태로 입사된 X-선은 1차적으로 신틸레이터 또는 형광면과 같은 장치에 의해 발생된 빛을 전하로 변환시킨다. 간접방식은 X-선 흡수단계에서 빛으로 변환시킨다. 간접방식을 사용하는 대부분의 평판형 검출기는 산란선의 감소를 위해 CsI(Cesium Iodide)를 채택하고 있는데, 이는 CsI의 다각형 구조가 매우 작은 광도파관(Light Pipes)처럼 작용하기 때문에 산란선을 최소화하여 변한 중간단계의 손실을 줄이고 있다. 하나의 화소를 구성하는 검출기는 가시광선을 전기적 신호로 변환하는 포토다이오드로 구성되어 있다. 1차적으로 X-선이 입사되면 형광물질에 의해 가시광선으로 변환되고, 이를 포토다이오드를 통해 전기적 신호로 변환한다.

MEMO

간접 방식 X-선 검출기의 특징

- 동영상 촬영에 많이 이용됨
- 분해능은 직접 방식보다 적으나 처리속도가 우수함
- 직접방식보다 효율이 좋아 화질이 우수함
- 현재 일반촬영에 많이 사용됨(GE사, Trixell, Canon)
- 검출기의 제조공절이 복잡함

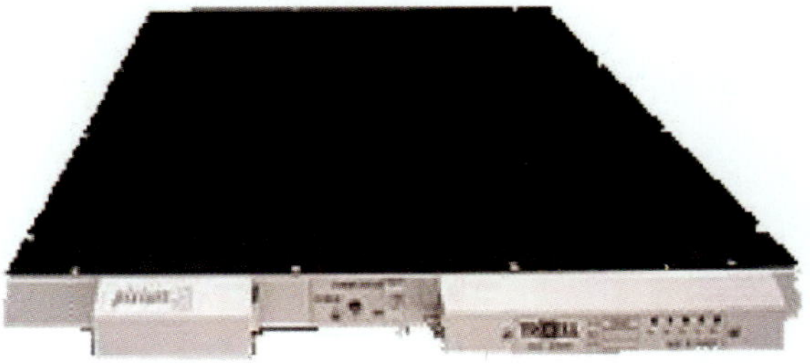

Phospher + a-Si TFT 형태

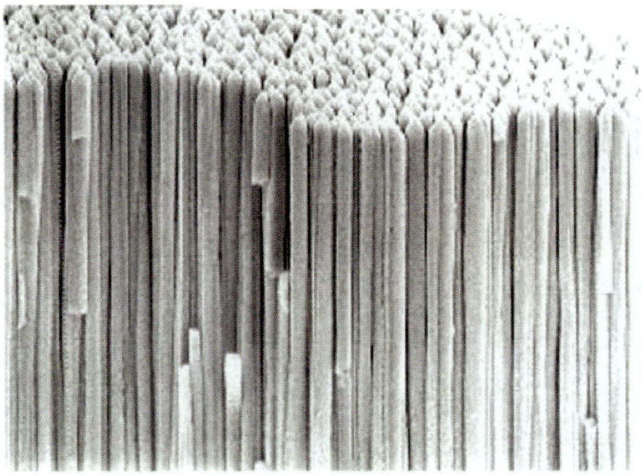

CsI(TI) Columnar Structure

그림 10-26. 간접방식의 검출기

디지털 의료영상의 화질을 정량적으로 평가하는 방법으로는 크게 두 가지를 고려할 수 있다. 첫 번째는 공간해상도이다. 이는 인접한 두 물체가 있을 때, 독립적인 두 물체로 인식할 수 있는 능력을 말한다. 공간해상도가 높은 시스템일수록 더 가까이 붙어 있는 물체의 구분이 가능하다. 두 번째는 대조도이다. 대조도는 의료영상에 있어서 서로 다른 해부학적 구조물을 표현할 때 화소값들 간의 차이로써 두 구조물이 서로 다른 조직이라는 것을 판단하기 쉽게 해주는 요소이다.

정보전달함수(Modulation Transfer Function; MTF)란 입력 신호를 정확히 전달받아 정보로써의 기록 능력을 평가하는 것을 말한다. 공간정보를 기록하는 시스템 성능은 검출기의 MTF로 측정된다. 어떤 검출기가 유효 측정범위를 상회하는 MTF를 가졌다고 하는 것은 원 정보를 충실히 표현하는 해상력과 선예도가 높은 것을 의미한다. MTF는 LSF(Line Spread Function)라는 폭이 0에 수렴하는 아주 좁은 슬릿에 대한 영상으로부터의 프로파일을 얻은 다음, 이를 푸리에 변환하여 얻은 그래프를 분석함으로써 측정할 수 있다. 그러나 LSF는 말 그대로 폭이 0에 수렴해야 하므로 측정하기 힘든 점이 있으며, 이 때문에 ESF(Edge Spread Function)를 이용하여 한 모서리의 프로파일을 얻은 다음, 그 프로파일을 미분하여 LSF를 얻어내고 이를 분석하여 MTF를 측정하는 방법도 쓰인다.

검출 양자 효율(Detective Quantum Efficiency; DQE)은 입사된 검출기에서 X-선 신호를 얼마만큼 전기적 신호로 변환했는지에 대한 비율, 즉 검출기의 효율을 측정하는 지표로 사용된다. DQE가 높으면 같은 선량의 X-선으로도 신호 대 잡음비가 높은 화질이 우수한 영상을 얻을 수 있다.

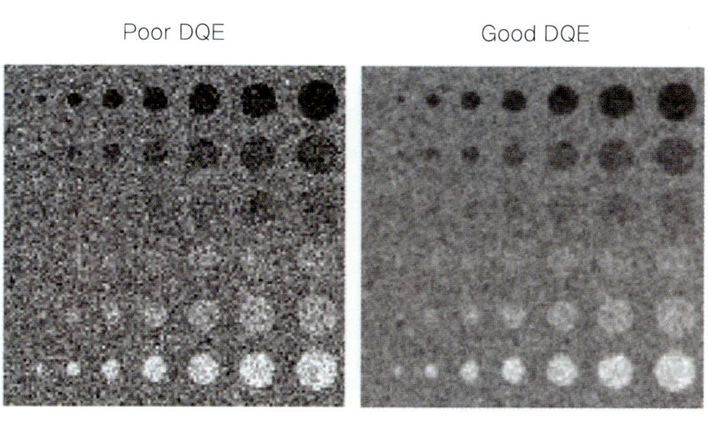

그림 10-27. DQE에 따른 영상의 변화

DQE는 다음 식으로 정의할 수 있다.

기본적으로 DQE는 최종적인 영상 중에서 실제의 X-선 데이터가 어느 정도 포함되어 있는가, 혹은 신호와 노이즈 양쪽의 변환율은 얼마인가를 측정하는 것이다. 즉, DQE란 검출기의 X-선 광자 포획능력과 영상을 구성하는 신호 대 잡음비(Signal to Noise Ratio; SNR)를 평가하는 것이다. 입력 영상의 SNR은 환자의 피폭선량과 거의 정비례하므로 환자의 피폭선량에 대해 출력 영상의 SNR이 어느 정도 유지되는가를 알 수 있다.

따라서, DQE는 어느 선량 레벨에 도달했을 때, 얻어지는 화질 정도를 추측할 수 있기 때문에 화질 평가의 지표가 된다.

CHAPTER 11

영상저장

영상저장 개요

PACS에서 기본적인 영상정보관리시스템은 의료영상을 시간별로 분리하여 계층적으로 관리하는 것을 원칙으로 하고 있다. 이는 영상관리가 PACS의 구성 즉, 중앙집중식시스템과 분산시스템으로 구별하는데서 시작된다. 초기 PACS는 단기, 중기, 장기 저장장치로 구분되어 동일 장소에서 관리 운영되었으나 최근에는 의료장비의 효율적 운영에 따라 분산시스템을 채택하고 있다. 저장장치 선택은 일반적으로 성능과 안정성, 신뢰성을 기준으로 하며, 통합관리 운영시스템에 적합하여야 한다. 또 저장장치의 측정 가능성이 높아야 한다.

계층적 영상 보관 관리 시스템(Hierarchical Image Storage Management System; HISMS)은 영상의 필요성에 따라 분류하는 방식인데, 단기저장장치와 장기저장장치를 분리 운영하여 영상 획득과정에서부터 계층적으로 나누어 운영하는 시스템을 말한다. 저장시스템의 원칙은 크게 데이터의 안전과 시스템의 효율성을 가져야 한다. 이 원칙은 의료영상의 관리 효율성과 접근 용이성 때문이다.

서버의 요건은 가용성, 신뢰성, 안정성을 갖추어야 한다. 기존에는 가용성과 신뢰성에 대해 큰 의미를 두었으나 기술의 발전으로 현재는 의미를 두지 않는다. 이 중 무정지시스템을 위하여 서버

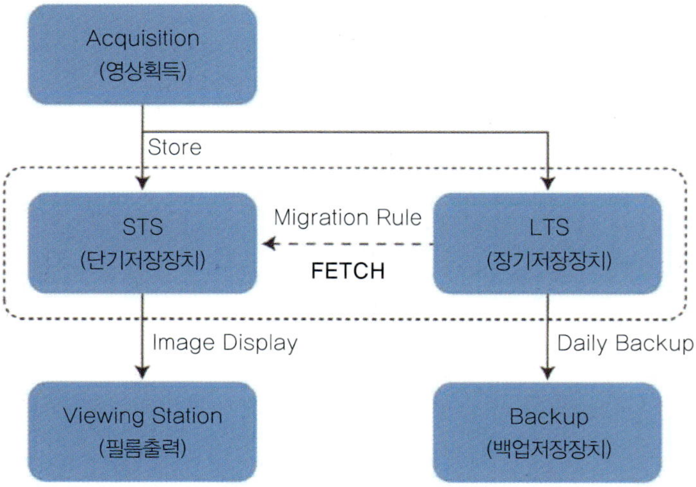

그림 11-1. **영상저장 흐름도**

의 안정성이 중요하다. 서버의 안정을 위해 클러스터링(Clustering) 구성, 무정전전원장치(Uninterruptible Power Supply; UPS) 설치, 실시간 데이터 백업 서버 설치(Real Time Backup Server)가 필요하다. 클러스터링을 구성하기 위해서는 두 개의 서버를 연동시키는 이중화 작업을 해야 하며, 이를 위해서는 IP Address, Server Name, Disk Array, Application Software가 두 서버에 공유(Interface)가 되어 있어야 한다. UPS는 보통 축전지 방식을 사용하고 있으며 정전 시 3~5시간을 가동 할 수 있도록 구성한다. 실시간 데이터 백업 서버는 불가항력적인 자연 재해 또는 화재 시 데이터를 안전하게 보관하고 복구를 할 수 있도록 하기 위함으로써, 요즘에는 랜섬웨어 등의 바이러스 등에 의해 데이터 삭제 시 복구를 하는 경우가 많아지고 있다.

저장시스템의 구성은 저장장치의 접근 방식으로 분류하여 DAS, NAS, SAN으로 구분한다.

DAS

DAS(Direct Attached Storage)는 저장시스템의 전형적인 구조로 운영시스템인 서버시스템과 직접 연결하여 사용되는 운영형태이다. 이 시스템은 초기에 CT, MRI 장비와 같이 필름으로 출력하

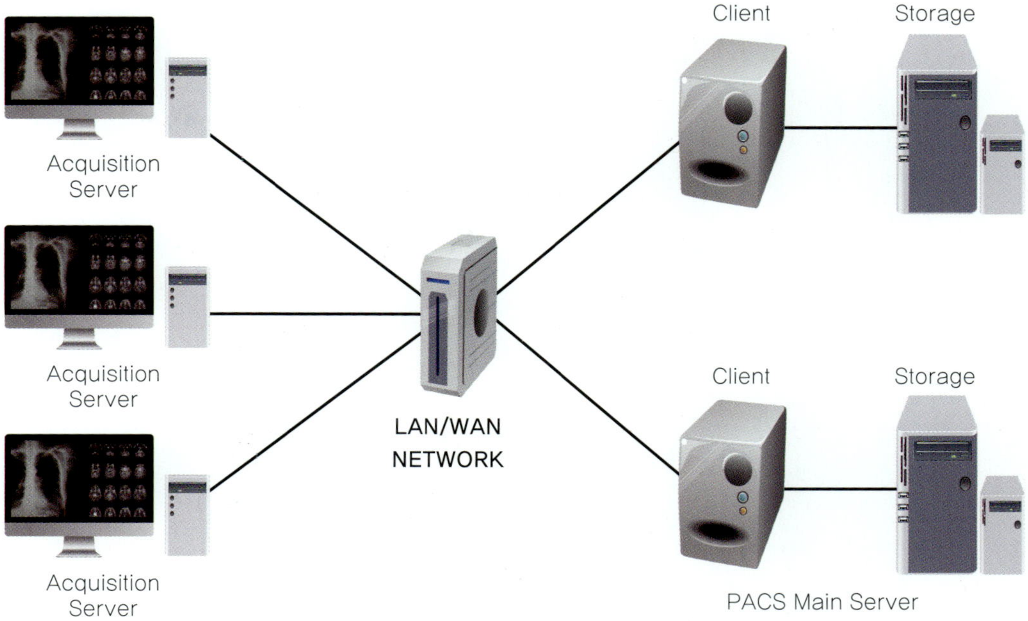

그림 11-2. DAS(Direct Attached Storage) 시스템

여 결과를 보는 시스템에 적용하였기 때문에 데이터 공유와는 거리가 있다. 즉 획득된 영상을 바로 단일 시스템에 저장하여 운영하므로 적은 용량체계로 효율적으로 사용할 수는 있으나, 영상의 공유는 어려운 형태이다. 최근에는 획득시스템의 분산형 개념과 Back-up으로 운영되고 있으며, 부분 PACS 혹은 Mini-PACS라고 한다. 연결 형태는 스카시(Small Computer System Interface; SCSI)케이블이나, 두 지점 간 연결방식(Point-to-Point)연결로 짧은 거리에 간단하게 설치 운영할 수 있는 장점이 있으나, 다만, 접속확장이 가능한 SCSI 버스의 수나, 처리 가능한 데이터 용량의 확장성이 제한적인 단점도 가지고 있다.

NAS

NAS(Network Attached Storage)는 네트워크상에서 직접 저장시스템과 서브시스템을 동일선상에서 저장파일 및 데이터를 사용자에게 직접 제공함으로써 서버시스템과 하드웨어에 독립성을 부여

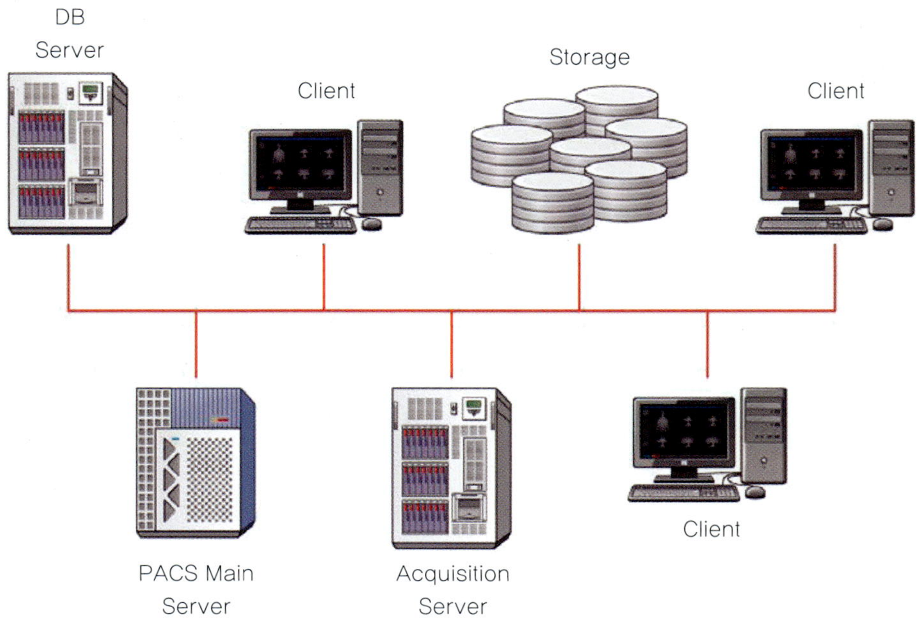

그림 11-3. NAS(Network Attached Storage) 시스템

하는 저장장치 시스템이다. 이 시스템은 시간과 경비로 분산된 수많은 네트워크 서브체계에 저장 용량을 늘이는 복잡함을 감안할 때, 급증 데이터 저장량을 효율적으로 조절해야 하는 대안으로 등장하여 대부분의 PACS에서 많이 사용되는 저장장치 시스템이다. 다만, 초기 병원에서 가지고 있는 네트워크 시스템이 파일서버와 직접 연결하는 서버 중심형의 네트워크인 경우 사용자는 네트워크 파일 서버를 통해 간접적으로 데이터에 접근할 수 있으므로 서버의 네트워크 흐름에 부담을 가중시켜 네트워크 처리속도의 저하의 원인이 되기도 한다. 기본적인 구성은 이더넷 같은 LAN(Local Area Network) 및 WAN(Wide Area Network) 등의 인터페이스 카드를 통해 네트워크에 연결되어 있어, 일반용 서버의 상위구조나 연결의 복잡함이 없이 오직 저장장치가 효과적으로 신속하게 접근하여 데이터를 전송하는 데이터 펌프의 역할을 하게 하는 시스템으로 구성되어 있다. 최근에는 인터넷 중심 시스템의 도입으로 인해 기존 서버 중심의 네트워크 시스템에서 탈피하여 독립적이고 호환성과 확장성이 우수한 데이터 중심의 NAS시스템으로 개발 적용되고 있다.

SAN

SAN(Storage Area Networks)은 주 컴퓨터 시스템의 종류에 구애받지 않고 별도 연결된 저장장치 사이에 대용량 데이터를 전송시킬 수 있는 고속의 네트워크 시스템에 연결되어 다수의 워크스테이션들이 하나의 중앙저장장치 또는 저장 데이터를 공유하는 것을 말한다. 최근에 PACS에 많이 도입하는 저장시스템으로써 과거 금융권에서 사용하는 시스템이기도 하다. 의료장비에서 획득되는 용량의 증가와 의료서비스 향상을 목적으로 다양한 의료장비의 효율적 배치가 이루어짐으로 다른 기종 간의 통신도 필요하게 되었다. SAN은 각기 다른 운영체계를 가진 여러 기종들이 네트워크상에서 동일 저장장치의 데이터를 공유함으로써 여러 개의 저장장치나 백업장비를 단일하여, 데이터의 공유를 지원하는 형태이다.

* SAN 방식이 고속 네트워크라 불리는 가장 큰 이유는 서버의 데이터 트래픽을 관리하여 가장 빠른 서버의 경로로 찾아주는 스토리지 아키텍쳐(Storage Architecture) 소프트웨어 때문이다.

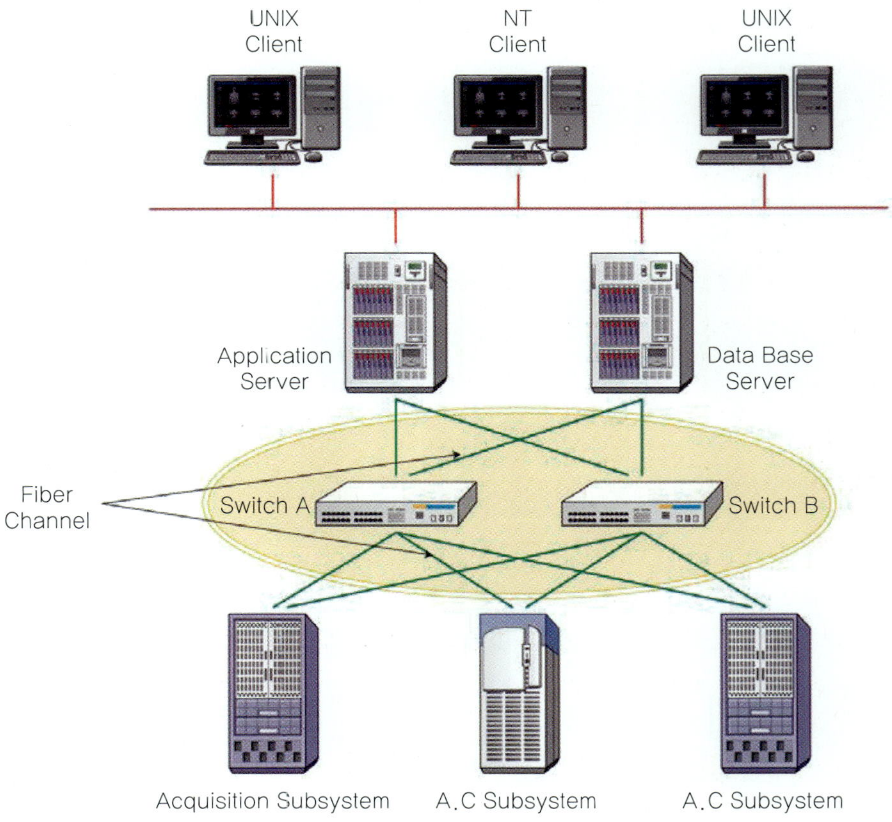

그림 11-4. SAN(Storage Area Networks) 시스템

단기저장장치

단기저장장치(Short-Term Storage; STS)는 주로 영상정보의 조회가 많이 이루어지는 영상을 저장관리하는 장치이다. 보통 6개월 분량의 영상을 저장 관리하는데 재진의 시간적인 범위와 입원기간 등을 고려해 설계하므로 병원마다 조금씩 설계형태와 용량은 차이가 있다. 단기저장장치는 임상적 진료나 영상의학과 판독을 위하여 즉시 조회와 저장, 전송을 목적으로 하는 시스템을 말한다. 단기저장장치에 저장된 영상은 주로 당일 환자, 진료대기 외래, 입원환자 중심이며, 당일 수술환자나 필요에 따라 장기저장장치에서 영상을 패치(Fetch)한 환자의 영상, 영상의학과 검사를 마친 당일 검사환자의 영상으로 구성되어 있다.

물리적 구성은 일반적으로 디스크 어레이(Disk Array)를 사용하며 레이드(Redundant Array of Inexpensive Disks; RAID)라는 기법을 이용하여 물리적, 기계적인 디스크 오류에도 저장 데이터의

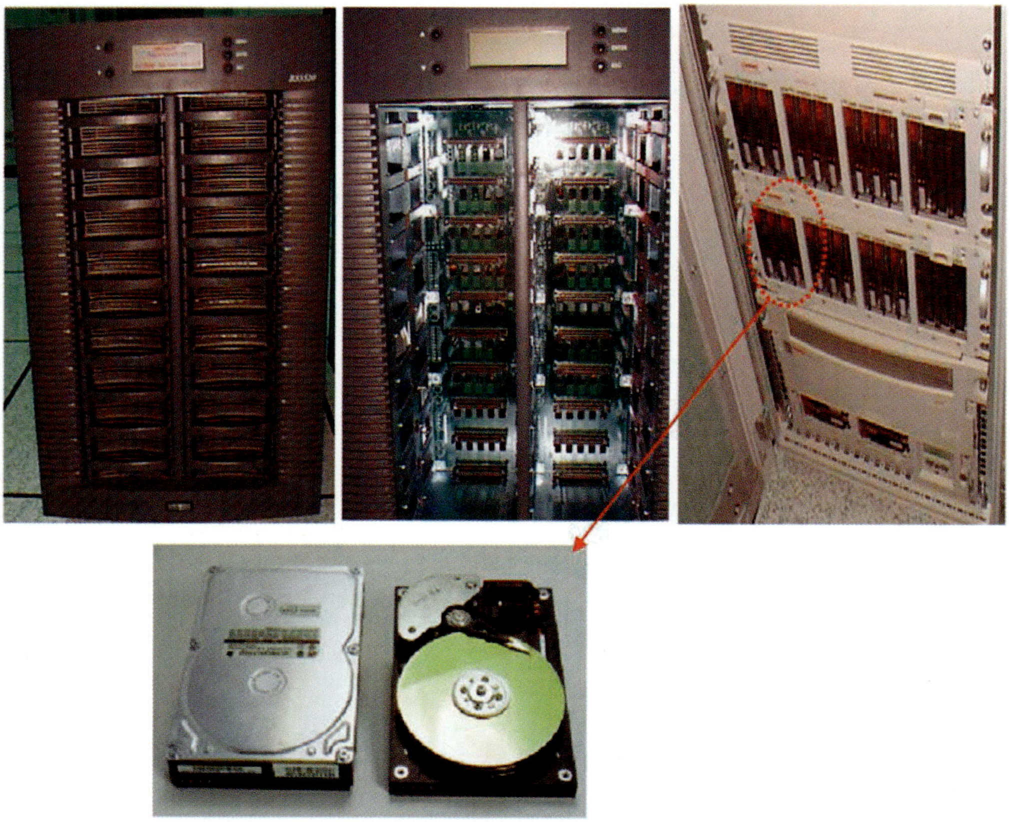

그림 11-5. 단기저장장치(Short-Term Storage; STS)

무결성을 유지하도록 구성하고 있다. 구성 시 가장 중요한 것은 용량으로 경제성과 직결된다. 초기 용량 구성은 외래 환자의 재방문율 및 입원 환자의 평균 입원기간 및 장기 입원환자가 차지하는 검사 비율, 검사 당 시행하는 촬영건수와 당일 환자의 검사건수의 평균, 과거환자의 검사결과 조회건수 등으로 결정한다. 기본적으로 중,소형 병원은 판독 이전의 영상을 보관하며, 최소 2~3개월의 양을 저장 할 수 있는 용량을 산정한다. 이렇게 계산된 디스크 어레이 용량은 온라인 형태로 연결이 요구되며, 서버에 스카시(SCSI)나 화이버 채널(Fiber Channel)로 연결시켜 임상 진료과나 영상의학과의 판독실의 요구에 의해 단말기에 서비스하게 된다. 최근에는 단기저장장치의 활용도를 높이는 방향으로 이용되고 있는 추세이어서 단기저장장치의 활용이 커지고 있다.

RAID

레이드(Redundant Array of Inexpensive Disk; RAID)는 작은 용량의 값싼 드라이브들을 여러 개 연결해서 크고 비싼 하나의 드라이브(Single Large Expensive Disk) 대체로 사용하기 위해 개발된 디스크 배열 구조(Disk Array Architecture)이며, 작은 여러 개의 드라이브로 하나의 큰 드라이브를 대신하며, 그 중 일부의 장애가 발생하였을 때 데이터를 복구할 수 있는 방안을 마련할 수 있게 되었다. 이것은 여러 드라이브의 집합을 하나의 저장장치처럼 다룰 수 있게 하고, 장애가 발생했을 때 데이터를 잃어버리지 않게 하며, 각각에 대해 독립적으로 동작할 수 있도록 되어 있다. 따라서 레이드의 목적은 데이터 가용성과 총 저장용량을 증가시키며, 데이터를 분산시킴으로써 데이터의 안정성과 효율성을 재고시켜 드라이브의 접속성을 증대시키고 저렴한 비용으로 대용량을 구현하고 지능형 제어장치에 의한 유연성을 높이는 것이다. 레이드의 기능 중에 데이터 스트라이핑(Data Striping)은 여러 개의 디스크를 하나의 논리적 단위로 연결하는 것으로 한 파일을 여러 스트라이프(Stripe)들로 나눠 여러 디스크에 분산 저장하는 것을 말하는데, 전체적인 활용도를 높이기 위해 가능한 많은 디스크들이 모두 활동 상태에 있도록 시스템을 구성한다. 드라이브사이 데이터분산방법과 발생가능 장애 대비방식에 따라 아래와 같이 분류한다.

레이드 0(RAID 0; Disk Striping)은 데이터 처리 속도는 가장 빠르지만 데이터 이중화를 보장해주지 못하며, 논리 드라이브의 데이터는 여러 개의 물리적인 드라이브에 나누어 저장된다. 따라서 장애발생에 대비한 공간적인 여유를 갖지 못하고, 단순한 스트라이핑만 행한다.

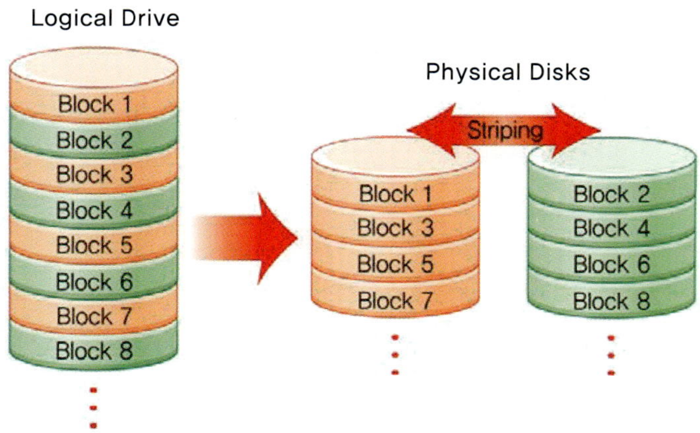

그림 11-6. RAID 0(Disk Striping)

레이드 1(RAID 1; Disk Mirroring)은 하나의 드라이브에 저장된 데이터를 또 다른 드라이브에 똑같이 복제한다. 따라서 레이드 1은 드라이브가 두개일 경우에만 구성이 가능하다. 한 드라이브에 고장이 발생하더라도 데이터는 손상되지 않는다. 이것은 한 드라이브에 기록되는 모든 데이터를 다른 드라이브에 복사해 놓는 방법으로 복구능력을 제공한다. 만일 디스크가 두개 이상일 경우 레이드 1 구성을 시도하면 제어기는 자동으로 레이드(0+1)로 구성된다. 레벨 1 어레이는 하나의 드라이브를 사용하는 것에 비해 약간 나은 정도의 성능을 제공하는데, 어느 드라이브가 고장 나더라도 데이터의 손상은 일어나지 않는다. 이것은 단 두대의 드라이브만으로 시작할 수 있기 때문에 전체 용량의 절반이 여분의 데이터를 기록하기 위해 사용되기 때문에 저장 용량이 비싸다. 이 레벨은 미러링(Mirroring)이라고 부른다.

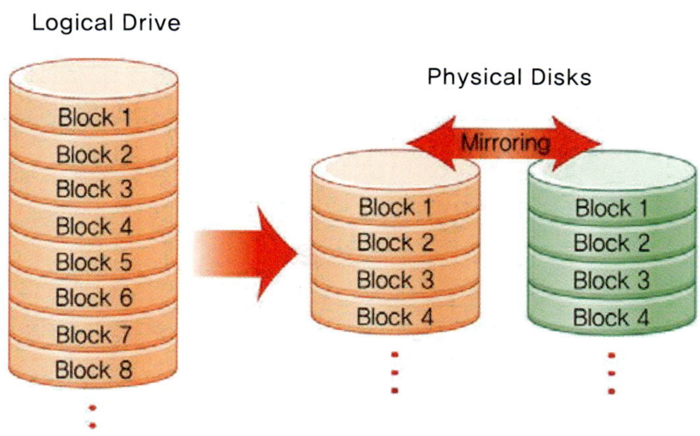

그림 11-7. RAID 1; Disk Mirroring

레이드 0+1(RAID 0+1; Disk Striping with Mirroring)은 RAID 0과 RAID 1의 복합 형태이며, 미러링과 스트라이핑의 구성이 된다. 레이드 0+1은 해밍코드(Hamming Code) 오류정정 등을 이용해 오류검출 능력이 없는 드라이브에 대한 오류복구 기능을 제공한다.

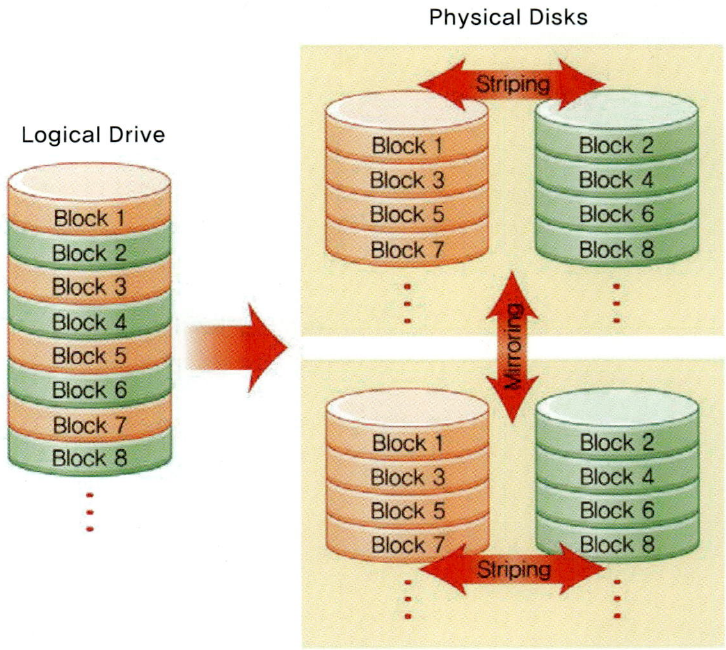

그림 11-8. RAID 0+1(Disk Striping with Mirroring)

레이드 3(RAID 3; Disk Striping with Dedicated Parity Disk)에서는 데이터가 블록으로 나누어져 각각 물리적인 디스크에 나누어 저장되며, 패리티(Parity) 데이터도 별도의 패리티(Parity)용 디스크에 분리되어 저장되고, 나머지 드라이브에 데이터는 바이트 단위로 분산 저장된다. 만일 어떤 디스크에 오류가 발생하면 별도로 저장된 패리티 데이터를 이용하여 잃어버린 데이터를 복구하게 된다.

레이드 5(RAID 5; Striping with Interspersed Parity)는 패리티 데이터가 별도의 패리티 전용 디스크에 저장 되지 않고 각각의 드라이브에 분산되어 저장된다는 것(회전식 패리티어레이)을 제외하면 레이드 3과 동일한 구성이다. 따라서 하나의 패리티 디스크에 대해 병목현상의 발생을 줄일 수 있고, 다중 사용자 모드 중 쓰기 사용자보다 읽기 사용자가 많은 환경에 적합하며, 모든 읽기/쓰기가 중첩됨으로써 PACS에서 가장 많이 사용되고 있다.

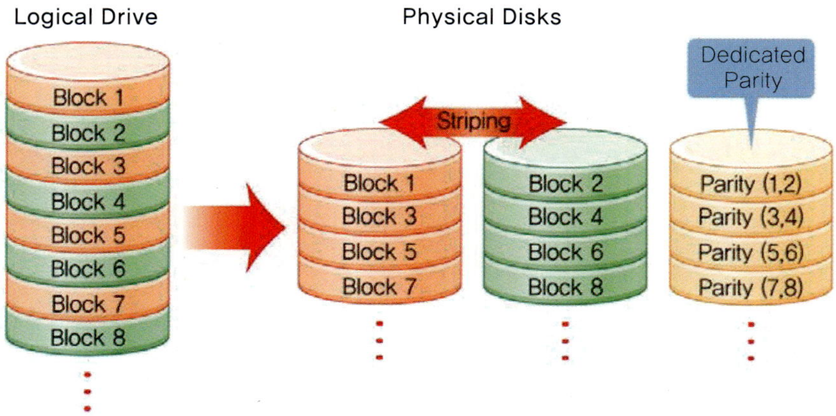

그림 11-9. RAID 3(Disk Striping with Dedicated Parity Disk)

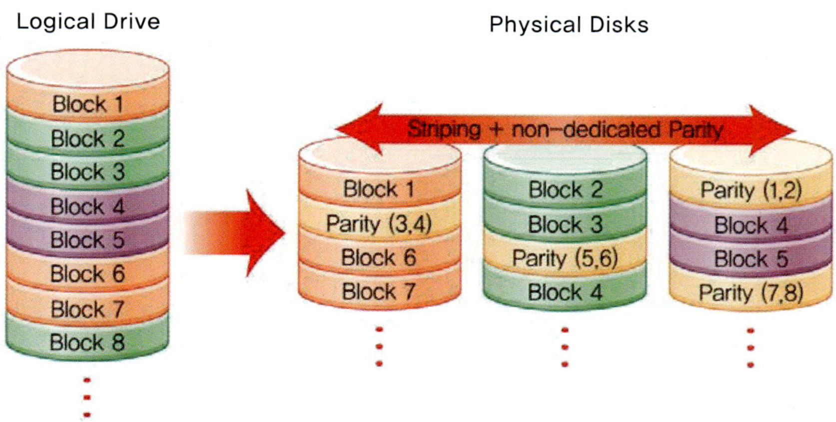

그림 11-10. RAID 5(Striping with Interspersed Parity)

장기저장장치

의료영상에서는 영상의 반복 조회횟수가 미약하고, 외래환자의 재방문율이 낮으며, 의료영상의 법적보관기간인 5년을 지키기 위해 많은 양의 데이터를 저장하면서 비교적 가격이 저렴한 저장 매체를 사용하는 주크박스(Jukebox)나 라이브러리(Library)를 많이 이용한다. 이는 오프라인으로 존재하다가 필요시 단기저장장치에 저장하고 임상과나 판독실의 요구 시 전송시킨다. 장기저장장치

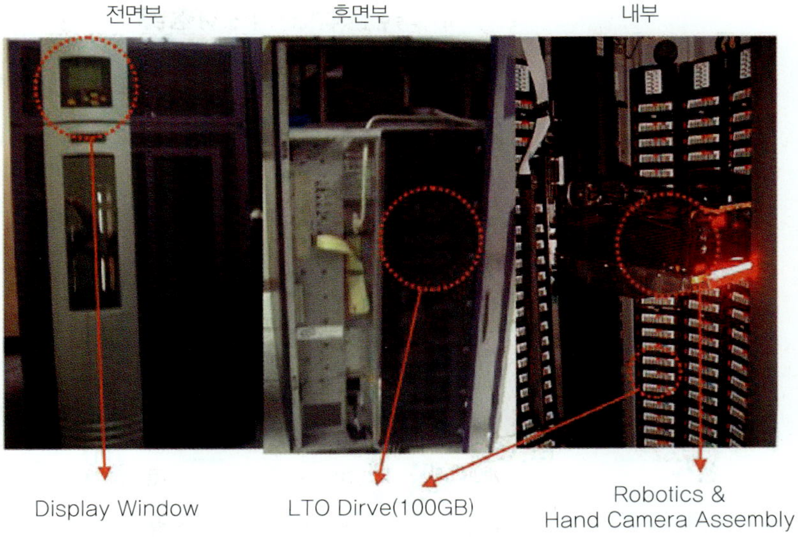

그림 11-11. LTO(Linear Tape Open)

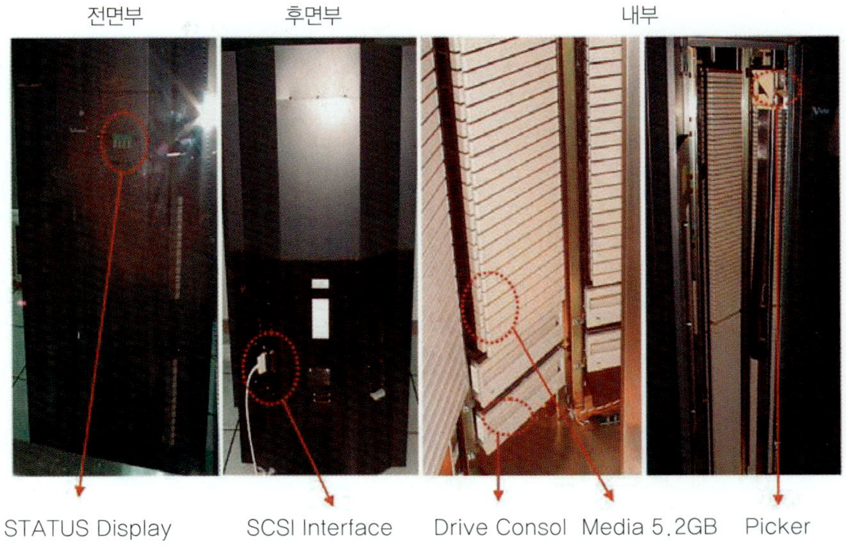

그림 11-12. MOD(Magneto Optical Drive)

(Long-term Storage)의 영상은 방사선과의 검사를 시행한 후 일정기간이 지난 영상 혹은 치료가 끝나고 일정기간이 지난 환자를 주로 가지고 있으며, 현재 대부분의 병원에서는 DLT(Digital Linear Tape)Library, DVD(Digital Video Disk) Jukebox, AIT(Advanced Intelligent Tape), CD Jukebox

등을 사용하고 있다. 일반적으로 PACS 도입 시 병원의 권장 요구사항은 단기 저장영상의 조회 시간은 3초 이내, 장기 저장장치의 영상은 3분 이내로 요구하고 있으나 현재는 큰 의미는 없다.

장기저장장치에는 테이프 형태의 저장장치가 초기에 많이 사용되었다. 경제적인 면에서 효율적으로 사용할 수 있는 장점이 있어 많이 이용되고 있으나, 미디어 수명이 짧고, 데이터의 접속 속도가 느리고, 드라이브의 속도 한계와 랜덤하게 검색 복구하지 못하기 때문에 데이터의 복구 속도가 문제가 되어 현재에는 디스크장치로 대체되고 있는 추세이다. 테이프 라이브러리에는 LTO (Linear Tape Open), AIT(Advanced Intelligent Tape), DLT(Digital Linear Tape)이 일반적으로 사용되고 있다. DVD(Digital Versatile Disk, Digital Video Disk)는 DVD 미디어 읽기 기능만을 가진 DVD-ROM 드라이브와 읽기, 쓰기 기능을 함께 가진 각종 리라이터블 DVD 드라이브를 총칭해서 하는 것으로 표준 CD와 크기는 같으나, 고용량의 데이터를 저장 할 수 있는 점이 다르다. DVD는 비디오테이프보다 두 배나 많은 500Lines의 수평해상도를 지원하므로 LD(Laser Disk) 수준의 화질을 제공한다.

MO(Magneto Optical)는 빛과 자기를 이용하여 읽기와 쓰기가 가능한 매체이며, MODD(Magneto Optical Disc Drive)를 이용해 장기저장장치로 사용되고 있다. 테이프 형태나 CD 형태의 저장장치는 보통 백업(Back-up)으로 이용하고 있다.

백업저장장치

영상정보의 보관은 매우 중요하다. 보관 기간 중에 손실이 발생한다면, 혹은 시스템의 이상으로 조회가 불가능하다면 시스템의 신뢰성과 안정성에 큰 문제가 발생한다. 최근 병원들은 정보화를 추진하면서 재해 대책 프로그램을 충분히 고려하여 설계하고 있다. PACS에는 백업(Back-up)저장장치를 갖추고 있는데 이는 재해나 시스템의 불안정으로 인한 데이터의 손실을 방지하고 안정된 정보 서비스를 목적으로 이용되고 있다. 장기저장장치의 영상을 병원의 정보조회가 가장 적은 시간을 이용하여 일정한 장치에 정보 데이터를 저장하는 방식으로 대부분 당일 정보는 당일에 백업을 실행한다. 이러한 장치는 경제성을 고려하여 설계하고 있으며 보통 백업저장장치의 위치를 제3의 장소에 많이 설치 운영하고 있다.

단기, 중기, 장기 저장장치는 실시간 검색이 가능한 On-Line 상태를 유지하며, 백업 저장장치는 복구 기능을 주 목적으로 하기 때문에 Off-Line 상태로 구성한다.

CHAPTER 12

영상전송

병원네트워크 시스템

병원의 의료정보 공유에서 가장 기본적인 환경이 바로 네트워크 시스템이다. 초기 일부 병원에서는 진료지원부서와 행정부서를 중심으로 소규모 네트워크 시스템으로 운영되었으나, 최근 PACS에서는 기존의 병원 전산망과의 유·무선 통합을 이루어 의료정보의 효율적인 전송을 수행한다. PACS 네트워크 시스템은 타 시스템과의 연동을 통하여 전체 병원정보시스템(HIS)의 최적화를 추구하기 때문에 독립적인 형태로 존재 할 수 없다. 따라서 의료영상저장 전송시스템에서는 운영부분과 함께 가장 많은 부분을 차지한다. 병원 네트워크 시스템은 검사입력정보의 공유뿐만 아니라, 영상출력, 입력시스템의 하드웨어와 데이터베이스를 공유할 수 있어, 영상의학과에서는 효율적인 정보관리와 통제 관리가 용이하게 여러 가지 운영체계를 사용할 수 있는 장점을 가지고 있다.

PACS를 도입하게 되면 기존의 병원정보시스템에서 사용하던 네트워크 시스템을 그대로 이용할 것인가, 아니면 다른 망으로 분리해서 구성해야하는 문제는 도입 초기에 매우 중요한 문제로 다루어져 왔다. 현재는 동일 망에 이중적인 안정한 구성과 네트워크 시스템의 용량을 증가하는 추세이다. 그 이유로는 먼저 과거보다 의료영상의 용량이 대폭적으로 증가하여 대규모의 네트워크 장비를 요구하게 되었고, 의료영상 자체적인 정보와 환자의 임상기록 정보가 동시에 사용되어 정보의

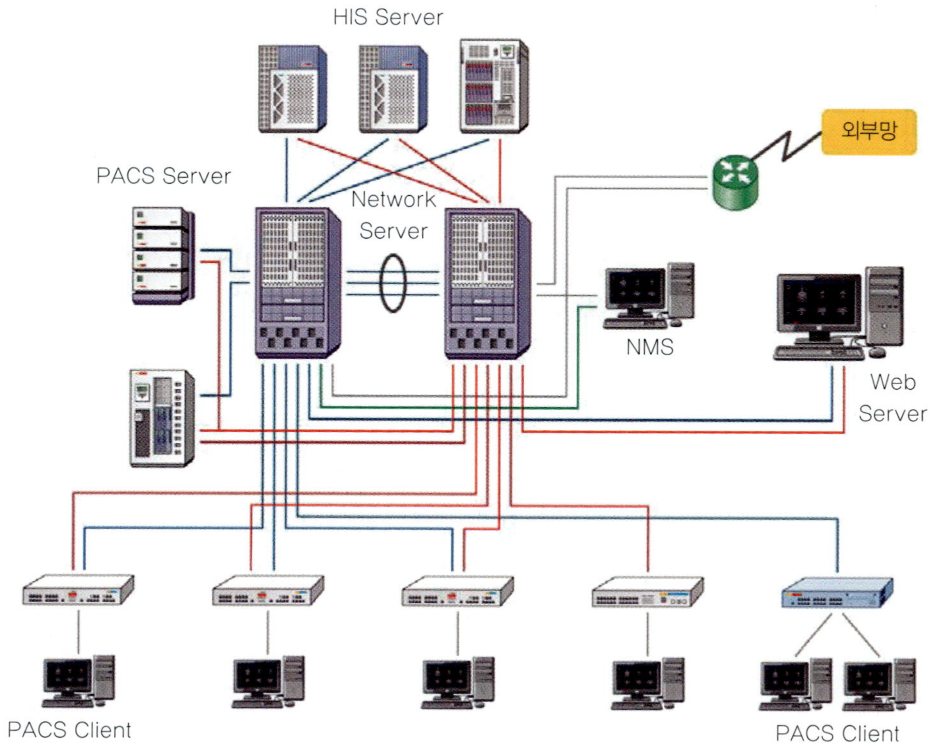

그림 12-1. 병원정보시스템의 네트워크 구성도

가치를 높이는 방향으로 PACS가 발전하고 있으며, 최근 무선 통신 등과 같은 다양한 형태로 정보의 트랜드가 변화하고 있기 때문이다. 병원 내부의 사용자들은 서로 다른 위치에서 다른 정보를 보내고 있으며, 그러한 정보는 서로 다른 요구에 의해서 검색되어 열람된다. 이러한 정보의 관리와 운영은 네트워크 시스템에서 기본 처리가 이루어지며 토대가 된다. 결과적으로 병원 내·외부의 PACS의 발전은 네트워크 시스템의 발전과 바로 연관된다고 할 수 있다. 또한 병원의 의료정보운영에서 발생되는 가장 많은 장애는 네트워크 시스템의 전송장애와 접속장애가 대표적인 예이다.

MEMO

네트워크의 장점

- 자원의 효율적 공유(H/W, S/W, DB, 주변장치 등)
- 분산, 통합 등의 다양한 시스템 연동
- 타 시스템의 분석 처리를 통한 새로운 정보 창출
- 정보의 시간적 · 공간적 제약을 벗어남
- 병원정보시스템의 효율적인 운영과 관리

네트워크 시스템의 구성요소

네트워크 시스템을 구성하기 위해서는 기본적으로 교환기와 중계기 그리고 공동선로가 필요하다. 교환기는 도로망과 비교하면 인터체인지와 같다. 따라서 네트워크 시스템의 우수성은 교환기의 역할이 잘 수행되고 있는지도 매우 중요하다. 에너지와 신호는 거리가 멀수록 감쇠와 왜곡, 잡음이 발생된다. 이러한 문제점을 보안하기 위해 중계기가 필요하다. 중계기는 증폭과 재생, 보상의 역할을 담당하고 있으며, 주로 교환기 내부에 존재한다. 물리적인 채널 역할을 수행하는 공용선로, 다중화 선로가 필요하다. 이 세 가지 필수요건을 갖추고 네트워크 시스템에 접속하게 된다. 네트워크에서 정보 단위를 통신에서는 패킷이라고 말하며, 한 번에 전송하는 정보의 단위로 보통 이해한다. 따라서 통신에서는 모든 데이터를 패킷 단위로 나누어서 전송한다.

MEMO

패킷(Packet)

- 네트워크에서 한 번에 전송하는 정보의 최소단위
- 헤더 데이터, 테일러는 에러정보로 구성
- 헤더에는 전송된 주소, 패킷의 순서 등이 기록
- 테일러에는 에러정보 기록
- 옥텟(Octet)은 보통 8비트로 구성되고 1문자로 간주
- 1 packet = 2 segment = 128 octet = 1024bit
- 망의 공유로 인해 전송효율이 향상됨

네트워크시스템 접속

네트워크 시스템에 접속하려면 물리적인 수단이 필요하다. 이것을 네트워크 액세스(Network Access)라고 한다. 이것은 병원 내부의 모든 자원을 공유하고 정보를 교환하기 위한 논리적, 물리적 토대를 만들어 준다. 따라서 액세스의 목적은 자원의 공유에 해당된다. 단순히 프린터의 공유부터 시작하여 프로그램이나, 데이터의 공유를 통해 시간과 공간의 제약에서 벗어나는 것을 말한다. 가장 이상적인 네트워크 액세스는 망이 없는 것처럼 접속하는 것이며, 타 정보를 자기시스템에서 사

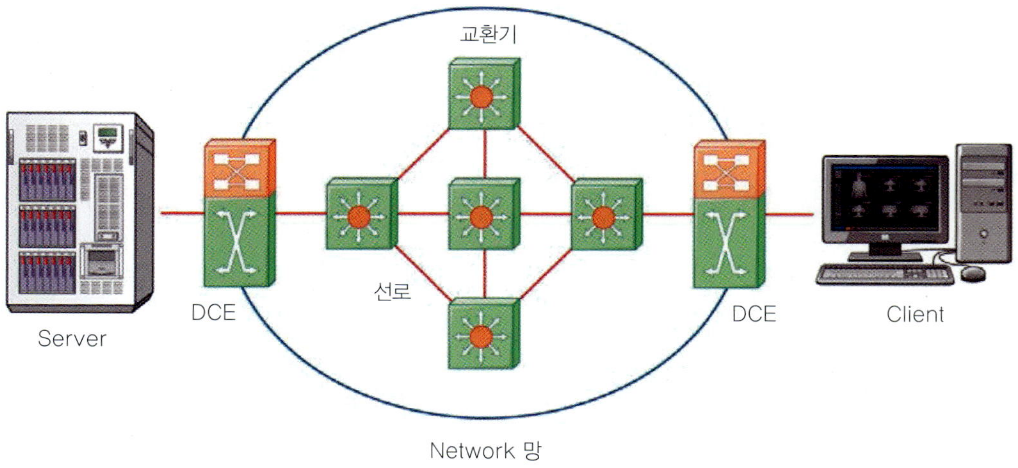

그림 12-2. **네트워크 액세스**

용하는 것처럼 자연스러워야한다. 이것을 만족시키기 위해서는 네트워크 시스템을 통해 사용자에게 투명성을 보장해야 한다. 따라서 신뢰성 및 효율성을 극대화하고 좀 더 유연한 정보와 자원의 공유 시스템을 만들기 위해서는 몇 가지 설정이 필요하다. 대표적인 예로 경로 제어, 주소, Error 제어 등이 있다. 물리적으로 네트워크에 접속하는 장치가 필요한데, 이를 회선 종단장치, 망 접속장치(Data Communication Equipment; DCE)라 하고, 신호변환역할을 담당하고 있다. 아날로그 신호에서는 모뎀(Modem)이 대표적으로 전화망을 이용하여 정보를 전달하는 것이고, 디지털 신호에서는 ISDN(Integrated Service Digital Network)이 대표적이다.

네트워크 교환망

네트워크 시스템에서의 교환기술은 매우 중요한 역할을 수행하고 있다. 크게 교환망과 방송망으로 구분을 하는데 이는 교환기 유무로 나눌 수 있다. 또한, 할당된 통신망인 회선을 공유하느냐, 점유하느냐에 따라 회선교환(Circuit Switch) 방식과 패킷교환(Packet Switch) 방식으로 구분된다.

회선교환(Circuit Switch) 방식은 정보전송의 필요성이 생겼을 때 상대방을 호출하여 연결하고 이러한 물리적인 연결의 회선 점유는 통신 종료 시 까지 점유되어 타 사용자가 사용을 하지 못

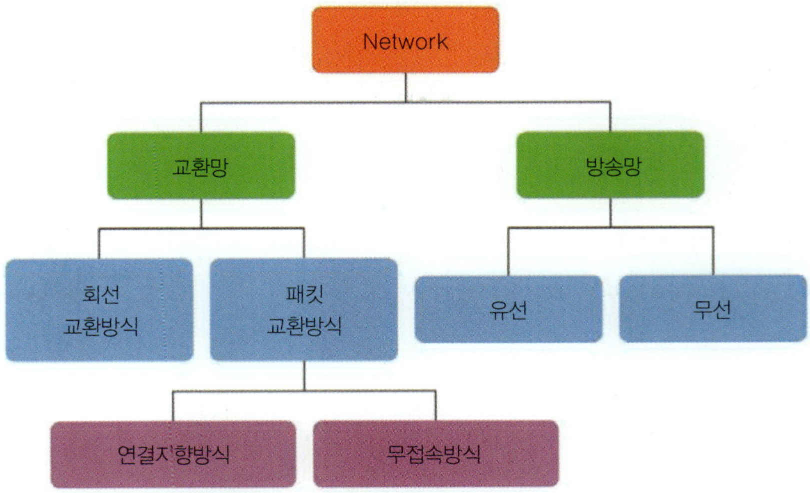

그림 12-3. 네트워크 교환방식

한다. 이는 과거 전화망과 동일하며, 전송지연은 없으나, 전송효율이 낮아, 많은 사용자와 대량의 데이터를 조절하기는 힘들다. 패킷교환(Packet Switch) 방식은 다수의 사용자를 대상으로 통신을 하기 위해서는 하나의 채널 공유가 필요하다. 전송채널을 공유함으로써 전송효율을 높인 방식을 말한다. 패킷으로 나누어 전송을 하며, 모든 패킷은 패킷끼리 혼동되지 않도록 헤드부분에 주소(Address)를 삽입하여 전송하였다. 이 결과 전송효율은 높아졌지만, 전송지연의 문제가 발생하였다. 현재는 이러한 문제점을 해결하여 패킷교환방식과 회선 교환방식의 장점만을 이용해 멀티미디어 교환하는 ATM(Asynchronous Transfer Mode)을 사용하고 있으며, 병원 네트워크 시스템에서도 많이 이용되고 있다.

패킷교환방식에는 연결 지향방식(Connection Oriented)과 무 접속방식(Connectionless)이 있다. 연결 지향방식은 연결위주 통신 서비스를 말하며, 이미 정해진 경로를 통하여 패킷을 순차적으로 전송하는 기법으로 교환기나 스위치(Switch)의 역할을 말한다. 패킷이 부서지지 않고 재전송이 가능하여 신뢰성이 높고, 하나의 문제가 발생되면 모든 부분이 연결되므로 소규모 네트워크에 유리하다. 전화통화, TCP 등이 있으며 대량의 데이터 전송이 용이하다. 무 접속방식은 비 연결형 통신 서비스로 필요할 시 설정하는 동적인 연결방식을 선택하고 있어 결합도가 낮아 대규모 네트워크에 이용되고 있다. 패킷이 순차적으로 전송되지 않고 순서가 바뀔 수도 있고 에러가 발생 시 실시간 수리가 불가능하여 신뢰성은 떨어지지만, 융통성이나, 성능은 우수하여 인터넷망에 사용된다. 이러한 역할을 하는 장비로는 라우터가 있다. 우편전송이나 IP가 대표적이다.

환기를 사용하지 않고 다원 접속(Multiple Access) 형태로 스위칭 기술을 말한다. 방송망은 선을 사용하는 것은 랜(LAN)과 무선으로 전송하는 방법을 이동통신과 위성통신이 있다. 방송망은 분배를 목적으로 하며, 동시에 2개 이상의 신호를 발생할 수 없다. 이 경우 충돌이 발생하여 전혀 다른 신호가 방송된다. 다중화는 하나의 통신선로에 여러 신호를 묶어서 전송하는 방법을 말하며 유지보수가 쉽고 전송효율이 높은 장점이 있다. 이를 다시 풀어서 전송받는 것을 역다중화라고 한다.

아날로그 전송에 적합한 주파수분할다중화(Frequence Division Multiplexer; FDM)는 하나의 선로에 여러 개의 주파수대를 할당하여 사용하는 방법으로 케이블TV에 이용되고 있다. 디지털 전송에 사용되는 시분할다중화(Time Division Multiplexer; TDM)는 할당된 주파수를 시분할하여 타임슬롯(Time Slot)을 할당하여 다중화하는 방법으로 지연은 적으나, 데이터가 발생 안 되는 경우에는 빈 슬롯만 전송되어 전송효율이 떨어지는 단점이 있다. 전화망(PSTN)에서 구성이 간단하고 구현이 용이하여 많이 사용하고 있다.

이외에도 디지털 전송에는 보낼 데이터가 있는 사용자에게만 타임슬롯을 할당하여 다중화 하는 통계시분할다중화(Statistical Time Division Multiplexer; STDM) 방식은 전송효율은 높으나, 전송지연이 불규칙하게 발생될 수도 있다. 현재에 가장 많이 사용하는 방식이다.

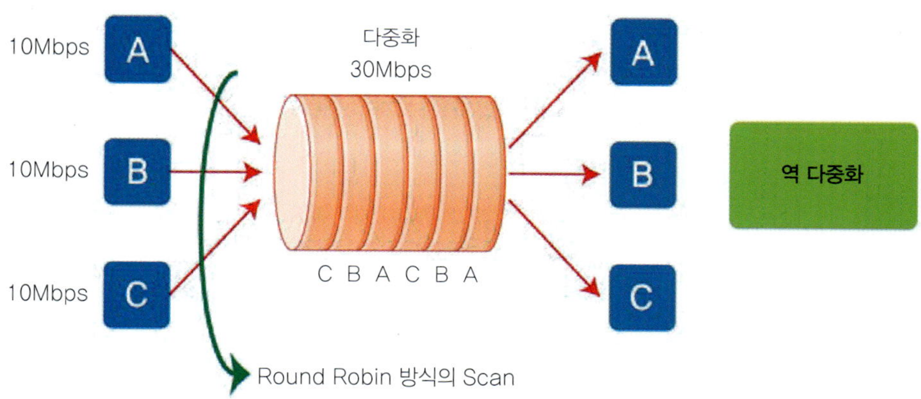

그림 12-4. 다중화 방식

네트워크의 분류

네트워크의 분류는 일반적으로 거리에 따른 분류가 가장 많이 알려져 있고, 사용관점에 대한 분류는 인터넷과 인트라넷, 엑스트라넷으로 구분된다. 과거 PACS는 대부분이 병원 내부의 구조를 가지고 있으나, 현재는 정보 통신기술과 의료 서비스 기술의 발전에 따라 공간적 제약에서 벗어나고 있다. 최근 무선통신을 이용한 다양한 프로그램들이 개발되어 향후 네트워크 시스템 발전을 충분히 고려한 의료기술이 발전 할 것이다. 초기 인터넷 사용자는 모뎀을 통해서 외부와 접근을 하였다. 전화망, 아날로그 망을 통해 통신하던 PSTN에서 데이터 전용통신망, 패킷 교환망인 X.25인 PSDN에서 Frame Relay로 개선되어 T1, T3, E1에 이용되고 있으며, 이것이 ISDN이다. 현재는 초고속 통신망을 설계하고 있는데, 전송매체는 광케이블을 이용하고 ATM교환기술을 적용시켜 멀티미디어 서비스를 목적으로 하고 있다. 의료에서는 원격진료와 의료정보의 범위가 더욱 넓어진다는 장점이 있다. LAN은 1970년대에 이더넷(Ethernet)으로 시작되었으나, 버스방식이어서 트래픽이 많으면 병목과 충돌이 생기는 단점을 지니고 있으며, 공유방식의 10Mbps로 속도에 제안이 있는 단점이 있다. 속도의 문제점을 해결하고자 패스트 이더넷[Fast Ethernet(100Mbps), Gigabit Ethernet(1Gbps)]이 나왔고, 랜 스위치는 공유에서 점유로 바뀌면서 활용도를 크게 향상시켰다. 최근에는 ATM 스위치가 개발되어 WAN의 사용기법을 적용하기도 한다.

표 12-1. 네트워크의 분류 내용

분류 내용	LAN (Local Area Network)	MAN (Metropolition Area Network)	WAN (Wide Area Network)
구성	단순	보통	복잡
지역	건물 내 근거리 통신망	한 도시 내의 통신망	원격지간의 통신망
교환방식	Multiple Access Switching	Multiple Access Reservation	Switching (Packet, Frame, Cell)
전송율	고속(10~100Mbps)	고속(45~622Mbps)	T1, T3, E1
사용	Ether-Net	DQDB	X.25, F/R, ATM
BER (bit error rate)	10E-8		10E-3~10E-5
유지보수비용	저	중	고

ISO/OSI 7 Layer

ISO(International Organization for Standardization)는 국제 소통이 가능한 표준화를 만드는 것으로 컴퓨터 업체 간 서로 다른 프로토콜과 통신 주도로 상호통신의 어려움을 해결하고 컴퓨터 시스템간의 네트워크 호환성을 증대시키기 위해서 제안된 OSI(Open System Interconnection)는 공개 시스템간의 원활한 정보교환을 위하여 일련의 프로토콜 표준을 제안하였다. 따라서 OSI는 시스템 간의 통신에 있어서 정보교환을 위한 상호접속점을 정의하고 있다. 이렇게 프로토콜을 계층화하여 통신하는 이유는 복잡한 네트워크를 논리적으로 좀 더 작고 이해하기 쉬운 부분 즉, 계층으로 나

표 12-2. OSI 참조모델

계층		기능
7	Application Layer 응용계층	응용 Process가 OSI를 Access하는 수단 제공, 응용서비스 제공, FTAM(FTP), VTP(Telnet), MHS(SMTP), RDA(RFS, NFS), HTTP
6	Presentation Layer 표현계층	응용계층의 Application Program 간에 데이터 교환을 위한 구문(Syntax)에 대한 사항과 통신 장치간의 상호 운용성(Interoperability)보장 Format, 코드 변환(Translation), 데이터의 압축(Compression), 암호화(Encryption), 보안(Security), 확장, 구문변환 등을 제공한다.
5	Session Layer 세션계층	Application간의 관계설정 및 Data 교환의 방법과 절차, 설정, 대화 세션 제공, 대화의 동기 제공
4	Transport Layer 트랜스포트계층	응용과 응용 간 또는 Process간 논리적인 통로 제공하는 운반과 운송에 관여, 하위계층의 각종 통신망의 차이를 보안하고 상위층과 확실한 정보전송을 보장하는 층이며, 전송단위 Massage이며, TP Class 0-4, TCP, SPX가 포함
3	Network Layer 네트워크계층	상위계층에 시스템을 연결하는데 필요한 데이터 전송과 교환기능을 제공하고 네트워크의 접속과 설정, 유지 및 해지 등의 기능에 관여(Snitching, Routing), 전송단위는 Packet이며, IP, IPX, X, 25, NW Link, Ehternet 포함
2	Data Link Layer 데이터링크계층	물리적인 통로를 통하여 인접장치 간 신뢰성 있는 정보를 교환, 3계층에 논리적인 통로를 제공하고 투명성을 보장, Sub-Layer는 LLC(Logical Link Control)과 MAC(Media Access Control) 전송단위는 Frame이며, HDLC, LAP-B, LLC, PPP가 포함
1	Physical Layer 물리계층	인접한 장치 간에서 비트전송을 위한 전송경로를 2계층에 제공, 전기적, 기계적, 기능적, 절차적 수단을 제공, 전송단위는 Bit이며, RS-232C, RS449/442/423, V.24, X.21이 포함

누어 표현함으로써 네트워크간의 표준화된 인터페이스가 가능하게 되었다. 네트워크 로직에서 일어나는 변경사항을 예측하고 제어하는 수단으로 계층화를 제공하고 있다. 계층화 프로토콜은 통신에 있어서 기술적인 변화에 대해서 수용성과 융통성, 유연성을 높이기 위한 방법으로 사용되고 있으며, 전달을 담당하는 계층(사용자 자원계층)과 정보의 의미와 내용을 담당하는 계층(네트워크 자원계층)으로 구분할 수 있는데, 각 계층의 역할이 따로 정의되어 있다.

TCP/IP

TCP/IP(Transmission Contrcl Protocol/Internet Protocol)는 미 국방성에서 사용하던 공유프로토콜로 현재는 인터넷상에서 정보를 전달하는 표준 프로토콜이 되었다. 대부분 대규모상의 네트워크에서 사용하는데 병원에서의 사설망에도 적용하고 있다. TCP는 메시지나 파일을 작은 단위의 패킷으로 나누어 전송하는 일과 수신된 패킷들을 원래의 메시지로 재조립하는 일을 담당하고 있으며, IP는 패킷들이 목적지에 정확하게 도달할 수 있도록 주소부분의 처리에 있어 통신 경로를 선택하는 순서에 관한 규약으로 생각하면 된다. 다섯 계층의 통신 프로토콜을 갖추고 있으며, 신뢰성 있는 트랜스포트 프로토콜을 제공하고 있다. 최근 TCP/IP의 프로토콜의 사용량이 늘어나는 이유로는 인터넷에서 멀티미디어의 수용 요구가 증가 되어 다양한 미디어를 실시간으로 전송하며 데이터 간 동기화가 필요하게 되었기 때문이다. 무엇보다도 통신망에서도 QoS(Quality of Service) 지원 요구가 커졌기 때문이다.

표 12-3. TCP/IP 프로토콜 구조

<table>
<tr><td colspan="2">Application Layer
응용계층</td><td colspan="4">Telnet, FTP, SMPT, HTTP, DNS</td></tr>
<tr><td colspan="2">Transport Layer
트랜스포트계층</td><td colspan="2">TCP</td><td colspan="2">UDP</td></tr>
<tr><td colspan="2">Network Layer
네트워크계층</td><td colspan="2">IP</td><td colspan="2">ICMP</td></tr>
<tr><td rowspan="4">네트워크
액세스계층</td><td rowspan="2">Data Link Layer</td><td colspan="2">ARP, RARP</td><td>X.25</td><td rowspan="2">SLIP
PPP</td></tr>
<tr><td>LLC</td><td>IEEE802.2</td><td>HDLC</td></tr>
<tr><td rowspan="2">Physical Layer</td><td>MAC</td><td>IEEE802.3</td><td rowspan="2">V.24
X.21</td><td rowspan="2">RS-232C/D</td></tr>
<tr><td colspan="2">IOBASE 2,5,T,F</td></tr>
</table>

LAN

근거리 통신망 LAN(Local Area Network)은 한정된 지역 내에서 다양한 통신기기를 상호연결하고 고속으로 통신하는 사설 네트워크 시스템을 말한다. 보통 10Km 이내에서 단일 소유기관에서 이용함으로 PACS 네트워크 시스템의 구성에서 가장 많이 사용되고 있다. 배선이 단순하고 고속이며, 유지보수 비용이 저렴하며, 다원접속 방식(Multi Access Protocol)을 사용하고 있다. LAN의 일반적인 특징으로는 패킷지연의 최소화로 인한 물리적인 접속속도가 높고, 확장성이 우수하며, 경로설정이 불필요한 장점을 지니고 있다. 고속 통신이 가능하여 종합 정보시스템을 처리 할 수 있으며, 네트워크 내의 어떤 시스템과도 통신이 가능하여 일반적인 네트워크 시스템에 가장 많이 사용되고 있다. 이러한 LAN의 효과로는 하드웨어, 소프트웨어 공유로 인해 실시간 데이터처리가 가능하여 정보의 일관성을 유지 할 수 있다. 이 기종간의 데이터 교환과 분산정보처리가 가능하여 그리드 기반의 컴퓨터처리가 가능하게 된다.

MEMO

LAN의 특징

- 한정된 범위 내에서 컴퓨터와 관련된 정보교환이 용이
- 중간 노드가 없는 Point-to-point의 공유 물리적 매체 이용
- Topology: Star, Bus, Ring
- 전송매체: Twisted Pair, Coaxial Cable, Optical Fiber
- Access Method : CSMA/CD, Token passing(Token Ring, Token Bus)
- 전송방식: Baseband, Broadband
- 단일기관: 동일 그룹 내의 작업 시 설치 용이
- 네트워크 내의 어떤 시스템과도 통신
- 전송 매체의 전송 특성이 좋고 전송처리가 짧음
- 경로 설정이 불필요
- 확장성과 재배치성이 우수
- 데이터의 고속 전송 실시간 처리 가능

LAN의 전송매체

전송매체란, 실질적인 데이터 정보 신호가 원하는 방향으로 전송되도록 안내하고 보호하는 물질적인 통로를 의미한다. 보내고자 하는 신호는 전송매체의 물리적인 특성에 따라 변화가 발생되는데, 가장 일반적인 현상이 감쇠(Attenuation)로 전송매체를 따라 전달되는 신호가 점점 약해지는 현상이며, 리피터(Repeater)를 통해 약해지는 신호를 증폭한다. 전기 신호 전송에 대한 전송매체의 저항을 임피던스(Impedance)라 하며, 높을수록 많은 에너지가 필요하다. 전송매체의 단위는 Mbps(Mega-bits-per-second)라 하며, 주어진 시간동안 전송매체를 통해 전달될 수 있는 데이터 비트수로 통신 대역폭(Bandwidth)과 같은 의미이다.

전송매체는 크게 동축케이블이나, 광섬유와 같이 유선에 의한 것과 공기와 같은 무선에 의한 것으로 나눌 수 있는데, 유선에 의한 전송매체는 물리적인 특성에 따라, 무선에 의한 전송은 주파수 범위에 따라 분류된다. 전송매체의 선택은 사용자의 수, 전송매체의 내구성과 전송속도, 네트워크 트래픽의 예상치, 보안문제, 설치환경 등에 따라 구성된다.

표 12-4. LAN의 전송매체의 특성

	총 데이터 속도	대역폭	중계기 없이 전송 가능한 거리
Twisted-pair	4Mbps	250KHz	2~10Km
Coaxal	500Mbps	350KHz	1~10Km
Fiber-optic	2Gbps	2GHz	10~100Km

Twisted Pair Wire LAN

Twisted Pair는 두 전선을 꼬아서 만든 케이블로 자기장의 형성에서 발생되는 잡음을 줄이는 역할을 한다. STP(Shielded Twisted Pair)와 UTP(Unshielded Twisted Pair)가 있으며, 주로 컴퓨터에 직접 연결하는 LAN선인 UTP가 많이 이용되고 있다. 다른 매체에 비해 비용이 저렴하고, 단거리 등으로 적합하다. 유지 보수관리가 편리하지만, 대규모 네트워크 구성은 어렵고, 한계속도와 무리적인 충격에 약하다. 주로 8핀으로 이루어진 R-45 컨넥터를 사용하며, Category 5(100Mbps)가 일반적으로 사용되고 있고, 이를 이용한 네트워크 형태를 '10/100BASE-T' 라고 한다. 현재는

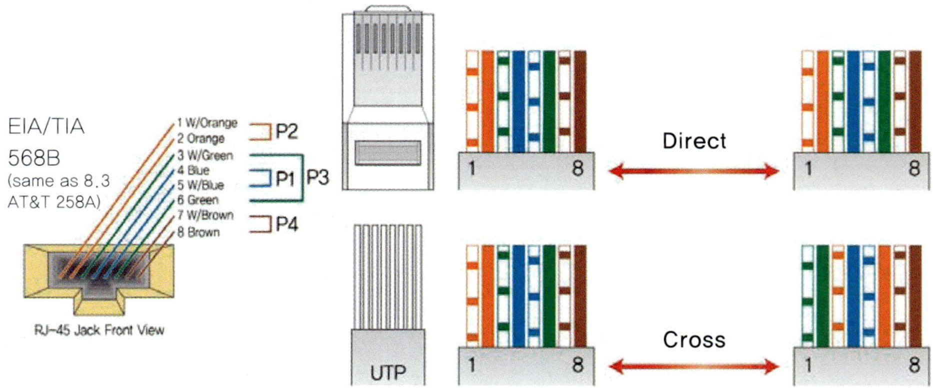

그림 12-5. UPT케이블 배선 순서

1Gbps를 지원하는 Category 5E, Category 6를 주로 사용하고 있다.

다이렉트 케이블(Direct, Straight Cable)은 네트워크에서 서로 다른 장비를 연결할 때 사용되고, 네트워크에서 같은 장비의 연결은 크로스 케이블(Cross Cable)로 연결한다.

Coaxial Cable LAN

동축케이블(Coaxial Cable)은 케이블TV나 TV안테나선으로 많이 이용되고 있으며, PACS에서는 의료장비의 게이트웨이(Gateway)연결코드로 많이 이용되고 있다. 고속의 데이터 전송률을 지니고 있으며, 장거리통신에서도 증폭될 필요 없이 사용되나, 설치비용이 많이 소요되는 단점이 있다. 얇은 케이블(Thinnet)과 두꺼운 케이블(Thicknet)로 구별되는데, 얇은 케이블은 컴퓨터 대 컴퓨터끼리 LAN을 연결하는 경우에 주로 사용되며 BNC(British Naval Connector)로 연결되고 양 끝에 터미네이터(Terminator)를 사용한다. 두꺼운 케이블은 컴퓨터와 직접 연결이 불가능하여 트랜스시버(Transceiver)라는 장치가 필요하여 현재에는 거의 사용되지 않고 있다. 동축케이블은 아날로그와 디지털 신호 모두를 전송할 수 있는 매체이다. CATV에서는 아날로그 신호를, 근거리통신망에서는 주로 디지털 신호를 전달한다. 동축케이블은 10 Mbps 이상의 정보 전송량을 갖는데, 중앙의 구리선에 흐르는 전기신호는 그것을 싸고 있는 외부 구리망 때문에 외부의 전기적 간섭을 적게

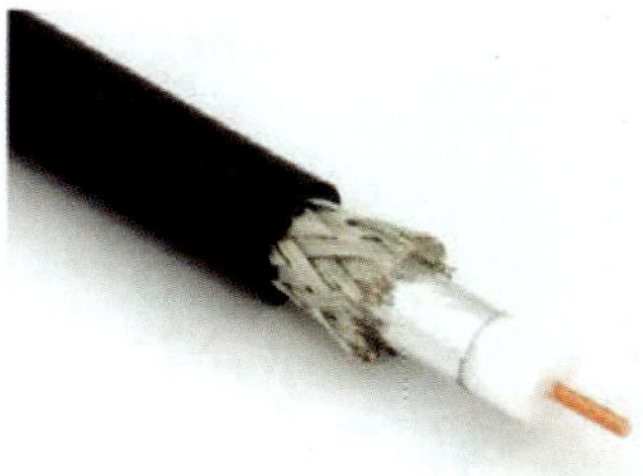

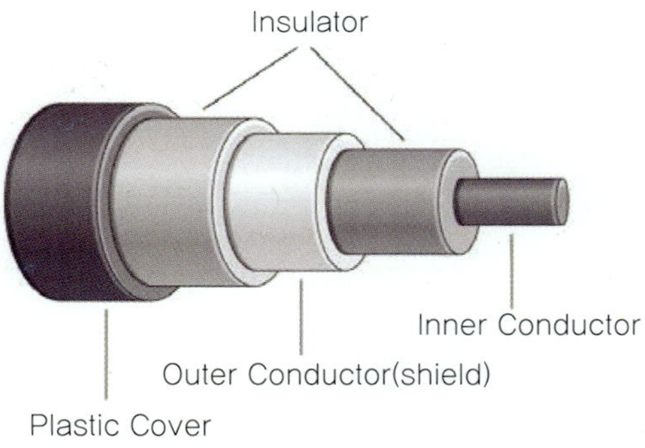

그림 12-6. 동축케이블의 구조

받고, 전력손실이 적어 고속 통신선로로 많이 이용되고 있다. 또 동축케이블은 바다 밑이나 땅속에 묻어도 그 성능에 큰 지장이 없다. 값은 광섬유에 비해서는 싸지만, 전화선보다는 훨씬 비싸다.

Fiber Optic LAN

광섬유(Optical Fiber)는 기존의 전기적인 신호에 의한 전송이 아닌 광에 의한 전송을 하는 통신방법으로 고품질의 통신이 고속으로 가능하여 차세대 전송매체로 각광받고 있다. 초기에는 서버와 저장장치연결에만 사용되었으나, 최근에는 방사선과 의료장비의 연결과 판독실 네트워크 구성에

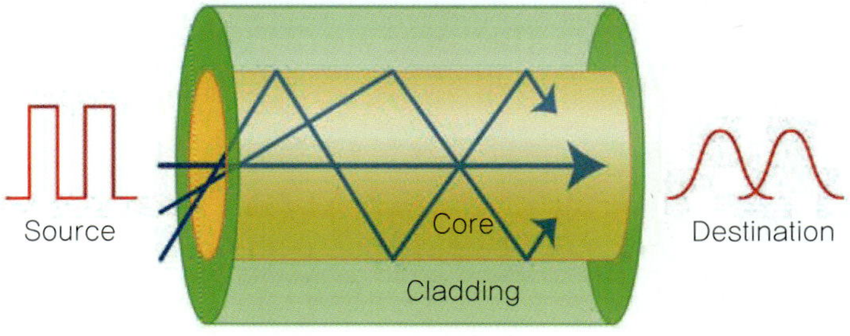

그림 12-7. 광섬유 구조

모두 사용된다. 광섬유는 한 방향으로만 빛을 전달하기 때문에 보통 두 줄의 광섬유 코너를 사용하며, 간섭이나 감쇠, 저항의 문제가 없어 최대 2Gbps까지 전송속도를 높일 수 있고, 광대역성과 저손실성, 소형화 등의 장점을 지니고 있다. 단점으로는 설치비용과 유지보수비용이 상당히 고가이다. FDDI, Token Ring에서 주로 이용된다. 미래에는 Wireless LAN도 보편화 될 것으로 예상된다.

LAN의 액세스

CSMA/CD(Carrier Sense Multiple Access/Collision Detect)방식은 이더넷에서 데이터 송수신 처리방식이며, 데이터 전송을 위한 매체접근방식과 오류처리방식을 정의하고 있는데, 주로 이더넷, 페스트 이더넷, 기가 이더넷에서 사용하고 있다. 전송된 신호와 수신된 신호를 비교하여 충돌을 감지하여 정해진 시간만큼 대기하였다가, 데이터를 다시 전송하는 방법을 사용하고 있다. 따라서 접속시스템이 적거나, 데이터 전송량이 작고 산발적이며, 전송거리가 짧은 경우에 유리하다. 채널로 송출된 패킷은 모든 스테이션에서 수신이 가능하여, 전송효율은 양호하나, 지연시간의 예측이 곤란하다.

토큰 전달(Token Passing)은 토큰버스(Token Bus)와 토큰 링(Token Ring) 두 가지가 있으며, 토큰 버스는 물리적으로 버스구조이며, 논리적으로는 토큰 링 형태의 특성을 가진다. 부하의 증가에

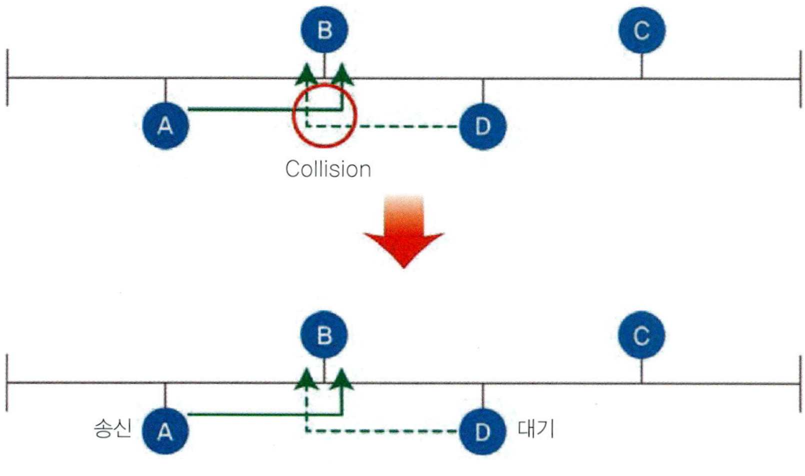

그림 12-8. CSMA/CD 통신

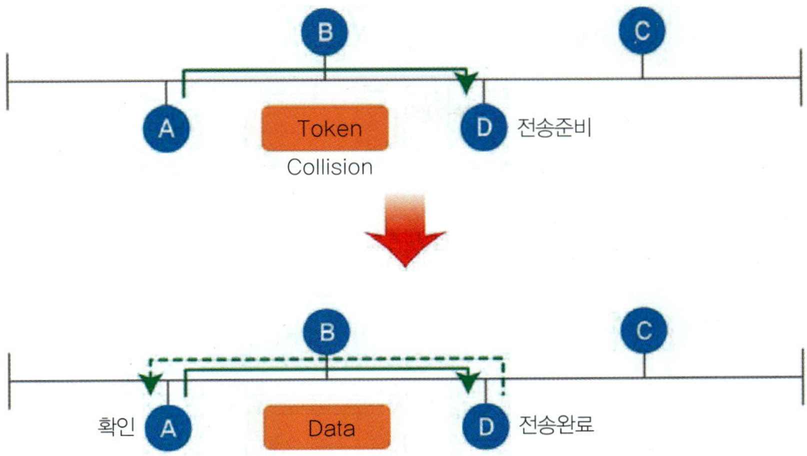

그림 12-9. Token Passing 통신

따른 영향은 적지만, 낮은 부하에서도 오버헤드(Overhead)가 있다. 전송로 사용권(Token)을 각 단말이 순차적으로 소유하면서 전송함으로 Access시간이 보장된다. CSMA/CD 방식에 비해 복잡하고 비용이 비싼 단점이 있다. 또한 가변길이의 Massage송신이 가능하지만, 평균 대기시간이 길어진다. 높은 부하에 비해 송신 완료 후에 확인이 가능하여 충돌 없이 일정하게 동작하므로 실시간 요구에 적합하고, 데이터량이 많거나, 노드수가 많은 대규모 LAN구조에 적합하다.

LAN의 전송방식

물리적인 데이터 전송방식에는 베이스밴드 전송방식과 브로드밴드 전송방식이 있다. 브로드밴드(Broadband) 랜은 케이블 TV에서 시작되었으며, 통신로를 여러 개의 주파수 대역으로 나누어 쓰는 방법인 주파수분할다중통신(FDM)방식을 사용하여 통신하는 것으로 동시에 데이터와 음성을 동시에 보낼 수 있다. 부호화한 후 변조하지 않고 랜의 속도에 맞도록 전기적인 펄스를 발생시키는 아날로그 전송방식이다. 베이스밴드(Baseband) 랜전송은 데이터를 전기흐름의 변화나 빛을 이용하여 0과 1의 비트 데이터로 바꾼 디지털 신호를 직접 전송하는 방식이다. 아날로그 전송보다 매우 빠른 디지털 전송을 지원하기 위해 하나의 케이블에 하나의 채널만 사용하기 때문에 주파수분

표 12-5. LAN의 전송방식

	Broadband	Baseband
특징	• 아날로그 신호 전송 • 일방향 데이터-전송 • CSMA/CD, Token-Ring, FDDI • 주파수 분할 다중화(Full Duplex) • 전송거리가 비교적 길다(수십 km) • 다채널 사용(cable TV) • 데이터, 다음성이 가능(Multimedia) • 네트워크 구성비용이 고가 • 대규모형	• 디지털 신호 전송 • 양방향 데이터 전송가능 • CSMA/CD, Token Bus 가능 • 시분할 방식 사용(Half Duplex) • 전송거리가 짧다(수 km) • 단일채널 사용 • 데이터 전송에 주로 사용 • 네트워크 구성비용이 저렴 • 중/소규모형

할다중통신(FDM)방식은 사용할 수 없고, 시분할(TDM)방식을 사용한다. Broadband와 Baseband를 쉽게 구분을 하면 Broadband는 인터넷전화이며, Baseband는 일반전화라 생각하면 된다.

LAN의 토플로지

토플로지(Topology)란 각각의 장치들이 일정한 통신매체를 통해 연결된 물리적 구조를 표현한 것으로 Node간의 기하학적 구조를 의미한다. 종류로는 스타(Star), 버스(Bus), 링(Ring), 메쉬(Mesh) 등이 있다. 토플로지 선택은 설치, 유지보수 비용과 시간, 거리, 사용자 수, 트리 데이터량, 물리적 환경을 고려하여 적합한 토플로지를 선택한다.

스타 토플로지는 중앙집중식 네트워크 관리 시스템을 적용하기가 매우 좋은 형태인데, 초기 교환기를 중심으로 한 전화망에서 유래되었다. 노드의 추가와 삭제가 타 시스템의 영향 없이 가능할 만큼 융통성이 우수하며, 네트워크 오류발생 시 진단하기가 선택적으로 쉽다. 허브 고장 시 연결 장비의 장애를 방지하기 위해 장비의 이중화와 선로의 이중화가 필요하다.

버스 토플로지는 모든 노드들이 탭(Tap)을 통하여 버스라 불리는 하나의 케이블에 연결되는 구조를 말하며, 선형 토플로지라 불리기도 한다. 매우 단순한 구성으로 확장이 용이한 형태로 구성되어 있다. 모든 노드들이 버스에 T자형으로 연결되어 있어 병목현상이 발생되어 성능이 낮으며, 중앙 집중식 관리가 어렵다. 데이터를 양방향에서 전송되며 모든 노드에서 수신이 가능하다. 버스

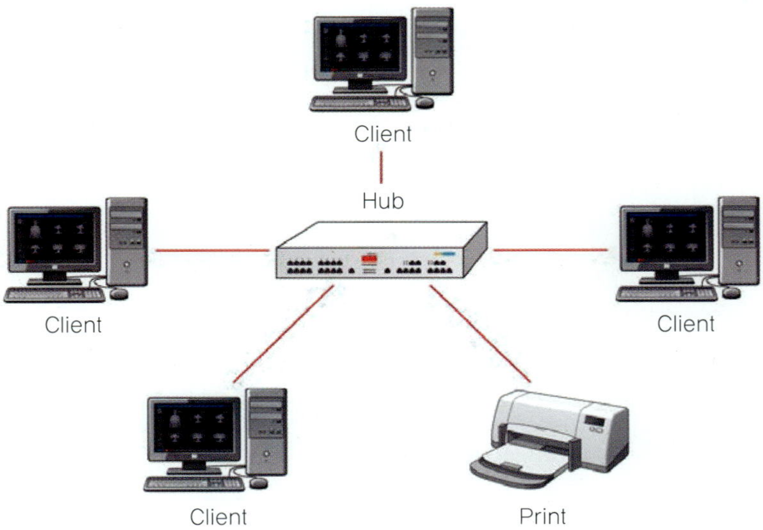

그림 12-10. Star Topology Lan

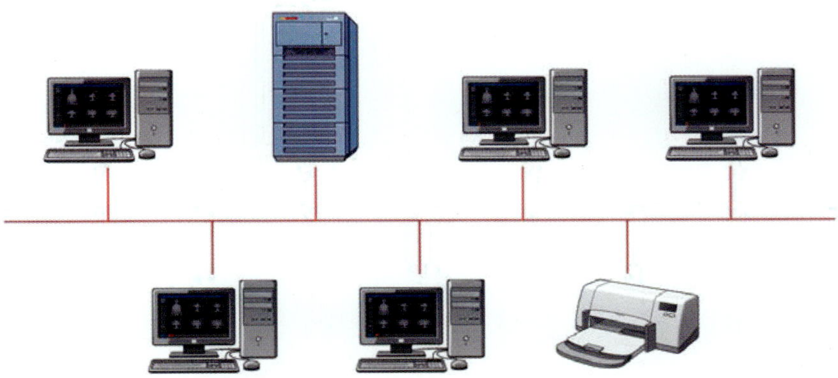

그림 12-11. Bus Topology

의 양쪽 끝에는 터미네이터(Terminator)가 있는데 전송 회신되어 오는 모든 신호를 제거하는 역할을 한다. 한 노드의 장애 시 타 시스템의 영향이 없다.

링 토플로지는 링의 형태로 한 방향으로 통신하게 되며 각 노드에서 신호의 재생이 가능하기 때문에 비교적 거리의 제약이 적고 잡음에 강하다. 따라서 네트워크 트래픽이 심한 경우에도 동일한 접속 권한을 보장하고 할 때 주로 사용한다. 높은 성능에 비하여 비용이 저렴하여 단일 설계에는 효율적이나, 한 노드의 장애 시 전체 시스템에 영향을 미치며, 개방화, 표준화, 시스템의 확장이 어렵다.

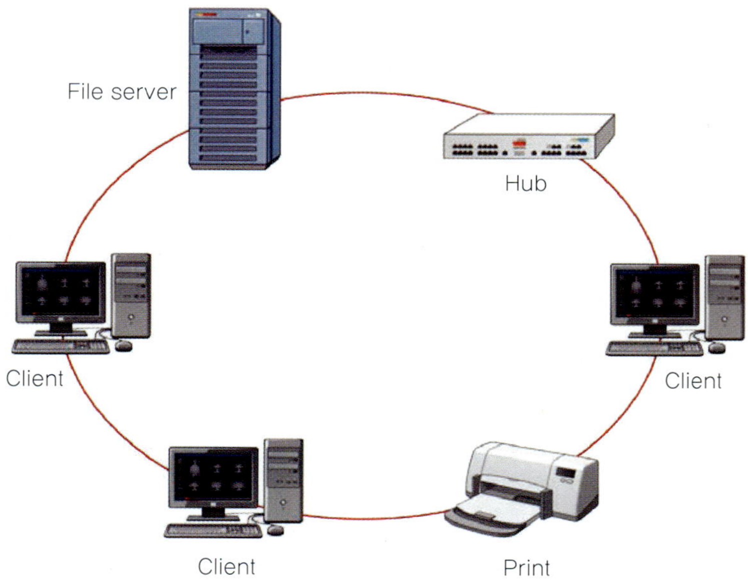

그림 12-12. Ring Topology

허브

두 개 이상의 독립된 네트워크를 연결하여 하나의 네트워크처럼 사용하는 것을 인터네트워크라 하며, 연결과정과 사용목적에 맞는 구성 작업을 인터네트워킹(Internetworking)이라 한다. 이것은 분산되어 있는 컴퓨터의 상호 작동성과 효율성을 높이는 역할을 수행하므로 공유라는 본래의 목적에

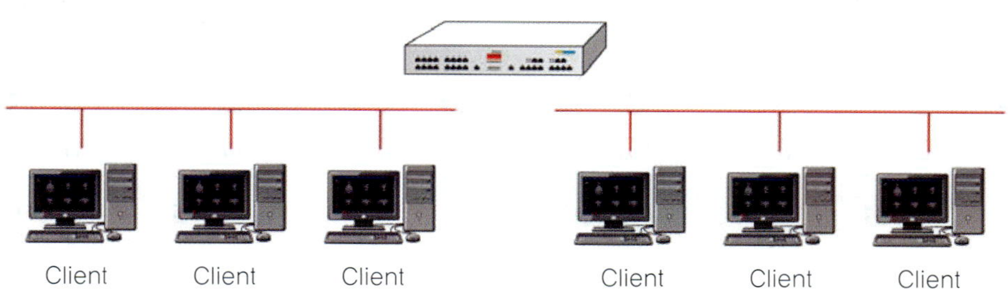

그림 12-13. 허브의 구성

충실히 적용하고 있다. 이러한 시스템의 필요성은 중앙집중식 네트워크의 관리와 데이터베이스, 하드웨어, 소프트웨어 등의 자원 공유의 목적이다. 공동 프로토콜은 TCP/IP를 사용한다. PACS에서는 각 의료정보가 분산 환경에서 개별적으로 생성되기 때문에 이러한 환경은 필수적이라고 할 수 있다. 허브(Hub)는 물리계층을 중계하고 다수의 포트에 UTP케이블을 통한 스타형으로 클라이언트와 접속을 하며, 10BaseT에서 사용되는 네트워크 케이블 집중장치라 한다. 또는 동일한 토플로지를 연결하며 증폭과 재생기능을 갖기 때문에 멀티 포트 리피터(Mult-port Repeater)라고 한다. 단순한 연결 기능을 하는 더미허브(Dummy Hub)와 네트워크 관리 기능을 가지고 있는 스위치 허브(Switch Hub), 지능형 허브(Intelligent Hub)로 나눌 수 있다.

MEMO

허브의 종류

- Dummy Hub : 박스형, 소규모 네트워크 구축용
- Intelligent Hub : 박스형, SNMP의 관리 기능
- Modular Hub : 모듈형, 워크그룹형
- Intelligent Concentrator : 모듈형, FDDI Token-Ring 수용, 다기능 interface 가능

브릿지

브릿지(Bridge)는 데이터 링크층을 중계하는 역할을 하며, MAC 주소를 근거로 주로 트래픽(Traffic)을 분리한다. 흔히 LAN과 LAN을 상호 연결하는 용도로 사용하며, 패킷의 목적지를 분류하여, 전송여부를 결정하는 학습에 의한 필터링으로 성능을 향상시키고 충돌을 방지하여 랜의 성능을 향상시킨다. 또한, 설치와 설치비용이 저렴하고 컴퓨터의 이동이 용의하여 트래픽의 분산 및 네트워크의 확장에 많이 적용된다. 이외에도 네트워크 계층을 중계하고 네트워크 주소를 근거로 트래픽을 고립시키는 역할과 최적의 경로인 라우팅 테이블을 설정하는 라우터(Router)가 있다.

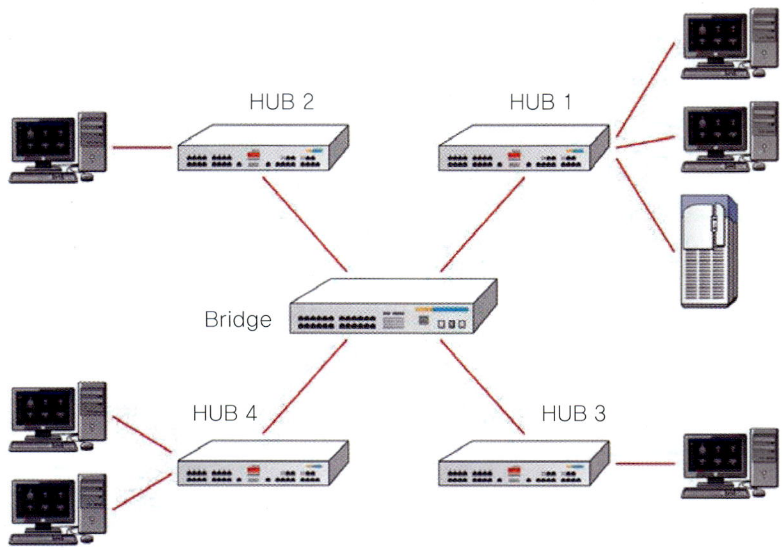

그림 12-14. 브리지 구성

MEMO

Bridge의 종류

- 투영 Bridge: 일반적인 브리지 표준(Ethernet, Token-Ring, FDDI)
- 근원지 경로 Bridge: 분산형(Token-Ring, FDDI)
- 지역 Bridge: 지역전송매체로 연결(UTP, 광 · 동축 cable)
- 광역 Bridge: 전화선 이용

동층 계층 통신망

동층 계층 통신망(Peer-to-Peer Network) 네트워크에 연결된 컴퓨터들이 서로의 파일을 공유하는 방법으로 별도의 서버 없이 사용자의 컴퓨터 지원을 서로 공유하는 방식으로 두 대의 공유 컴퓨터가 동등한 위치에서 정보를 주고받는 것을 말한다. 따라서 이것을 워크그룹이라 하여 개인 컴퓨터의 작업범위 내에서 자원을 공유하는 것을 말한다. 필요에 따라 각 컴퓨터를 클라이언트서버

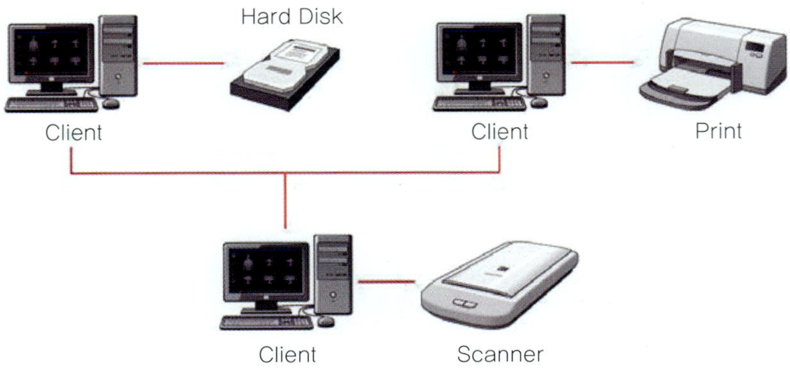

그림 12-15. 동층 계층 통신망

(Client/Server)의 개념으로 사용할 수 있는 장점과 설치 운영관리가 편리하다는 장점을 지니고 있다. 다만, 네트워크 접속자 수가 적어 속도에 별 지장이 없을 때 주로 사용하며, 보안기능이 약하며, Window NT, 95/98 등의 운영체계에서 이용되고 있다.

클라이언트서버(Client/Server) 통신망

서버는 네트워크상에서 공유가 가능한 정보와 데이터를 가지고 있는 것으로 PC나 워크스테이션, 중 대형 컴퓨터를 말한다. 클라이언트는 네트워크상 서버의 자료를 이용하는 것을 말하며, 통신설계에서는 노드라 표현한다. 중앙에 서버를 두어 클라이언트의 사용자 정보나 암호를 관리하는 형태를 말한다. 병원정보시스템에서는 이러한 형태를 사용하고 있다. 보안처리가 중요하고 분산시스템이 필요할 때 사용하며, 웹서버나, DB서버, MS SQL ,오라클, 사이베이스 시스템 등에 사용하고 있다. 서버의 장애 시 시스템 전체가 영향을 받을 수 있는 점과 초기 구축비용이 크다는 점이 단점이다.

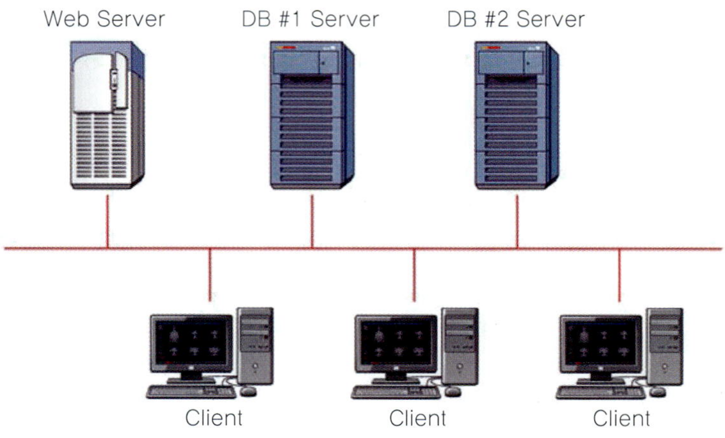

그림 12-16. 클라이언트서버 통신망

네트워크 시스템의 종류

네트워크 시스템의 종류에는 이더넷, 고속이더넷, 기가이더넷, ATM 등이 있다. 이더넷이란, 네트워크에 접근하기 전에 먼저 다른 사용자의 사용을 감지하는 시스템으로 알려져 있다. 이것은 사전의 충돌을 방지하는 시스템으로 앞에서 설명한 CSMA-CD와 같은 개념으로 인식해도 무방하다. 충돌

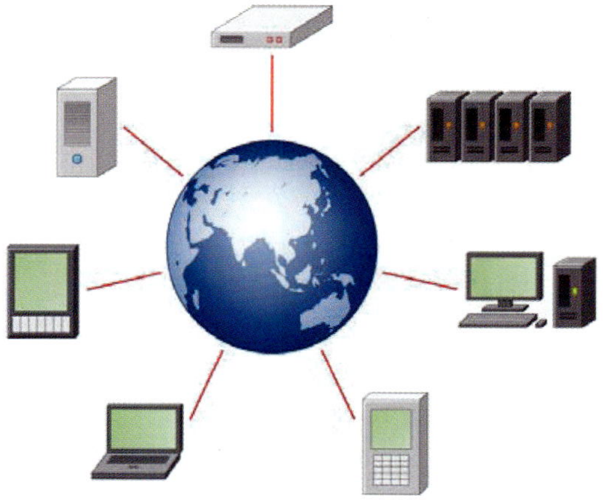

그림 12-17. 통신망 연결

이 되면 충돌의 원인이 되는 Node 모두 즉각 전송을 중단하여 신호를 왜곡시키지 않는다는 장점으로 근거리 통신망에 주로 사용한다. 다만, 전송속도가 10Mbps로 낮다는 지적이 있다. 고속 이더넷(Fast-Ethernet)은 100Mbps 대역폭을 가지는 백본용 네트워크로 기존 이더넷과 거의 동일하다. 데이터 전송방식으로 CSMA/CD를 채용하고 있으며 장비 구성 역시 동일하다. 고속 전송률이 요구되는 응용에 적합하고 영상 처리 및 실시간 오디오, 비디오 등에 적용하는데 PACS망에는 많이 적용하고 있다. 최근에는 고속 이더넷 기술을 이용해 기가비트급에 가까운 성능을 낼 수 있는 가상파이프(Virtual pipe) 기술을 내놓고 있다. 포트 통합기술, 트렁킹 기술, 대역폭 접합기술로도 불리는 가상 파이프 기술을 물리적으로 분리된 각각의 채널들을 논리적으로 가상 파이프로 묶어 낸다는 개념이다. 따라서 낮은 대역폭의 회선을 사용하면서도 실제로는 높은 대역폭을 구현할 수 있다. 따라서 기존의 네트워크 장비나 케이블을 교체하지 않고서도 대역폭을 확장할 수 있는 장점이 있다. 고속 이더넷과 ATM 등의 스위칭장비를 혼합 구성하는 최적화 방식의 설계를 통해 보다 빠르고 트래픽이 적은 네트워크를 구현하고 있다.

ATM(Asynchronous Transfer Mode)은 비동기 전송방법이며, 전달한 정보를 일정 크기의 정보인 5바이트 크기의 헤더와 48바이트 크기의 정보부로 53바이트 셀을 나누어 전달하는 방식이며, 회선방식과 패킷 교환방식의 혼합된 형태로 고속으로 데이터의 교환처리가 가능하여 통계적 다중화 방식(Statistical multiplexing)을 통한 자원의 효율적 사용이 가능해졌다. 최근에는 대역폭의 다양성과 통신 시스템의 안정성, LAN과 WAN의 통합의 용이성으로 인해 각광받고 있는 프로토콜이다. ATM을 사용하면 전송측에서 보낸 정보가 서로 다른 전송률이나, 요구되는 서비스의 품질(QoS) 그리고 트래픽의 상이한 특성에 구애받지 않고서 데이터를 전송할 수 있어 모든 네트워크 환경에 적용시킬 수 있다.

DQDB와 FDDI

분산대기행렬 이중버스(Distributed Que Dual Bus; DQDB)는 도시권통신망(MAN)에 사용되는 IEEE 802.6 규격인 QPSX(Queued Packet Synchronous Exchange)의 제어접속에 사용되는 프로토콜이다. 이 구조는 회선교환과 패킷교환이 모두 가능하며, 데이터, 음성 및 비디오 등의 전송을 지원한다. 토플로지는 이중버스(Dual Bus)를 사용하는데, 각 버스는 단방향이다. 전송 매체로는 광섬유 또는 동축 케이블을 사용하며, 전송속도는 100Mbps의 속도를 제공한다. MAC 프로토콜은 분산대기행렬을 사용하는데, 이 기법에서는 각 시스템은 한 버스를 통해 데이터를 전송하기 전에

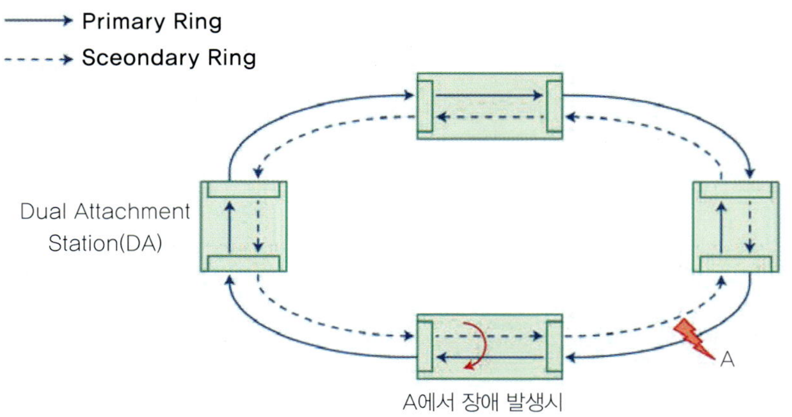

그림 12-18. FDDI 구조

반대편 버스를 통해 필요한 만큼 셀의 요청비트를 세팅하여 보냄으로써 필요한 셀들을 예약하여야 한다. 모든 데이터의 전송은 셀 단위의 예약된 순서대로 이루어지므로 버스는 하나의 분산 예약 큐처럼 작동하게 된다. DQDB는 일정한 길이의 셀 중계기술을 사용하므로, 네트워크 전송량이 불안정한 곳에 적합하다.

FDDI(Fiber Distributed Data Interfaces)는 1980년대 초반 ANSI(American National Standard Institute)에 의해서 개발되기 시작한 고속 LAN기술로써 토큰 링 접속방법을 기반으로 하여 LAN과 MAN을 위한 네트워크 구조이며, 이더넷보다 10배 빠른 100Mbps의 전송속도를 사용하고 최대 200Km 거리까지 네트워크를 구성할 수 있는 장점을 지니고 있다. FDDI의 표준은 100Mbps 토큰패싱(Token-passing), 더블링 LAN이고 광섬유(Optical-Fiber)를 이용하는 고속도 범용 네트워크이다. FDDI의 물리적 매체에는 두 종류의 광섬유를 사용할 수 있다. 각각은 싱글모드(Single Mode)와 멀티모드(Multi Mode)이다. 싱글모드는 한 광선만이 전해지도록 하는 것으로 레이저를 사용하여 장거리 전송과 높은 대역폭을 보장한다. Multi-Mode는 LED(Light Emitting Diode)를 사용하며, 워크그룹간의 연결모드로 이용되고 있다.

PACS 네트워크 구성

1990년대 이전의 병원 네트워크 시스템은 호스트를 기반으로 각 부서의 업무가 독립적으로 이루어져 업무에 필요한 네트워크만 연동하였다. 텍스트기반의 시스템으로 데이터의 처리에 큰 문제가 없었다. 그러나 1990년대 이후 정보의 양이 늘어나고 각 클라이언트의 접속이 많아짐으로 인해 트래픽과 속도에 많은 문제점이 발생되었다. 클라이언트서버환경으로 구축된 시스템은 터미널 중심에서 GUI환경으로 변화되어 대규모 네트워크 시스템에서는 성능저하의 많은 문제점이 도출되었고, 의료정보시스템의 발전 속도를 따라가지 못하는 문제점이 발생되었다. 2000년대부터는 객체지향 시스템으로 의료정보프로그램이 변화를 가져왔으며, 최근에는 의료영상과 데이터를 통합하여 관리 운영하고 있어 대역폭과 속도, 전송방식에 적합한 새로운 네트워크 시스템들과 기술들이 적용되고 있다.

PACS 네트워크 시스템의 구성 시 일반적인 요구사항은 데이터의 특수성에 기인하는 점이 많다. 기본적으로 데이터의 안정성과 무결성이다. 의료정보는 현재의 상태의 인지가 가장 중요하기 때문

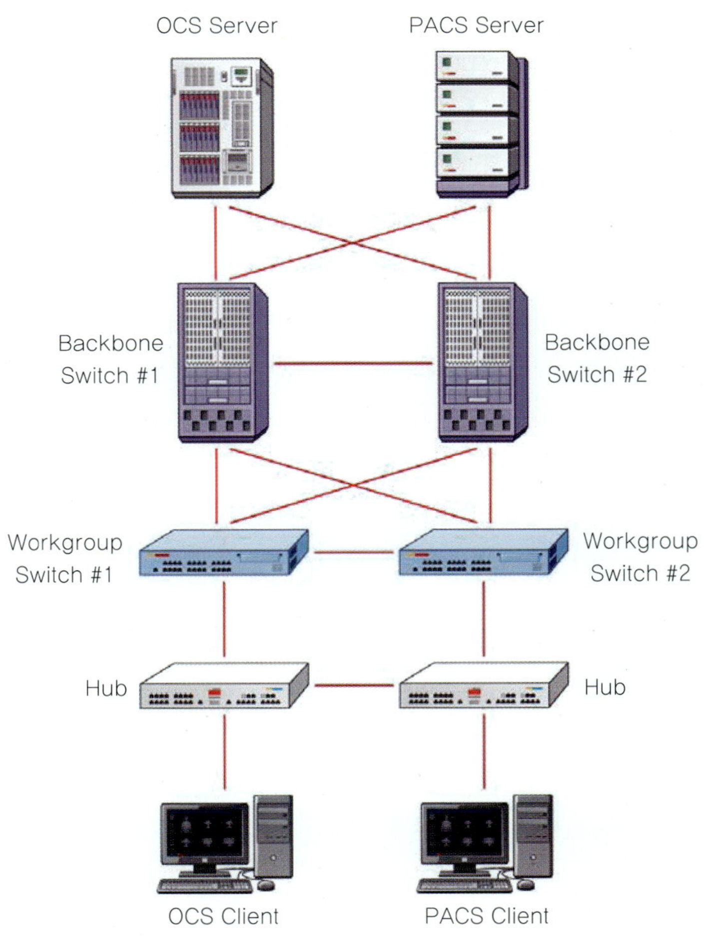

그림 12-19. **PACS 네트워크 구성**

에 여기에 맞는 의사결정이 이루어지도록 정보의 환경을 만들어야 한다. 이 역할을 수행하는 것이 네트워크 시스템이다. 정보 전송의 안정성은 내고장성(Fault Tolerance) 시스템을 갖추어 페일오버(Fail-Over) 시스템을 필요로 하고 있다. 의료영상전송에 대한 이중 경로확보와 네트워크에서 불필요한 중복을 줄이는 시스템이 필요하다. 시스템의 서버도 이중화가 바람직하다.

네트워크 관리

PACS에서의 네트워크 관리 목적은 안정적이고 효율적인 통신망을 이용하여 병원 내, 외부 고객에게 고품질의 통신 서비스를 제공하는데 있다. 이를 위해 고객이 만족할 만한 서비스

제공과 통신망 변경에 사용자가 쉽게 적응하고 신뢰성을 갖게 해야 한다.

즉, 네트워크의 체계적이고 효율적인 관리를 통해 향상된 서비스를 제공받고, 또 관리자에게 신속하고 정확한 운영관리정보를 얻을 수 있어야 한다.

병원에서는 1998년대 이후 네트워크의 규모가 커지면서 상호연동성과 속도에 대한 요구 증가로 상시 네트워크의 효율성과 동적여부의 확인이 필요하다. 따라서 광범위한 네트워크를 관리 할 수 있는 소프트웨어 관리 툴이 등장하고 네트워크 하드웨어와 통신을 할 수 있는 프로토콜과 장비에 상주하여 작동하는 프로그램이 필요하다. 또한 국제표준화기구(ISO)는 네트워크 관리 시스템이 수행하여야 하는 네트워크 관리 기능(FCAPS)을 장애관리(Fault Management), 구성관리(Configuration Management), 계정관리(Accounting Management), 성능관리(Performance Management), 보안관리(Security Management)로 분류하고 있다.

장애관리는 네트워크에서 발생하는 오류 경보(Alarm)를 검사하고, 장애가 발생한 위치뿐만 아니라 이의 교정 및 문제가 발생한 통신망을 분리시킴으로써(서비스의 Re-routing) 서비스가 지속적으로 제공될 수 있게 한다. 구성관리는 서비스를 제공할 수 있도록 정적인 구성(Static Configuration), 현재 운영 중인 동작 구성(Operational Configuration)을 통한 사전에 준비하는 역할을 수행하며 이를 위한 각종 환경을 설정한다. 보안관리는 접속 권한을 부여하기도 하고, 해당 권한이 있는지 검사하고, 접속한 사용자에 대해 조사를 하며, 필요하면 접속 가입자에 대한 추적을 수행하고, 네트워크 접근에 대한 보안뿐 아니라 물리적인 네트워크 보안까지 포함한다. 성능관리는 시스템이 최적의 성능을 유지하는지 지속적인 모니터링을 수행하며, 성능향상 여부를 분석하는 과정을 거친다. 그리고 최적의 성능을 발휘하기 위하여 네트워크 운영 센터는 데이터를 수집하고, 분석 및 관리하여 분석 결과에 따라서 네트워크 관리를 조정한다. 계정관리는 서비스 사용에 대

한 비용 등을 계산하고, 사용 요금을 정하는 역할을 수행하며, 고객에 관련된 관리를 한다. 따라서 네트워크 관리에는 크게 작동(Operation), 관리(Administration), 유지보수(Maintenance), 권한 설정(Provisioning)의 업무가 있다.

CHAPTER 13

영상조회

영상조회 개요

의료영상의 전송과 조회는 전체 PACS 구성에서 가장 변화가 많은 부분이다. 특히 조회는 디스플레이 장비의 발전 기술에 가장 많은 영향을 받기 때문에 전체 시스템에서 변화가 크다고 할 수 있다. 의료영상 조회는 단순히 환자의 영상을 검색하여 모니터에 디스플레이 하는데 목적이 아니라, 디스플레이를 통해 다양한 정보를 얻는데 있다. 이것은 병원정보시스템과 상호 연동을 통해 다양한 정보를 얻는 것과 동시에 영상의 변화를 통해 필름시스템과 다른 시각에서 정보를 수집하는 것이다. PACS에서 대부분의 정보는 시각적인 영상 정보에 의존하므로 디스플레이는 매우 중요하다. 최근에는 대부분의 디스플레이는 LCD(Liquid Crystal Display)모니터에서 LED(Light Emitting Diode)모니터로 교체되고 있으며, 디스플레이 장치 성능이 판독환경에 많은 영향을 주고 있다.

PACS에서의 모니터는 주로 장치성격보다는 목적에 따른 분류를 하고 있는데, 크게는 판독용과 임상용으로 분류하며, 판독(Reading), 진료(Clinic), 영상개선(Verification), 협진회의(Conference)로 분류하기도 한다. PACS에서의 디스플레이 가이드라인은 필름판독보다 우수한 화질을 제공하여야 하며, 기능성이 저하되어 사용자가 의료행위에 어려움이 있으면 안 되며, 병원 간의 정보교환이 가능하여야 하며, 영상화질 관리가 가능한 프로그램을 지니고 있어야 한다. 의료영상 디스플레이 핵심기능으로는 DICOM 그레이 스케일 표준(DICOM Gray Scale Standard)정의된 함수를 지원하여야 하며, 10 비트이상을 지원, JND(Just-Noticeable Difference) 720개 이상 표현이 가능해야 한다. SBC(Stable Brightness Control)기능을 가질 것 즉, 초기 밝기를 일정시간이 경과하여도 유지가 가능해야하며, 전용 그래픽 보드 지원(Graphic Board Speed)이 가능해야 한다. 이외에도 모니터의 점검(Calibration)주기를 알려주는 기능과 사용자의 상태의 관리가 가능한 기능들이 포함되어야 한다. 일반적으로 디스플레이 장치에서 표시되는 디지털 영상의 화질은 컴퓨터 비디오 카드(Video card)성능과 디스플레이 장치의 화소 수 등의 물리적 특성, 화면의 밝기(휘도: Luminance), 그리고 주위 조명 환경과 밀접한 관계가 있다.

MEMO

평판 디스플레이 장치Flat Panel Display; FPD의 종류

- 액정 디스플레이(Liquid Crystal Display; LCD)
- 플라즈마(Plasma Display Panel; PDP)
- 전계(Field Emission Display; FED)
- 전계(Electroluminescent Display; ELD)
- 발광 다이오드발광 다이오드(Light Emitting Diode; LED)
- 진공 형광 디스플레이(Vacuum Fluorescent Display; VFD)
- 유기발광광다이오드(Organic Light Emitting Diode; OLED)

영상조회장치의 정도관리

영상조회장치의 정도관리는 화질에 직접적인 영향을 미친다. 과거의 필름을 통한 영상전달인 경우에는 영상화질을 표현하는 구성요소의 정도관리에 중점을 두었다. 현재에는 영상 조회과정이 디스플레이에 의존하므로 모니터의 성능관리도 PACS에서 중요한 역할이 되었다. 성능평가의 기준은 DICOM Part 14(Gray scale Standard Display Function) 디지털 의료 영상 화소 값과 디스플레이 장치에서 표시되는 밝기 사이의 관계를 규정하고 있으며, AAPM TG18(Assessment of Display Performance for Medical Imaging System) 미국 의료물리학회의에서 의료 목적으로 사용되는 디스플레이 장치의 성능 검사 및 품질 관리 기준과 방법을 제시하고 있다. 의료용 화상 Standard의 AAPM Task group에서는 8가지 측정기준과 판정기준을 제공하고 있다. 기하학적 찌그러짐, 반사,

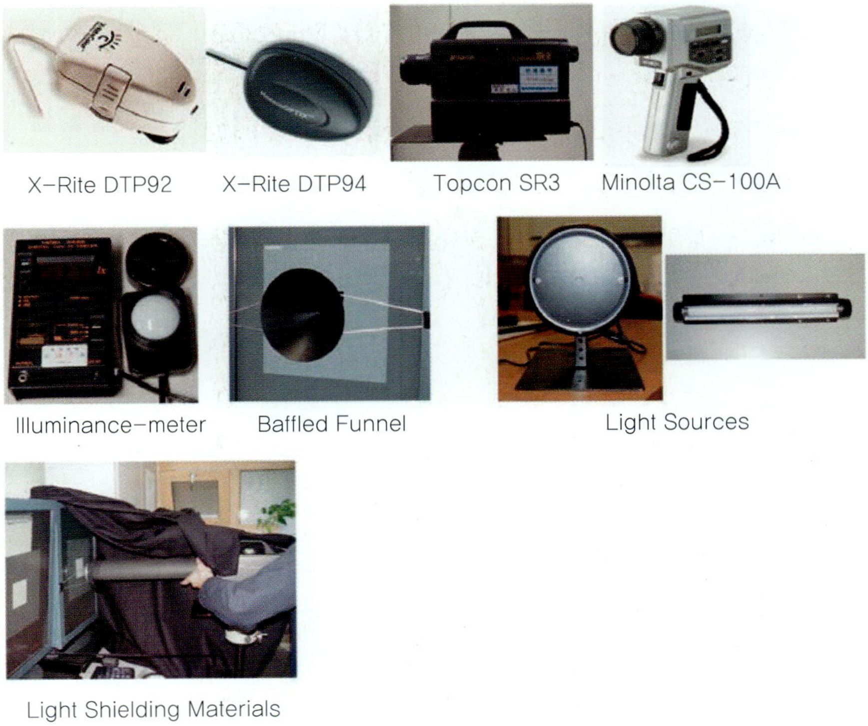

그림 13-1. **모니터 Q.C 장비**

휘도응답, 휘도의 균일성, 해상도, Noise, Veiling Glare, 색 균일성을 설명하고 있다.

이러한 조회장치의 정도관리과정은 매일의 QC를 제외하고 어떤 QC를 수행하기 전에 선행 되어야 할 과정에는 이전의 QC 테스트 결과 검토, 테스트에 필요한 장비나 장치 점검, 영상 표시장치 위치 확인과 사용하기 30분 전에 전원 공급, 표면 청결 등 Start-up 과정을 준수하여야 하며, 미리 실내 조명도 측정해야 하며, 최소(Lmin), 최대(Lmax) 휘도 조절 및 점검, 밝기 및 대조도를 설정하고 DICOM GSDF 휘도 조절(Calibration)이 선행되어야 한다.

기하학적 왜곡

기하학적 왜곡(Geometrical Distortion) 테스트는 원 영상에 대하여 디스플레이 되는 영상의 기하학적 변형 정도를 정량화하는 것이다. 디스플레이 장치의 기하학적 왜곡 테스트는 시각적으로 정량

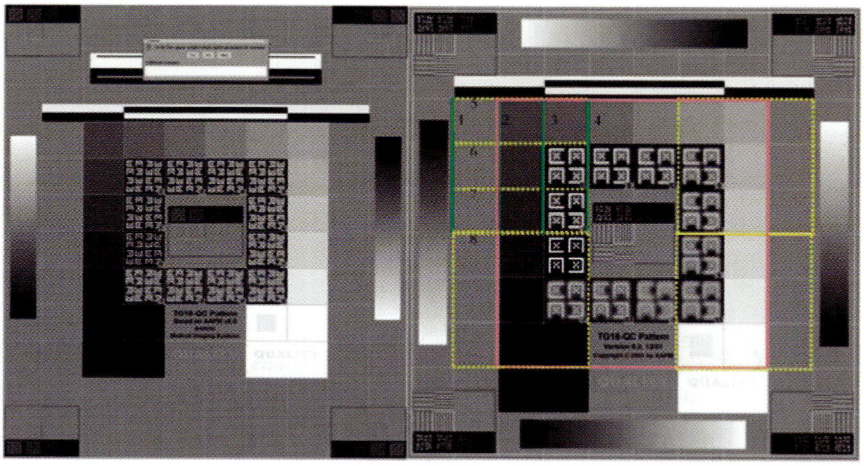

TG18-QC Comprehensive Test Pattern (시각적 테스트)   TG18-QC Test Pattern (정량적 테스트)

그림 13-2. 기하학적 왜곡 테스트

평가 방법을 실행하는데, 디스플레이 장치에 표시된 TG18-QC 패턴을 사용하여 시각적으로 확인하는 것으로 한다. 일반적인 반응은 직선들이 주목할 만한 기하학적 왜곡 없이 곧 바르게 나타나야 하고, 격자 선들은 일정하게 배열되어 정사각형을 이루고, 두드러진 배럴 왜곡(Barrel Distortion) 그리고 핀큐션 일그러짐(Pincushion Distortion)이 나타나서는 안 된다.

기하학적 왜곡의 공간적 정확도의 정량적 평가는 디스플레이 장치에 표시된 TG18-QC 패턴과 유연성이 있는 플라스틱 자를 사용하여 시행한다. 정량적 평가는 TG18-QC 테스트 패턴에서 보여지는 테스트 패턴의 4분면의 각각에 대하여 수평과 수직 방향의 모서리를 정확도의 자로 직접 길이를 측정하여 수행한다. 진단용 디스플레이에 대한 기대되는 반응은 정사각형 모서리에서 측정한 퍼센트 공간 이탈이 2%를 초과하여서는 안 된다.

반사

디스플레이 반사(Reflection)는 디스플레이 된 영상에 원하지 않는 빛이 추가되는 것을 주위 실내 불빛이 스크린 표면에서 반사되는 것으로 정의한다.

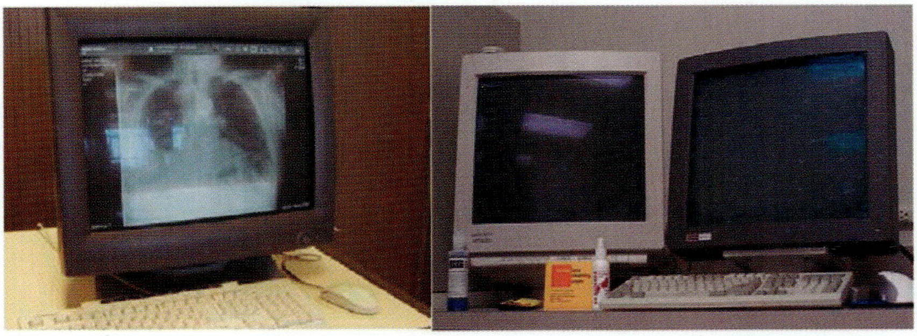

그림 13-3. 모니터의 반사화면

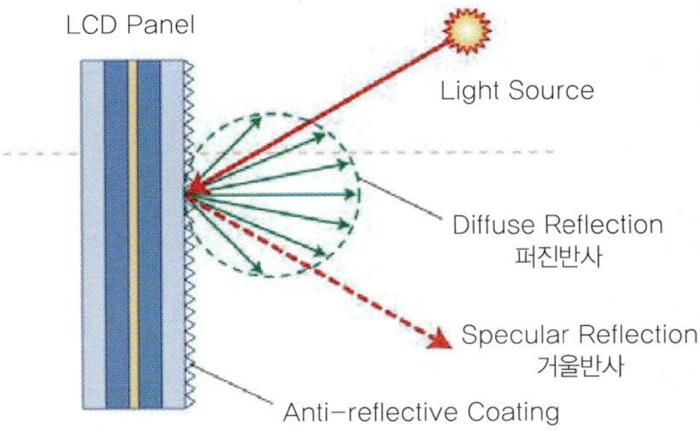

거울반사계수측정, 퍼진반사계수측정
(정량적 테스트)

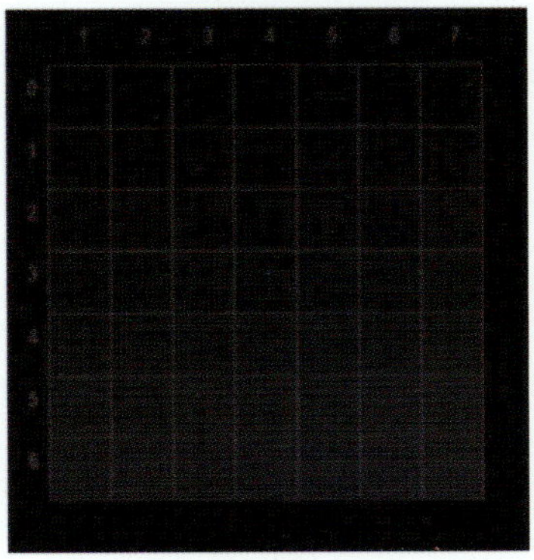

TG18-AD Test Pattern
(시각적 테스트)

그림 13-4. 반사테스트

반사 테스트의 시각적 평가는 주위 실내조명 조건과 실내조명을 완전히 제거하였을 때 TG18-AD테스트 패턴의 차이가 없어야 하며, 디스플레이의 전원을 끄고 고 대조도로 보여 지는 물체가 전원을 다시 올렸을 때, 교란되어 반사되는 물체가 관찰되어서는 안 된다.

반사 테스트의 정량적 방법에는 거울 반사 계수(Specular Reflection Coefficient) Rs는 L(0)/L로 나타내며, L0는 디스플레이 표면으로부터 반사되는 선원의 75cm에서 휘도, L은 선원으로부터 150cm에서 휘도를 말한다.

최대 허용 실내조명도(E)는 E≤(π Ct Lmin)/(0.9 Rs)이며, 여기서, E는 최대 허용 실내 조명도, Ct는 발단 대조도(Contrast Threshold), Lmin는 영상 표시 장치의 최소 휘도이다.

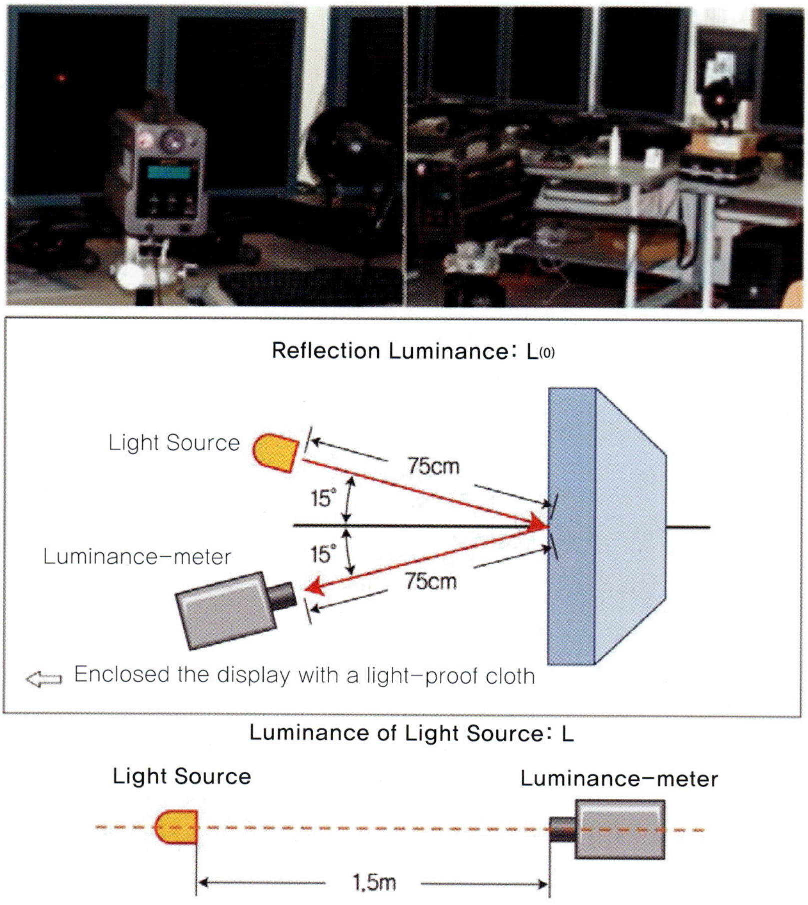

그림 13-5. **거울반사계수측정**

퍼진 반사 계수(Diffuse Reflection Coefficient)는 Rd=L(0)/I이며, L(0)은 형광등 선원으로부터 50cm의 거리의 휘도 디스플레이 표면으로부터 반사되는 휘도, 조명도 I은 영상 표시 장치를 전원 절전 상태로 두고 영상 표시 장치 표면에서 최대 허용 실내 조명도는 E≤(0.25Lmin)/Rd 여기서, E는 최대 허용 실내조명도, Lmin는 영상 표시 장치의 최소 휘도이다.

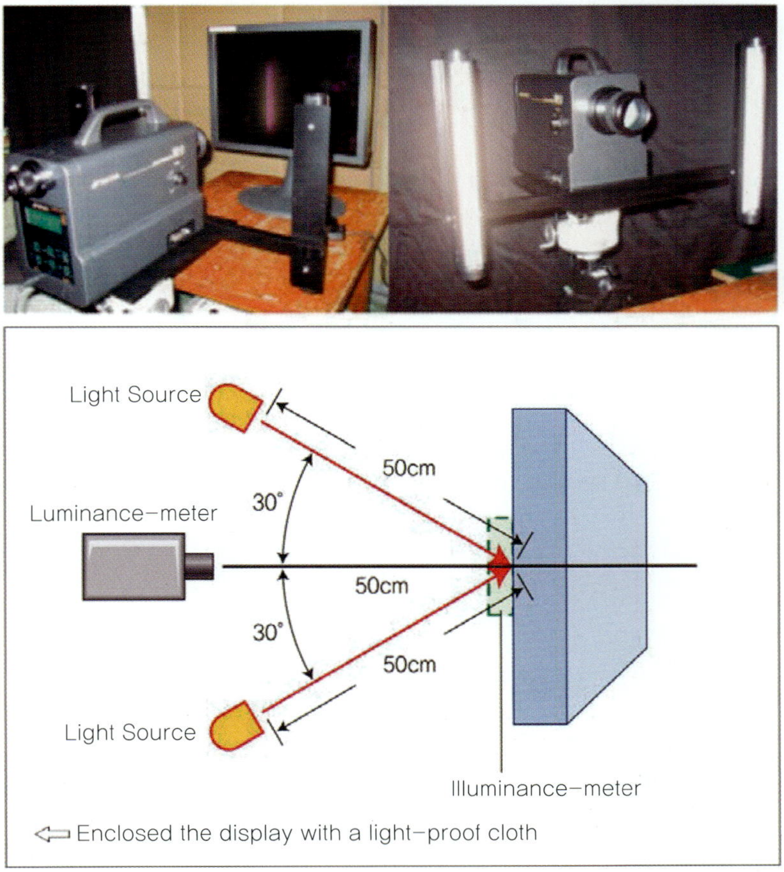

그림 13-6. 퍼진반사계수측정

휘도 반응

디스플레이 장치 휘도 반응(Luminance Response)은 표준 디스플레이 시스템 입력 값(Presentation Values)과 실제로 디스플레이 되는 휘도 사이를 연관하는 것이다. 휘도(Luminance)란, 디스플레이 표면(또는 광 선원)으로부터 방출되는 가시광선의 방출율 또는 단위 입체각으로 단위 표면 면적으로부터 초당 방출되는 가시광선 에너지를 말한다.

디스플레이 장치의 휘도 반응 테스트는 TG18-CT Low-Contrast 패턴을 디스플레이 장치에 표시하고 16단계의 서로 다른 휘도 영역의 각 모서리에 4개의 낮은 대조도의 물체를 확인 할 수 있는가로 시각적인 평가를 실시한다.

휘도 반응 테스트의 정량적인 평가는 일련의 TG18-LN 휘도 패턴을 디스플레이에 표시하여 휘도계로 휘도를 측정하여 이루어진다. TG18-LN 패턴은 TG18-LN8-01에서 TG18-LN8-18까지 중심 부분이 0, 15, 30, 45,.., 그리고 255의 픽셀 값을 갖는 18단계, 8비트의 패턴들로 구성되었다. 배플을 사용하여 휘도계에 실내 조명도를 최소화하면서, 순차적으로 변하는 TG18-LN 패턴의 테스트 영역의 휘도를 서로 다른 장소에서 반자동적으로 측정하는데, 디스플레이 표면에서 주위 실내 불빛의 휘도는 판독에 사용되는 정상적인 실내조명 환경에서 디스플레이의 Screen-Save-Mode에서 측정하여 이루어진다. 기대되는 반응 대조도비(2max/Lmin) 즉, 최대 휘도(Lmax)에 대한 최소 휘도(Lmin)의 비율이 주위 조명이 있는 조건에서 250 이상이어야 하며, 최대 휘도는 171cd/m^2 이상이어야 하며, 그리고 관측되는 최대 휘도와 예상되는 최대 휘도의 편차가 ±5% 이내여야 하며, DICOM GSDF(Gray Scale Stendard Display Function), (dl/L for a JND)와 대조도 반응의 편차는 DICOM 3.14 Standard Luminance Response Function과 측정된 18단계의 휘도로부터 계산되며 10%의 허용 오차 내에 있어야 한다.

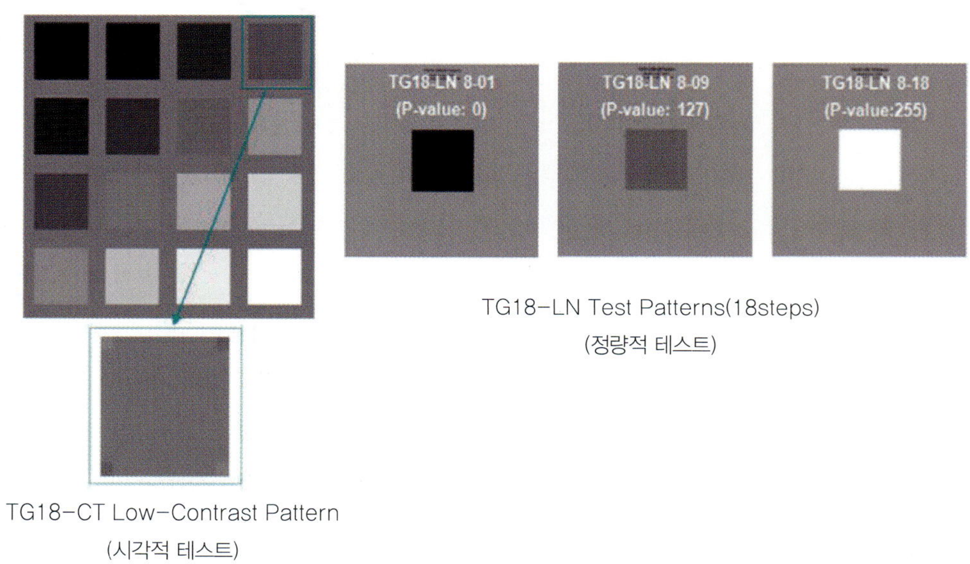

그림 13-7. **휘도 반응 테스트**

휘도 균일도

휘도 균일도(Luminance Uniformity)는 균일도 테스트 패턴에 표시된 여러 영역에서 휘도의 최대 변동에 관한 것이다. 디스플레이 장치의 휘도 균일도 시각적 테스트는 TG18-UN10, TG18-UN80 테스트 패턴의 중심에서 가장자리로 현저한 휘도의 불-균일도가 패턴에 나타나는가에 따라 시각적인 평가를 한다.

휘도 반응 테스트의 정량적 평가는 TG18-UN10과 TG18-UN80 패턴의 중심과 네 가장자리에서 휘도계를 사용하여 휘도를 측정하여 실시한다. 휘도 반응의 정량적인 평가는 최대 휘도 편차 즉, [200×(Lmax- Lmin)/(Lmax + Lmin)]가 30%보다 적어야 한다.

TG18-UNL10 Test Patterns

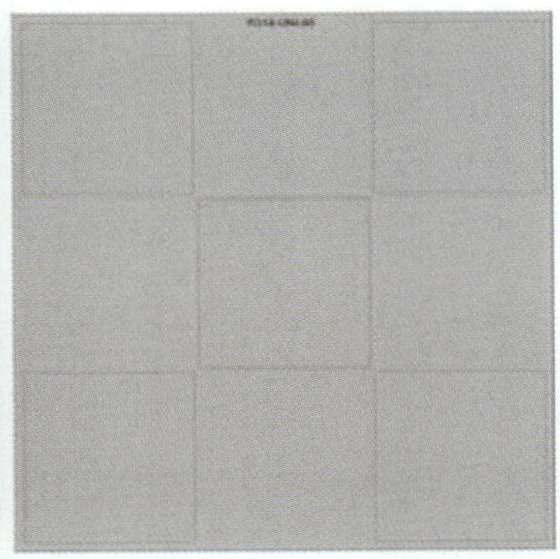

TG18-UNL80 Test Patterns

(시각적 테스트)

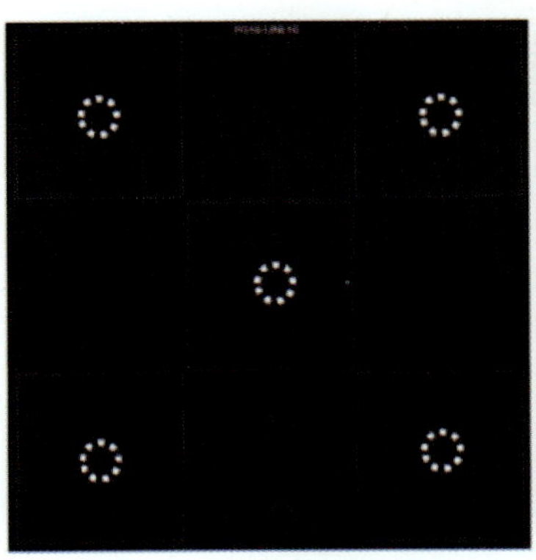

TG18-UNL10 Test Patterns

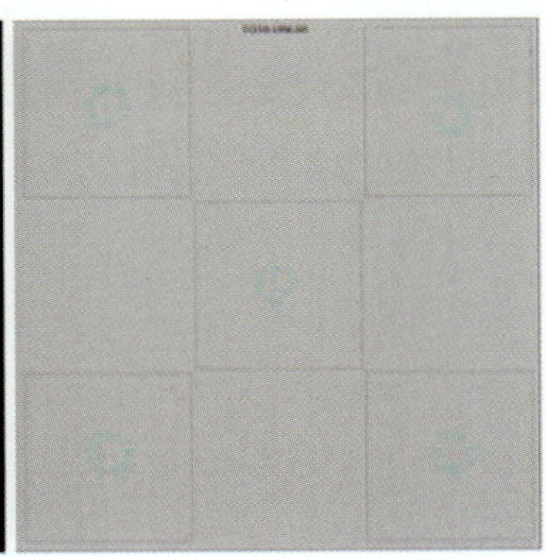

TG18-UNL80 Test Patterns

(정량적 테스트)

그림 13-8. 휘도 균일도 테스트

분해능

공간 분해능은 디스플레이 시스템에서 점들의 영상들을 분리하는 능력이다. 디스플레이 장치의 분해능 테스트는 시각적 평가로는 모든 지점들에서 Cx 표시가 4번째로 선명한 패턴보다 선명한 정도와 수평과 수직 방향의 나이퀴스트(Nyquist) 주파수 선쌍(Line-pair) 패턴들은 모든 위치에서 그리고 모든 방향에서 식별 가능해야 한다. 검은 선과 흰 선의 두께 사이에 두드러진 차이가 나타나야 한다. 선쌍 패턴들은 수평 방향과 수직 방향에서 같은 휘도 느낌을 주는 정도를 말한다.

분해능 테스트의 정량적인 평가는 변조전달함수(MTF)의 정규적인 분석 방법도 있으며, 휘도계를 사용하여 TG18-QC 테스트 패턴의 중앙 부분과 네 가장자리에서 수평과 수직 방향의 1 나이퀴스트 주파수의 평균 휘도를 측정하는 방법이 있다. 기대되는 반응은 중앙에서 퍼센트 휘도 변이 즉, 200×(Lver − Lhori)/(Lver + Lhori)가 30% 이하여야 하고, 여기서 Lver와 Lhori은 각각 위치에서 수직 방향과 수평 방향 선쌍 패턴에서 측정한 휘도를 나타낸다.

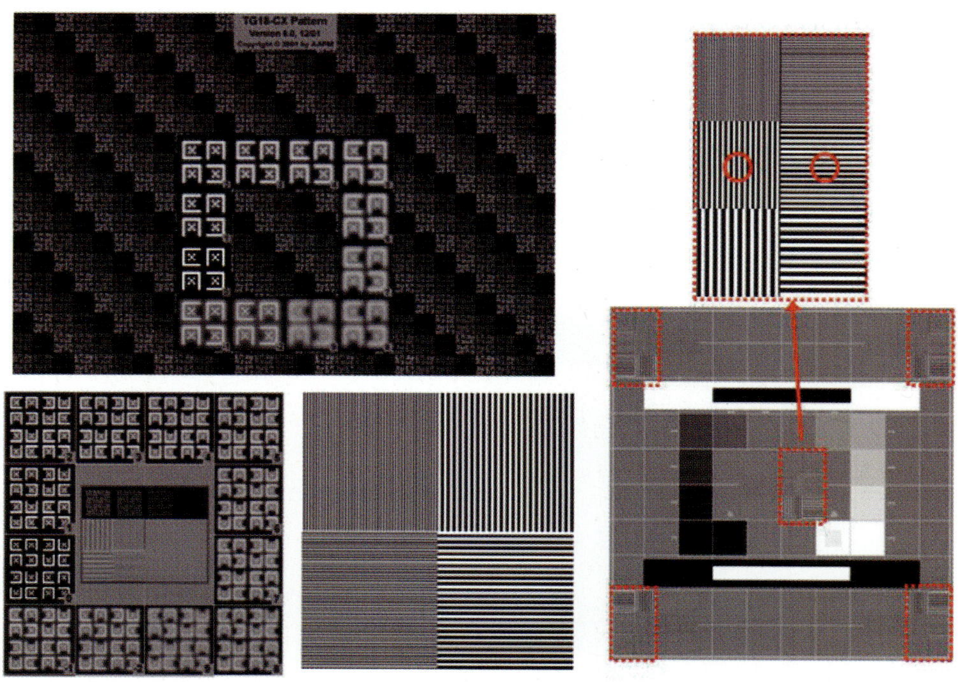

TG18-CX Patterns
(시각적 테스트)

TG18-QC Patterns
(정량적 테스트)

그림 13-9. 분해능 테스트

노이즈

의료영상에서 작은 물체 그리고 낮은 대조도 물체의 검출 능력은 크기와 대조도 뿐만 아니라 주변 환경으로부터 더해지거나 발생하는 노이즈에도 영향을 받는다. 디스플레이 장치의 노이즈(Noise)테스트는 정확히 눈에 띄는 휘도차이의 결정(Determination of Just Noticeable Luminance Differences)에 기초하여 디스플레이 시스템의 공간 노이즈를 정량화하는 시각적 평가 방법이다. TG18-AFC 테스트 패턴의 4분면 각 사각형에 하나의 점들을 식별가능성과 패턴의 각 가장자리 패턴에서 최소한 15개 표적들을 식별 가능성으로 평가 할 수 있다. 영상 표시 장치의 공간 노이즈는 한 픽셀의 신호-노이즈 비(Signal-to-Noise Ratios; SNR) 또는 규격화된 노이즈 파워 스펙트럼(Noise Power Spectrum; NPS)을 정량화하여 평가할 수 있다.

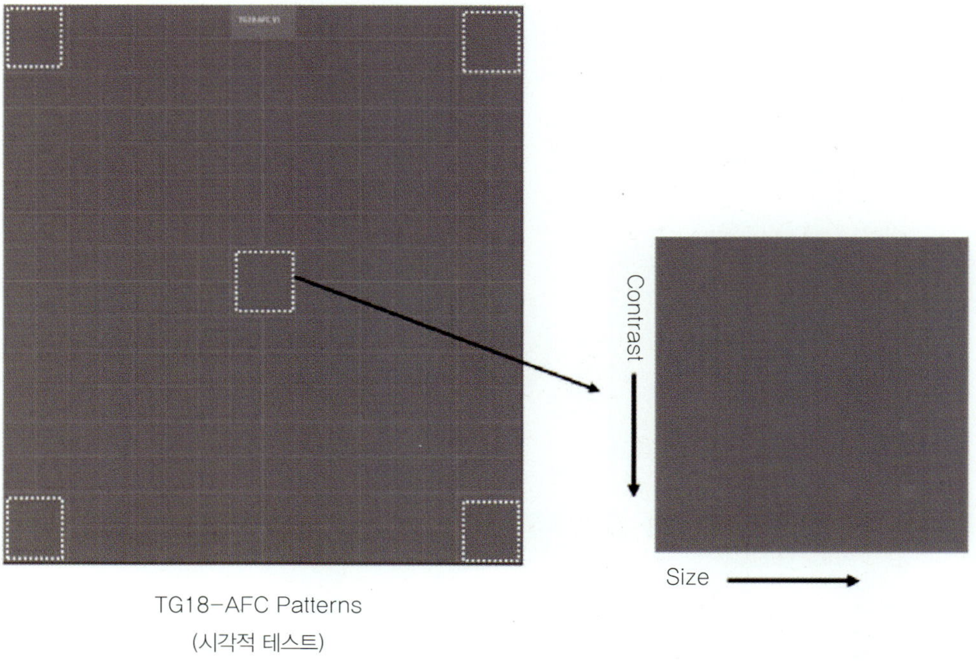

그림 13-10. 노이즈 테스트

번짐(베일링 글레어, veiling glare)

디스플레이 장치 내부에서 빛 산란이 산란된 휘도를 발생시키고, 디스플레이 장치에서 표시되는 영상을 감추게 하여 대조도의 감소를 초래한다. 디스플레이 장치에서 베일링 글레어 테스트의 시각적 평가 방법에는 스크린 중앙에 검은 원을 볼 수 있도록 밝은 부분을 가리고 TG18-GV 테스트 패턴에서는 검은 원 내부에 최소한 3개의 낮은 대조도의 원이 보이는 것과 TG18-GVN 테스트 패턴에서 검은 원 내부에 최소한 3개의 낮은 대조도의 원반의 시각적 유무로 평가한다.

베일링 글레어(Veilling Glare)의 정량적 평가는 TG18-GQ, GQB, 그리고 GQN 테스트 패턴 사용하여 중앙 부위의 휘도를 측정하여 이루어지는데, 글레어 비율 GR=(LB-LN)/(L-LN)로 계산되며, L은 TG18-GQ 패턴 중앙 어두운 지점에서 휘도, LB는 TG18-GQB 패턴 중앙 밝은 지점에서 휘도, LN는 TG18-GQN 패턴 중앙 어두운 지점에서 휘도를 말한다. AAPM TG18에서 기대되는 반응은 GR이 400 이상이어야 한다.

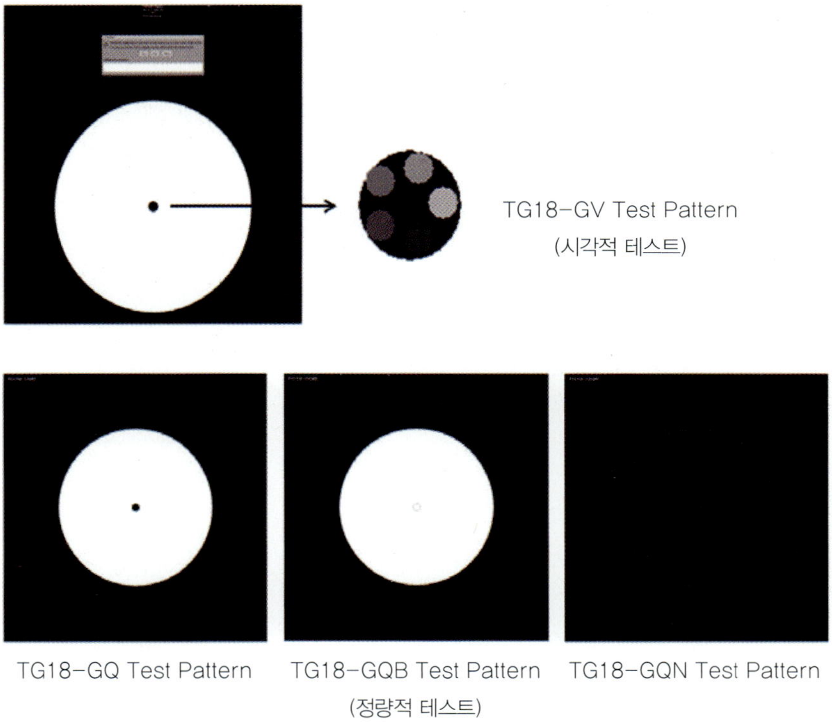

그림 13-11. 베일링 글레어 테스트

칼라 균일도

칼라 균일도(Color Uniformity) 테스트는 한 대의 워크스테이션에 사용되는 여러 대의 흑백 모니터의 칼라 색조를 조화시키는 것과 관련 된다. 칼라 균일도 테스트의 시각적 평가는 한 대의 워크스테이션에 설치된 모든 디스플레이 장치들에 표시된 TG18-UN80 테스트 패턴을 이용하여 실시한다. TG18-UN80 테스트 패턴이 디스플레이 된 영역 전체에서 어떤 현저한 칼라 차이나 디스플레이 장치들 사이에 어떠한 차이도 나타나서는 안 되는 것을 평가한다. 칼라 균일도 테스트의 정량적 평가는 각 디스플레이 장치에 표시되는 TG18-UNL80 테스트 패턴의 중앙과 네 가장자리에서 색도계(Colorimeter)를 사용하여 2-차원 칼라 공간에서 (u, v) 칼라 좌표를 측정하는데, 기대되는 반응은 어떤 가능한 두 점 (u, v) 사이에 (u', v')로 나타내는 최대 거리로서 계산되는 칼라 균일도 파라미터는 0.004보다 적어야 하며, 여기서 두 점(u1, v1)과 (u2, v2) 사이의 거리(D)는 [(u1-v1)2+(u2-v2)2] 1/2이다.

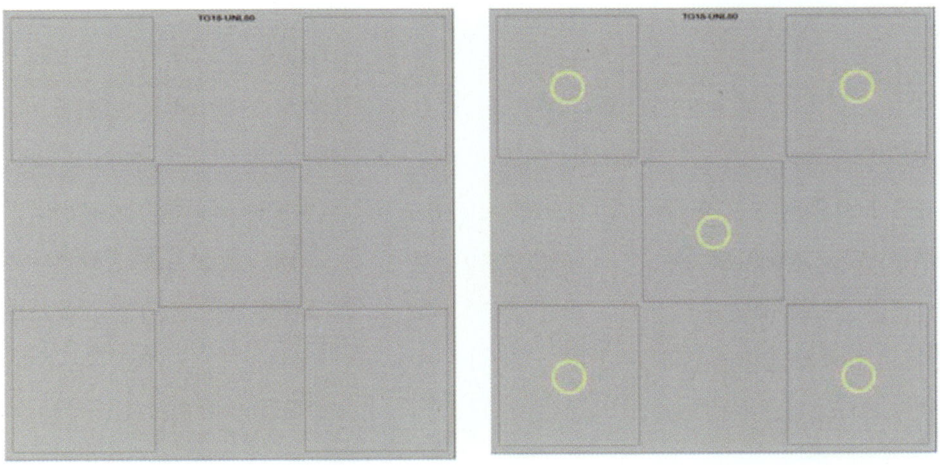

TG18-UNL80 Test Pattern
(시각적 테스트)

TG18-UNL80 Test Pattern
(정량적 테스트)

그림 13-12. 칼라 균일도 테스트

CHAPTER 14
영상관리

영상관리 개요

PACS의 기본적인 운영은 병원에서 영상 또는 정보관리 업무에서 시작되지만, 궁극적으로는 방사선사의 업무에서 비롯된다. 다만, 병원의 PACS 구성이 독립적으로 운영되지 않고 전체 병원정보시스템과 연동되어 있으므로 방사선사의 역할에는 한계가 있다. 영상관리와 운영은 활용범위 및 의료기관의 특성에 맞게 수행해야 한다. 개별의 시스템은 사용자와 관리자로 나누어져 운영되지만, 통합적 의료정보시스템에서 다른 역할이 강조된다. 일반적인 운영과 관리는 영상의 획득, 저장, 전송, 조회부분에서 독립적인 부분에서 이루어지고 전체적인 관리는 병원정보시스템에서 이루어진다.

PACS의 운영과 관리에서 가장 중요한 것은 관리대상에 대한 자료수집과 체계적인 운영 프로그램이다. 영상의학과에서 기존에 영상장비와 영상의 질을 우수한 상태로 유지하기 위해서는 QC(Quality Control), QA(Quality Assurance)를 시행하였다. 이와 동일한 형태의 PACS 운영과 관리지침을 만들어 주기적인 작업을 행하는 것이다. 따라서 PACS 운영과 관리는 계획적이고 지속적인 관리 시스템을 필요로 한다.

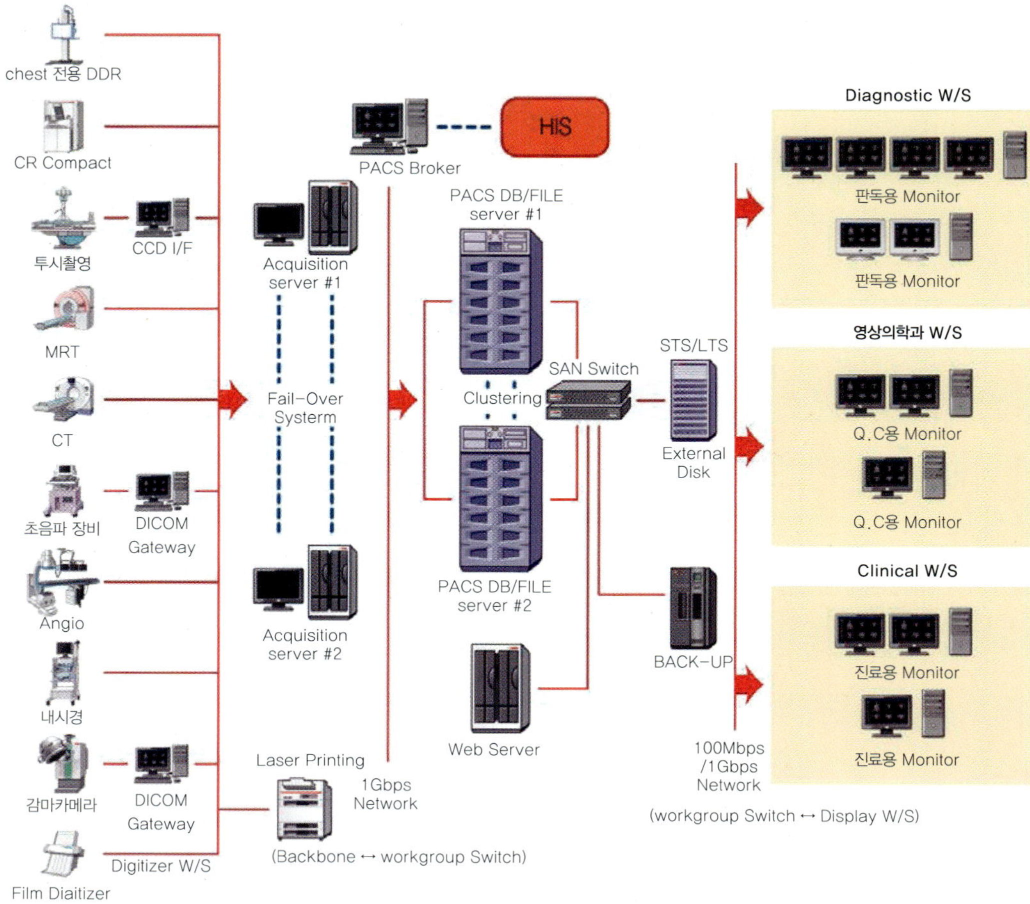

그림 14-1. PACS 구성도

영상의학과 업무

영상의학과의 방사선사 업무는 다양하게 이루어지며 주로 장비관리업무, 검사업무와 함께 영상관리업무가 이루어진다. 영상관리 업무에서 가장 일반적인 작업으로 1차적인 영상개선작업(Image Verify)은 장비에서 자동으로 이루어지고 있으나, 판독정보 즉, 영상판독에 필요한 정보를 향상시키기 위해서 2차적인 영상개선작업을 촬영 후 촬영 담당 방사선사가 직접영상개선 작업을 시행한다. 주로 AQC(Automatic Image Quality Control) 처리가 이루어지나, 대부분 판독과 외래 진료에 필요한 정보를 얻기 위해서는 수작업으로 이루어지는 경우가 많아 PACS도입 이전 보다 업무량이 늘어났다는 평가를 받기도 한다. 가장 중요한 것은 판독의사의 요구사항을 우선적으로 수렴한 영

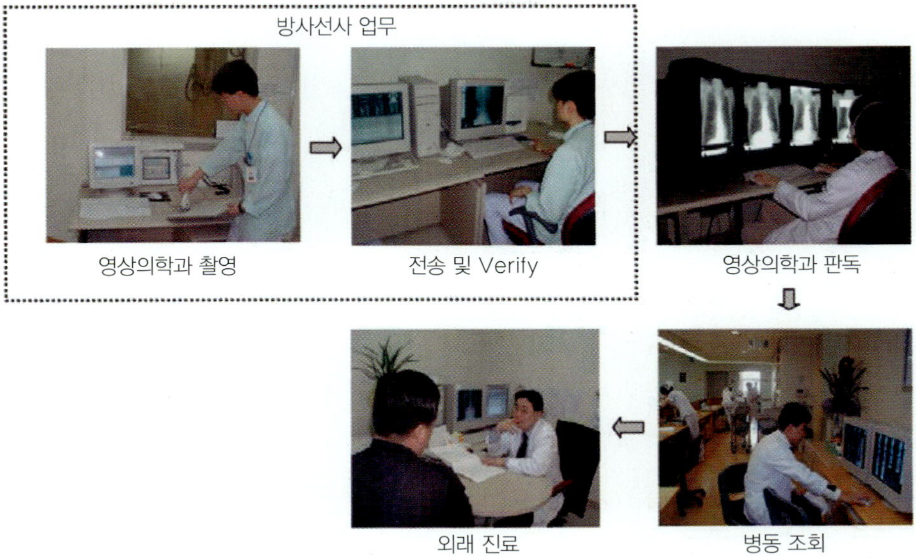

그림 14-2. 영상의학과 업무 흐름도

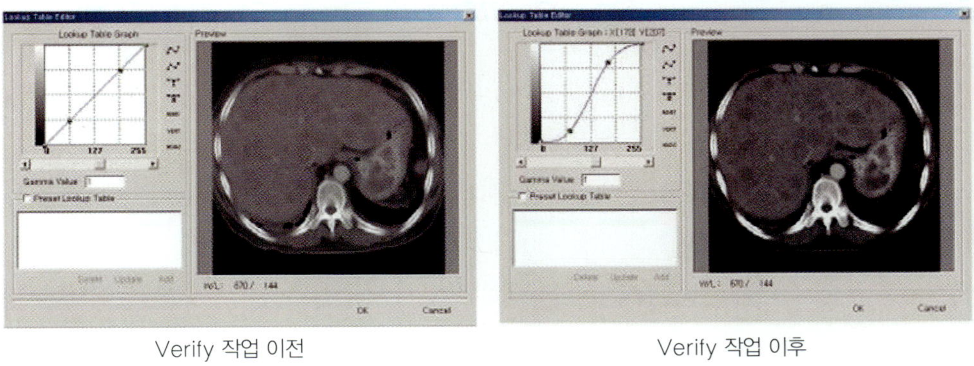

그림 14-3. 영상개선작업(Image Verity)

상을 제공하는 것을 우선적으로 한다.

일반적으로 영상개선업무에서 이루어지고 있으나, 특수촬영과 같은 시간상의 변화를 요구하는 영상일 경우는 영상의 재구성과 편집이 필요하다. 화질 불량이나, 촬영부위의 위치가 잘못되어 재촬영하여 필요 없게 된 영상이나, 촬영 장치의 조작 실수 및 판단착오 등의 이유로 잘못 전송되어 영상저장 서버에 등록된 영상은 새로 촬영한 영상을 재전송하거나, 삭제하여 판독과 진료의 오류를 방지하는 것이다. 다만, 이러한 작업은 영상의 삭제 권한과 관련되므로 주로 촬영 담당 방사선사, PACS서버, 저장장치 관리자에게만 주어지므로 신중하게 작업을 해야 한다. 일부병원에서 이중적인 권한 승인작업이 이루어지게 하거나, 삭제된 영상도 3~4일간 보관하게 한다.

PACS가 일반화되어 병원 간의 정보교환의 자료로 영상을 이용하는데 과거에는 필름을 이용하였다면 지금은 CD 복사를 통한 영상전달이 이루어지고 있다. 따라서 외부병원의 영상 정보를 입력하거나, 외부병원으로 영상정보를 보내는 작업을 시행한다. PACS서버로 영상을 전송하는 작업을 익스포트(Export), 전송받는 작업을 임포트(Import)라고 한다.

전자의무기록(Electronic Medical Record; EMR)을 많은 병원에서 도입하고 있어 앞으로 의료기관 별 개별 관리 되고 있는 환자의 진료 관련 자료들을 의료 기관 별 통합 및 공유 할 수 있는 전자건강기록(Electronic Health Record; EHR) 시스템으로 전환 될 수 있다. EHR이 도입됨으로써 원격 진료, 처방 및 치료, 개인의 건강관리를 분석하여 의료의 질적 향상을 기대할 수 있다.

영상정보관리 보안

사용자에 의한 접근 권한은 병원의 특수성, 예를 들면 고유 업무 외에 추가적인 업무가 발생 되거나, 신속한 업무처리 등의 이유로 타 업무영역에 접근이 필요할 경우 등에 의해 사용자의 권한은 병원마다 차이가 있다. 그러나 PACS 사용자에 대한 정의와 작업영역에 대한 범위는 반드시 있어야 한다. 일정범위가 허가되었다 하더라도 영상조회와 전송은 타 업무영역에서 자유롭게 조회되는 것은 방지해야 한다. 이는 초기에 PACS 프로그램의 설치와도 관계가 있는데 병원에서 필요한 만

표 14-1. 사용자에 따른 PACS 영상관리 업무

사용자	PACS 영상관리 업무
PACS 책임자	PACS 정보범위 권한과 연동 결정
영상의학과 교수	영상판독범위와 연동범위 결정
영상의학과 전공의	영상판독범위와 연동범위 결정
방사선사	영상전송과 영상수정권한 결정
임상의사(각 진료과)	영상조회와 영상전송 저장
PACS 운영자	PACS 책임자의 결정에 따라 결정
간호사 또는 간호조무사	RIS 예약 수정 접근
원무과 직원	영상전송, 일부조회 및 확인(RIS접근 권한 부여)

큼 설치해야 하며, 관리는 일련번호로 운영된다. 임상의사도 진료업무영역이외에는 정보의 접근이 되지 않도록 해야 한다. 병원정보시스템과 연동되는 범위에서 관리해야 함으로 인해 쉬운 문제는 아니다. 다만, 병원내부의 관리적 효율성과 정보의 보안 문제를 잘 해결하여 접근하는 자세가 필요하다. 일반적으로 PACS 영상관리업무는 다음과 같이 분류할 수도 있다.

MEMO

영상의학과에서 PACS와 관련된 업무 보안내용

- 검사예약 및 예약확인, 검사예약 관리, 검사실 배정, 검사완료 전 영상삭제
- 검사완료 여부, 검사완료 된 영상의 전송, 영상 보정 및 보정 내용 저장
- 검사 완료 후 영상삭제, 영상 재촬영 결정, 판독상황 조회, 판독내용 조회
- 임시(전공의)판독, 전사자의 임시판독 편집, 정식판독 및 승인, 추가판독
- 재판독, 회의용 영상관리, 영상의학과 교육용 영상관리, 영상 및 데이터베이스
- 일일 back-up, 영상관리작업(삭제 및 장·단기 저장기록 이동), 데이터베이스 직접 접근
- PACS 통계, 교육용 및 연구용 데이터자료 가공, 외부병원으로 반출될 영상 복사 및 입력

참고문헌

강호영, 신소영. 중소형 병원에서의 Full PACS 설치 및 운영의 경험. 대한PACS학회지 2000;6:63-65

김종효, 조한익, 한만청. 서울대학교병원의 한국형 PACS 개발현황. 대한PACS학회지 1996;2:1-9

대한병원협회. 의료보험 요양급여기준 진료수가 및 약제계산정기준. 1999;11월

대한PACS기술학회편. Textbook of PACS and Digital Imaging. 2003

박종선, 강창렬, 김학춘, 김성식, 이영신, 송명규. 의료정보학이해. 진영사. 2005

변홍식. PACS에 대한 임상 경험. 방사선과의사의 관점에서. 대한PACS학회 추계학술대회 초록집 1994:1-4

송군식, 신명진, 이수현. 이주희, 오용호. 서울중앙병원의 PACS구축 및 운영현황. 대한PACS학회지 1998;4:5-12

송군식, 이수현, 어기승, 윤경한. PACS운영 중 발생하는 문제와 해결방안. 대한PACS학회지 2000;6:19-22

신녕수 외. 임상의료정보학 입문. 고려의학. 1997

이활, 이동혁, 김종효, 강흥식, 연경모, 한만청. 인터넷을 이용한 원거리 대화형 방사선 교육 프로그램의 개발: 손목관절 영상학. 대한PACS학회지 1997;3:27-33

정환, 이환, 김문찬. 디지털 의료영상학. 정문각. 2003

제1회-제3회 한국형 PACS 표준화 워크샵, http://bme.hanyang.ac.kr/kpacs-std

조현, 강창렬, 김미, 신용원, 이희우, 최병철. 보건의료정보학개론. 계축문화사. 2003

차순주, 김용훈, 허감. PACS 설치 시 영상 데이터 용량산정에 관한 연구. 대한방사선의학회지 2000;42:705-708

차순주, 이동호, 김용훈, 허감. 신설 병원의 완전PACS 도입. 대한PACS학회지 2000;6:73-78

한국과학기술정보원. "유비쿼터스 RFID 센서 네트워크". 53-71,2004

ACR/NEMA Digital Imaging and Communication Standard Committee. Digital Imaging and Communications ACR-NEMA 300-1988. Washington, DC: National Electrical Manufacturers Association, 1989.

American College of Radiology, National Electrical Manufacturers Association. Digital Imaging and Communications in Medicine (DICOM): Network Communication Support for Message Exchange. Washington, DC: NEMA. Publication PS 3.8-1992, 1992.

American College of Radiology, National Electrical Manufacturers Association. Digital Imaging and Communications in Medicine (DICOM): Point-to-Point Communication Support for Message Exchange. Washington, DC: NEMA. Pubication PS 3.9-1993, 1993.

Amold BA."Physical Characteristics of Screen-Film Combinations."In The Physics of Medical Imaging: Recoding System Measurements and Techniques. AAPM Medical Physics Monograph 3,1979,pp.30-71.

Andriole, K.P., Gooding, C.A., Gould, R.G., and Huang, H.K. Analysis of a High-Resolution Computed Radiography Imaging Plate Versus Conventional Screen-Film Radiography for Neonatal Intensive Care Unit Applications. SPIE, Vol. 2163, 1994, pp. 89-97.

Anronuk LE, El-Mohri Y, Huang W, Jee KW, Maolinbay M, Scarpine VE, Siewerdsen JH, Verma M,

Yorkston J, Street RA. "Development of a High Resolution Active- Matrix, Flat-Panel Imager with Enhanced Fill Factor." Proc SPIE 3032, 1997, pp. 2-13.

Antounk LE, Boundry J, Wang W, McShan D, Morton EJ, Yorkston J, Street RA. "Demonstration of Megavoltage and Diagnostic X-Ray Imaging with Hydrogenated Amorphous Silicon Arrays." Med Phys 19:1455-1466, 1992.

Barnes, G.T., Morin, R.L., and Staab, E.V. Teleradiology: Fundamental Considerations and Clinical Applications. Syllabus: A Special Course in Computers for Clinical Practice and Education in Radiology, Radiological Society of North America, 1992, pp. 139-146.

Barski L, Van Metter RL, Foos D, Lee H, Wang X. "New Automatic Tone Scale Method for Computed Radiography." Proc SPIE 3335, 1998, pp. 164-178.

Bauman, R.A. Large Picture Archiving and Communication System(PACS). Proc. Computer Assisted Radiology 95, 1995, pp. 537-541.

Bencivelli W, Bertilucci E, Bottigli U, Del Guerra A, Messineo A, Nelson WR, Randaccio P, Rosso V, Rosso P, Stefanini A. "Evaluation of Elemental and Compound Semiconductors for X-ray Digital Radiography." Nucl Inst Meted A310:210-214, 1991.

Bidgood, W.D. Jr., and Horii, S.C. Modular Extension of the ACR-NEMA DICOM Standard to Support New Diagnostic Imaging Modalities and Services. J. Digital Imaging, Vol. 9, 1996, pp. 67-77.

Blume, H., Roehrig, H., Browne, M., and Ji, T.-L. Comparison of the Physical Performance of High Resolution CRT Displays and Films Recorded by Laser Image Printers and Displayed on Light Boxes and the Need for a Display Standard. Proc. SPIE, Vol. 1232, 1990, pp. 97-114.

Board of Directors, American Medical Informatics Association. Standards for Medical Identifiers, Codes, and Messages Needed to Create an Efficient Computer-Stored Medical Record. J. Am. Med. Informat. Assoc. Vol. 1, 1994, pp. 1-7.

Boone JM, Seibert JA, Sabol JM, Tecotzky M. "A Monte Carlo Styky of X-Ray Fluorescence in X-Ray Detectors." Med Phys 26:905-916, 1999.

Brauers A, Conrads N, Frings G, Schiebel U, Powell MJ, Glasse C, "Charge Collection in a Se Protoconduter on a Thin Film Transistor Array During X-ray Imaging." Mat Res Soc Proc 467:919-924, 1997.

Breant, C.M., Taira, R.k., and Huang, H.K. Interfacing Aspects Between the PACS, RIS, and HIS. J. Digital Imaging, Vol. 6, 1993, pp. 88-94.

Breant, C.M., Taira, R.K.,and Huang, H.K. Integration of a Voice Processor Machine in a PACS. J. Comput. Med. Imaging Graphics, Vol. 17, 1993, pp. 13-19.

Bruinjs TJC, Alving PL, Baker EL, Bury R, Cowen AR, Jung N, Luijendijk HA, Meulenbrugge HJ, Stouten HJ. "Technical and Clinical Results of an Experimental Flat Dynamic (Digital) X-Ray Image Detector(FDXD) System with Real-Time Corrections." Proc SPIE 3336, 1998, pp.33-44.

Chabbal J, Chaussat C, Ducourant T, Fitsch L, Michailos J, Spinnler V, Vieux G, Arques M, Hahm G, Hoheisel M, Horbaschek H, Schulz R, Spahn M. "Amorphous Silicon X-Ray Image Sensor." Proc SPIE 2708, 1996, pp. 499-510.

Chabbal J, Chaussat C, Ducourant T, Fritsch L, Michailos J, Spinnler V, Vjeux G, Arques M, Hahm

G, Hoheisel M, Horsachek H, Schulz R, spahn M. "Amorphous Silicon X-ray Image Sensor." Proc SPIE 2708, 1996, pp.499-510.

Chan HP, Doi K, Galhotra S, Vbomy CJ, MacMahon H, Jokich PM, "Image Feature Analysis and Computer-Aided Diagnosis in Digital Radiography.1.Automated Detection of Microcalcifications in Mammography."Med Phys 14:538-548,1987.

Chaussat C, Chabbal J, Document T, Spinnler V, Vieux G, Neyret R. "New CsI/a-Si 17″ X 17″ X-ray Flat-Panal Detector Provides Superior Detectivity and Immediate Digital Output for General Radiography Systems."Proc SPIE 3336,1998,pp.45-55.

Chimiak, W.J., Wolfman, N.T., and Boehme, J.M. Results of a Clinical Test of an ATM TeleUltrasound System. Proc. SPIE Med. Imaging, Vol.2711, 1996, pp. 180-184.

Cho, P.S., Huang, H.K., Tillisch, J., and Kangarloo, H. Clinical Evaluation of a Radiologic Picture Archiving and Communication System for a Coronary Care Unit. Am. J. Roentgenol., Vol. 151, 1988, pp. 823-827.

Choplin, R.H., Boehme, J.M., and Maynard, C.D. Picture Archiving and Communication System: An Overview. Syllabus: A Special Course in Computers for Clinical Practice and Education in Radiology, Radiological Society of North America, 1992, pp. 33-35.

Cowen AR. "Digital X-ray Imaging." Meas Sci Technol 2:691-707, 1991.

Cunningham IA, " Linear Systems Modeling of Parallel Cascaded Stochastic Processes: The NPS of Radiographic Screens with Reabsorption of Characteristic X Radiation." Proc SPIE 3336, 1998, pp. 220-230.

Dobbins III JT, Ergun DL, Rutz L, Hinshaw DA, Blume H, Clark DC, "DOQ(f) of Four Generations of Computed Radiography Acquisition Devices." Med Phys 22:171-181, 1995.

Duerinckx, A.J., Hayrapetian, A.S., Valentino, D.J., et al. Assessment of Asynchronous Transfer Mode (ATM) Metworks for Regional Teleradiology. Proc. SPIE Med. Imaging, vol. 2711, 1996, pp. 61-70.

Dwyer, S.J. III, Ed. Picture Archiving and Communication Systems (PACS) for Medical Applications. Second International Conference workshop for Picture Archivingand Communication Systems(PACS) for Medical applications. Proceedings SOIE-International Society for Optical Engineering, Bellingham, WA, Vol. 418, 1983.

Emerging Internet-Based Technology for the Disribution of Biomedical Information.

Equer B, Karar A. "Amorphous Semiconductors for Paticle Detection: Physical and Technical Limits and Possibilitis." Nucl Inst Methd A275:558-563, 1989.

Field, M.J. Telemedicine-A Guide to Assessing Telecommunication in Health are. Washington DC: National Academy of Siences Press, 1996, p. 271.

Frost, M.M., Honeyman, J.C., and Staab, E.V. Image Archival Technologies. Syllabus: Aspecial Course in Computers for Clinical Practice and Education in Radiology. Radiological Society of Morth America, 1992, pp. 69-72.

Fujieda I, Nelson S, Street RA, WeisField RL. "Characteristics of a-Si Pixel Arrays for Radiation Imaging." Mat Res Soc Symp Proc 219:531-536, 1991.

Giger, M., and Doi, K. Investigation of Basic Imaging Properties in Digital Radiography. I. Modulation

Transfer Function. Med. Phys., Vol. 11, 1984, pp. 797-805.

Glass, H.I., and Slark, N.A. PACS and Related Research in the United Kingdom in Picture Archiving and Communication Systems (PACS). In NATO ASI Series F, Vol. 74, H.K. Huang et al., Eds. Berlin: Springer-Verlag, 1991, pp.319-324.

Graeve T, Huang W, Alexander SM, Li Y. "Amorphous Siliocon Image Sensor for X-Ray Applications." Proc SPIE 2415, 1995, pp. 177-181.

Granfors PR. "Performance Characteristics of an Amorphous Silicon Flat Panel X-Ray Imaging Detector." Proc SPIE 3659, 1999, pp. 480-490.

Han, B.K. Large Scale PACS and Its Challenges. Proc. PACS-Restructufing Tools Toward Year 2000. IMAC'97 Seoul, Korea; October 1997, p. 44.

Haugen C, Kasap SO, Rowlands JA. "Charge Transport and Electron-Hole Pair Creation Energy in Stabilized a-Se X-Ray Photoconductors." J Phys D: Appl Phys 32:200-207,1999.

Hersh, W.R. The Electronic Medical Record: Promises and Problems. J. Amer. Soc. Inf. Sci., Vol. 46, No. 10, 1995, pp. 772-776.

Hillen, W., Schiebel, U., and Zaengel, T. Imaging Performance of a Digital Storage Phosphor System. Med. Phys., Vol. 14, 1987, pp. 744-751.

Hindel, R., Ed. Implementation of the DICOM 3.0 Standard. Oak Brook, IL: Radiologocal Society of North America, 1994.

Hisatoyo, K. Photostimulable Phosphor Radiography Design Considerations. Proc. AAPM Summer School: Specification, Acceptance Testing and Quality Control of Digital X-ray Imaging Equipment, Vol. 2, 1991.

Hounsfield, G.N. A Method and Apparatus for Examination for a Body by Radiation Such as X-or Gamma Radiation. British Patent No. 1,283,915. (1972)

Huang, H.K. Andfiole, K., Bazzill, T., Lou, A.S.L., and Wong, A.W.K. Design and Implementation of PACS-The Second Time. J. Digital Image., Vol. 9, No. 2, 1996, pp. 47-59.

Huang, H.K. Gould, R.G., Callen, P.W., Filly, R.A., et al. Initial Clinical Experience with Ultrasound PACS. SPIE, Vol. 2435, 1995, pp. 246-251.

Huang, H.K. Telemedicine and Teleradiology. San Francisco Medicine, Vol. 69, No. 7, 1996, pp. 22-23.

Huang, H.K. Teleradiology Technologies and Some Service Models. Computerized Med. Imaging and Grapgics, Vol. 20, 1996, pp. 59-68.

Huang, H.K., and Taira, R.K. Infrastructure Design of a Picture Archiving and Communication System. Am. J. Roengenol., Vol. 158, 1992, pp. 743-749.

Huang, H.K., Arenson,R.L., Dillon, W.P., et al. Asynchronous Transfer Mode (ATM) Technology for Radiologic Communication. Am. J. Roentgnol., Vol. 164, 1995, pp.1533-1536.

Huang, H.K., Cho, P.S., Taira, R., et al. Picture Archiving and Communication Systems in Japan:3 Years Later. Am. J. Roentgenol., 154, 1990, pp. 415-417.

Huang, H.K., Kangarloo, H., Cho, P.S., et al: Planning a total digital radiolgy department, Am. J. Roentgenol., Vol. 154, 1990, pp. 635-639.

Huang, H.K., Lou, S.L., and Dillon, W.P.Neuroradiology Workstation Reading in an Inter-Hospital

Environment: A Nineteen Month Study. J. Comp. Med Imag. &Graphics 21, 5, 1997, pp. 309-317.

Huang, H.K., Taira, R.K., Lou, S.L., Wong, W.K., et al. Implementation of a Large Scale Picture Archiving and Communication System. J. Comp. Med. Imaging and Graphics., Vol. 17, 1993, pp. 1-11.

Huang,, H.K. Some Aspects of Medical Imaging. In Principles of Medical Biology, Vol 4., E.E Bittar and N. Bittar, Eds. Greenwich, CT: 1996, pp. 211-239.

Hugen, C, Kasap SO, Rowlands JA. "X-Ray Irradiation Induced Bulk Space Charce in Stabilized a-Se X-Ray Photoconductors." J Appl Phys 84:5495-5501, 1998.

Ishida, M., Frank, P.H., Doi, K., and Lehr, J.L. High Quality Digital Radiographic Image: Improved Detection of Low-Contrast Object and Preliminary Clinical Studies. Radiographics, Vol. 3, 1983, pp. 325-338.

J. Am. Med. Inf. Assoc., Vol. 3, 1996, pp. 1-4.

Ji,T.-L., Roehrig, H., Blume,H., Seeley,G., and Browne, M. Physical and Psychological Evaluation of CRT Noise Performance. Proc. SPIE,Vol. 1444,1991,pp.136-150.

Jung N Gipp T, Jacobs, Paul H. "Real-Time Image Processing Platform for the Correction of X-Ray Detector Related Artifacts." Proc SPIE 3659, 1999, pp. 974-985.

Jung N, Alving PL, Busse F, Conrads N, Meulenbrugge HM, Rutten W, Schiebel U, Weibreht M, Wieczorek H. "Dynamic X-ray Imaging System based on Amorphous Silicon Thin-Film Array." Proc SPIE 3336, 1998, pp. 396-407.

Kato K. "Photostimulable Phosphor Radiography Desing Considerations." In Specifiacation, Acceptance Testing and Quality Control of Diagnostic X-ray Imaging Equipment. AAPM, 1994,pp. 731-769.

Kato, H. Photostimulable Phosphor Radiography Design Considerations. In Specification, Acceptance Testing and Quality Control of Diagnostic X-Ray Imaging Equipment: Proceedings of the 1991 AAPM Summer School, Vol. II, J.A. Seibert, G.T. Barnes, R.G. Gould, Eds.pp. 860-898.

Kohane, I.S. Exploring the Functions of World Wide Web-Based Electronic Medical Record Systems. M.D. Comput., Vol. 13, No.4, 1996, pp. 339-346.

Koo,J.I., Lee, H.S., and Kim, Y. Applications of 2-D and 3-D Compression Algorithms to Ultrasound Images. SPIE Image Capture, Formatting, Display, Vol. 1653, 1992, pp.434-439.

Kump KS, Shi S."Clincal Comparison of a New Digital X-Ray Detector System with a Conventional Screen FIlm System." Proc SPIC 3659,1999, pp. 464-470.

Lee DL, Cheung LK, Jeromin LS. "A New Detector for Projection Radiography." Proc SPIE 2432, 1995, pp. 237-249.

Lo,S.C., and Huang, H, k. Erroe-Free and Irreversible Radiographic Image Comperssion, Society of photo-Optical Intrumentation Engineers Picture Archiving and Communication Systems(PACSIII) for Medical Application, 536, Newport Beach, CA, February 1985, pp. 170-177.

Lou, S,L. The Design and Implementation of a CT/MR Picture Archiving and Communication System Applied to Neuroradiology. Dissertation, University of Califonia, Los Angeles, 1991.

Lowe, H.J., Loma, E,C., and Poonkey, S.E. The World Wide Web:Review of an

May JW, Lubinski AR. "High Resolution Computed Radiography by Scanned Luminescent Toner

Radiography." Proc SPIC 1896, 1993, pp.292-312.

McDonald, C.L. The Barriers to Electronic Medical Record Systems and How to Overcome tem.J.Am. Inf. Assoc., Vol. 4, 1997, pp. 213-221.

McNitt-Gray, M.F., Huang, H.K., and Sayre, J.W. Feature Selection in the Pattern Classification Problem of Digital Chest Radiograph Segmentation. IEEE Trans. Med. Imaging, Vol. MI-14, 1994, pp. 537-547.

Moy JP, Bosset B. "How Does Real Offset and Gain Correction Affect the DQE in Images from X-Ray Flat Detectors?" Proc SPIE 3659, 1999, pp. 90-97.

Moy J-P. "Image Quality of Scintillator Based X-Ray Electronic Imagers." Proc SPIE 3336,1998,pp.187-194.

Munro P, Boulus DC. "X-Ray Quantum Limited Portal Imaging Using Amorphous Silicon Flat-Panel Arrays." Med Phys 25:689-702, 1998.

Nagarkar VV, Gupta TK, Miller SR, Klugerman Y, Squillante MR, Entine G. "Structured CsI(TI) Scintillators for X-RAy Imageing Applications." IEEE Trans Nucl Sci 45:492-496,1998.

Nahmias, C.D.B., Kenyon, L.T., and Coblentz, C.L. Design and Implementation of an Integrated PACS Worktation in the ICU. SPIE, Vol. 3035, 1997, pp. 268-275.

Neitzel U, Maack I, Gunther-Kohfahl S. "Image Quality of a Digital Chest Radiography System Based on a Selenium Detector." Med Phys 21:509-516, 1994.

Osteaux, M.A Second Generation PACS Concept. Berlin: Berlin: Springer-Verlag, 1992.

Ottes,F.P., Bakker, A.R., and VanGennip, C. Overall System Design of a PACS for Nuclear Medicine Images. SPIE Med. Imaging, Vol. 2711, 1996, pp. 553-559.

Pairjavid S, Granfors PR. "Compensation for Image Retention in an Amorphous Silicon Detector." Proc SPIE 3659, 1999, pp. 501-509.

Pang G, Zhao W, Rowlands JA. "X-Ray Imaging Using Amorphous Selenium: Maximization of Effective Fill Factor." Med Phys 25:1636-1646, 1998.

Pietka, E., Kaabi, L., Kuo,M.L., and Huang, H.K. Feature Extraction in Carpal-Bone Analysis. IEEE Trans. Med. Imaging, Vol.Mi-12,1993,pp.44-49.

Powell MJ, Glasse C, Curran JE, Hughes JR, French ID, Martin BF. "A Fully Self-Aligned Amorphous Silicon TFT Technology for Large Area Image Sensors and Active-Matrix Displays." Mat Res Soc Symp Proc 507:91-96, 1998.

Protopapas, Z., Siegel,E.L., Reiner,B.I., et al. PACS Training for Physicians : Lessons Learned at the Baltimore VA Medical Center. J. Digital Imaging, Vol.9,No. 3, 1996, pp. 131-136.

Que W, Rowlands JA. "X-ray Imaging Using Amorphous Selenium: Inherent spatial Resolution." Med Phys 22:365-374, 1995.

Que W, Rowlands JA. "X-ray Photogeneration in Amorphous Selenium : Geminate Versus Columnar Recombination." Phys Rev B51:10,500-10.507, 1995.

Ramaswarry, M.R., Wong, A.W.K., and Huang, H.K. Accessing a PACS' Text and Image Information Through Personal Computers. Am J. Roentgenol., Vol. 163, 1994, pp. 1239-1243.

Razavi, M., Sayre, J.W., Taire, R.K., et al. AROC Study of Pediatric Chest Radiolographs Comparing

Digital Hardcopy Film and 2K ×2K Softcopy Images. Am. J. Roentgenol., Vol. 158, 1992, pp. 443-448.

Rieppo PM, Rowlades JA. "X-ray Imaging Using Amorphous Selenium: theoretical Feasibility of the Liquid Crystal Light Valve for Radiography." Med Phys 24:1279-1292, 1997.

Roth, K. NMR-Tomography and Spectroscopy in Medicine. Berlin : Springer-Verlag, 1984.

Rowberg, A.H., and Williamson, B., Jr. SCAR 97: PACS in Practice. J. Digital Imaging, Vol. 10, No. 3, Suppl. 1997, pp 1-231.

Rowlands JA, Hunter DM, ArajN. "X-ray Imaging Using Amorphous Selenium: A Photoinduced Discharge Method for Mammography." Med Phys 18:421-431, 1991.

Shukri Z, Caron M, Rougeot H. "Selenium Alloys with Improved Thermal Stability for Digital X-ray Detector Applications." Proc SPIE 3659, 1999,pp. 48-55.

Siewerdsen JH, Antonuk LE, Yorkston J. "Theoretical Performance of Amorphous Silicon Imagers in Diagnostic Radiology." Proc SPIE 2708, 1996, pp.484-493.

Solomon EG, Wilfley BP, Van Lysel MS, Joseph AW, Heanue JA. "Scanning-Beam Digital X-ray (SBDX) System for Cardiac Angiography." Porc SPIE 3659,1999, pp 246-257.

Steckel, R.J. Daily X-Ray Rounds in a Large Teaching Hospital Using High-Resolution Closed-Circuit Television. Radiology, Vol. 105, 1995. pp. 319-321.

Takahashi T, Itoh H, Shimada T, Takeuchi H. "Design of Integrated Radiation Detectors with a-Si Photodiodes on Ceramic Scintillators for Use in X-Ray Computed Tomography." IEEE Trans Nucl Sci 37: 1478-1482, 1990.

Trauernicht DP, Yorkston J. "Screen Design for Flat-Panal Images in Diagnostic Radiology." Proc SPIC 3336,1998, pp. 477-484.

Tsukamoto A, Yamada S, Tomisaki T. Tanama M, Sakaguchi T, Asahima H, Suzuki K, Ikeda M. "Development and Evaluation of a Large Area Selenium-Based Flat-Panal Detector for Real-Time Radiography and Fluoroscopy." Proc SPIE 3659, 1999, pp. 14-23.

Van Metter R, Foos D. "Enhanced Latitude for Digital Projection Radiography." Proc SPIE 3658, 1999, pp. 468-483.

Van Metter R, Rabbani M. "An Application of Multivariate Moment Generating Functions to the Analysisof signal and Noise Propagation in Radiographic Screen-Film Systems." Med Phys 17:65-71, 1990.

Venkatakrishnan S, Yavuz M, Niklason LT, Opsahl-Ong B, Han S, Landberg C, Nevin R, Hamberg L, Kopans DB. "Experimental and Theoretical Spectral Optimization for Digital Mammography." Proc SPIE 3659, 1999, pp. 142-149.

Verhoeven, L. Design Considerations of Digital Fluoroscopy/Fluorograpy Equipment. InSpecification, Acceptance Testing and Quality Control of Dignostic X-ray Imaging Equipment, Proceedings of the 1991 AAPM Summer School. J.A. Seibert, G.T. Barnes, R.G. Gould, Eds., Vol.II, 1991,pp. 734-789.

Vuylsteke P, Dewele P, Schoeters E. "Optimizing Computed Radiography Imaging Performance." In The Expanding Role of Medical Physics in Diagnostic Imaging. Madison: Advanced Medical Publiching, 1997, pp. 107-151.

Weisfield RL, Hartney MA, Street RA, Apte RB. "New Amorphous Silicon Imager Sensor for X-Ray Diagnostic Medical Imaging Applications." Proc SPIE 3336, 1998, pp. 444-452.

Wong, A.W.K, and Huang, H.K. Intergration of DICOM into an Operational PACS. SPIE Proc.Med. Imaging, Vol 3035, 1997,pp. 153-158.

Wong, S.T.C., Abundo. M., and Huang, H.K. Authenticity Techniques for PACS Image and Records. SPIE, vol.2435/ 1995, pp. 68-79.

Wong, S.T.C., and Huang, H.K. Disign Methods and Architectural Issue of Intergrated Medical Image Database Systems. J. Comput. Med. Imaging Graphics, Vol.20, No. 4, 1996, pp. 285-299.

Wong, S.T.C., and Huang, H.K. Medial Image Databases. Specal Issue. Editoral. J. Comput. Med. Imaging Graphics, Vol.20, No. 4, 1996, pp. 187-188.

Wong, W.K., Stewart, B.K.,Lou, S.L., et al. Multiple Communication Network for a Radiology PACS. Proc. SPIE, Vol. 1446, 1991, pp. 73-80.

Wong,A.W.K., Huang,H.K., Lee, J.K. Bassill, T.M., and Zhu,X. High-Performance Image Communication Network with Qsynchronous Mode Technology. SPIE Proc. Med. Imaging, Vol. 2711,1996,pp. 44-52.

Yaffe MJ, Rawlands JA, "X-ray Detectors for Digital Radiography." Phys Med Biol 42:1-39, 1997.

Zhang, J., and Huang, H.K. Automatic Background Recognition and Removal (ABRR) of Computed Radiography Images. IEEE Trans. Med. Imaging, Vol MI-16, No. 6. 1997. pp. 762-771.

Zhang, J., Andriode, K., and Huang, H.K. Computed Radiographic Image Post-Processing in Picture Archiving and Communication System. SPIC Proc. Vol. 3035, 1997, pp. 310-320.

Zhang, J., Wong, S.T.C., Andriole, K.P., et al. Real Time Mulilevel Process Monitoring and Control of CR Image Acqusition and Preprocessing for PACS and ICU. SPIC proc., Vol. 2711, 1996, pp. 290-296.

Zhao W, Rowlands JA, "X-ray Imaging Using Amorphous Selenium: Feasibility of a Flat Panal Self-Scanned Detector for Digital Radiology." Medphys22:1595-1604, 1995

INDEX

ㅅ

ㅇ

ㅈ

ㅊ

ㅋ

ㅌ

ㅍ

ㅎ

A

B

C

D

E

N

O

P

Q

R

S

T

U

V

W

Z

기타

디지털
의료영상학
Digital Medical Imaging

디지털 의료영상학

Digital Medical Imaging